脊髓损伤治疗常见问题及解析

主编 沈祥开 白跃宏 郑汉驹

上海交通大学出版社
SHANGHAI JIAO TONG UNIVERSITY PRESS

内容提要

本书由长期从事临床医疗、护理和康复工作的专家、教授结合自身工作经历及典型案例编著而成,涵盖基础理论和临床应用,将康复治疗工作中容易发生的问题进行了具体分析。本书主要内容包括脊髓损伤患者的受伤现场救治、转运、医院急诊抢救、手术时机及手术方法选择、术前与术后处理等,并对康复治疗相关内容(包括心理康复、康复护理、康复评定、康复目标及具体方案制订、康复工程学应用等)进行了重点叙述。本书探讨了如何将临床医学与康复医学紧密结合,以治疗脊髓损伤,使其功能最大化恢复。

本书图文并茂、通俗易懂、医学逻辑性强,适合高年级医学生及相关医务工作者,对初、中、高级专业医疗卫生技术人员也有一定的参考价值。

图书在版编目(CIP)数据

脊髓损伤治疗常见问题及解析/沈祥开,白跃宏,郑汉驹主编.—上海:上海交通大学出版社,2024.3
ISBN 978-7-313-29976-5

Ⅰ.①脊… Ⅱ.①沈…②白…③郑… Ⅲ.①脊髓损伤-治疗-问题解答 Ⅳ.①R744.05-44

中国国家版本馆 CIP 数据核字(2023)第 233715 号

脊髓损伤治疗常见问题及解析
JISUI SUNSHANG ZHILIAO CHANGJIAN WENTI JI JIEXI

主　　编:沈祥开　白跃宏　郑汉驹
出版发行:上海交通大学出版社　　　地　　址:上海市番禺路951号
邮政编码:200030　　　　　　　　　电　　话:021-64071208
印　　制:苏州市越洋印刷有限公司　　经　　销:全国新华书店
开　　本:710mm×1000mm　1/16　　印　　张:17.75
字　　数:272 千字
版　　次:2024年3月第1版　　　　　印　　次:2024年3月第1次印刷
书　　号:ISBN 978-7-313-29976-5
定　　价:88.00元

版权所有　侵权必究
告读者:如发现本书有印装质量问题请与印刷厂质量科联系
联系电话:0512-68180638

编委会名单

主　编　沈祥开　白跃宏　郑汉驹
副主编　张　弛　王良意　陈武雄　苏传雷　陈　敏
编　委（按姓氏笔画排序）
　　　　　王良意　王洪霞　王晓亚　白跃宏　张　弛　苏传雷
　　　　　汪国红　陈　敏　陈武雄　沈祥开　郑汉驹　郑佩文
　　　　　孟晓祥　袁春华　黄　蓉　程亚洲　谢苏红
插　图　李合庆

前 言

脊髓损伤是一类极为严重且复杂的医学问题，对患者的生活产生了深刻而长远的影响。本书旨在深入探讨如何将临床与康复紧密结合为一体，以治疗脊髓损伤，并使其功能最大化恢复。

在现代医学领域，脊髓损伤的治疗一直备受关注。科技的不断发展和医学研究的深入使我们对脊髓损伤的认识不断深化，治疗手段也日益丰富。多学科的综合治疗成为脊髓损伤治疗的亮点，要求整合康复医学、临床医学等多个学科的专业知识，以全面、多角度地解决患者的问题。多学科的团队合作不仅能够提供更全面的治疗方案，还能够更好地满足患者在生理、心理、社会等多方面的需求。在过去几十年里，由于医学技术的进步，脊髓损伤患者的生活质量得到了有效改善。然而，脊髓损伤的治疗并非"一刀切"，而是需要根据患者的具体情况进行个体化、多学科的综合治疗。

本书系统地回答了关于脊髓损伤治疗的常见问题，通过解析医学原理、研究进展和临床经验，为读者提供了全面而可靠的参考。脊髓损伤的治疗需要多个学科的协同合作，医生、护士、康复师、心理医生等多方共同努力，才能更好地改善患者的生活质量。我们期望通过本书，帮助医护人员更好地理解脊髓损伤患者的需求，为患者提供更为有益的指导和有效的治疗，推动脊髓损伤治疗和康复得到不断发展。除此之外，我们希望本书能够引起社会各界对脊髓损伤问题的关注，深入开展脊髓损伤领域的科研和临床实践，为患者提供更优质的医疗康复服务。

最后，衷心感谢所有为本书完成付出辛勤努力的作者和编辑团队。由于编撰人员的技术水平及工作能力有限，本书在撰写过程中可能存在一些问题，恳请广大读者给予批评指正。

沈祥开　白跃宏　郑汉驹
2023年1月20日

目　录

第一章 · 脊髓损伤概述 ·· 001
　第一节　概论 ·· 001
　第二节　脊髓临床功能解剖 ···································· 012
　第三节　脊髓损伤的病理生理 ·································· 037
　第四节　临床康复治疗一体化 ·································· 049
　参考文献 ·· 060

第二章 · 脊髓损伤的现场救治 ·································· 061
　第一节　现场救治基本要求 ···································· 061
　第二节　现场救治中常见问题 ·································· 067
　参考文献 ·· 081

第三章 · 脊髓损伤的转运 ······································ 082
　第一节　转运工具选择 ·· 082
　第二节　转运注意事项 ·· 086
　第三节　转运中常见问题 ······································ 091
　参考文献 ·· 095

第四章 · 脊髓损伤的临床治疗 ·································· 097
　第一节　急诊救治 ·· 097
　第二节　手术治疗 ·· 103

第三节　药物治疗 120
第四节　高压氧治疗 130
第五节　干细胞移植与基因治疗 135
第六节　临床治疗中常见问题 149
参考文献 154

第五章·脊髓损伤的康复护理 156
第一节　康复护理基本要求 156
第二节　康复护理要点 159
第三节　不同时期康复护理措施 164
第四节　护理常见问题及预防 183
第五节　健康教育 198
参考文献 209

第六章·脊髓损伤的康复治疗 210
第一节　康复介入时机 210
第二节　康复治疗方案 215
第三节　康复评定治疗中常见问题 265
参考文献 274

第一章
脊髓损伤概述

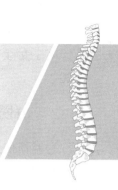

第一节 概论

脊髓损伤(spinal cord injury，SCI)是由于外伤、疾病和先天性因素,导致神经损伤平面以下的感觉和(或)运动功能部分或全部障碍,使患者丧失部分或全部活动能力、生活自理能力和工作能力的神经损伤。脊髓损伤致残率极高,多遗留四肢瘫或截瘫、二便障碍和性功能障碍,并发症也多种多样,是康复治疗的主要对象之一,历年来也是康复医学中的重点病种之一。脊髓损伤后是否采取康复措施及康复介入的早晚,可导致患者结局大不相同。

一、脊髓损伤发病率

脊髓损伤的发病率在全球范围内存在一定的差异。根据世界卫生组织(World Health Organization，WHO)的数据,全球每年有250 000~500 000人因脊髓损伤而导致永久性残疾。而根据美国国家脊髓损伤统计中心(National Spinal Cord Injury Statistical Center，NSCISC)的数据,美国每年有12 000~20 000人因脊髓损伤而导致永久性残疾。中国有超过100万的脊髓损伤患者,并且还在以每年12万人的速度增长。美国以每百万906人发病为最高,法国罗纳-阿尔卑斯(Rhone-Alpes)最低(每百万250人)。脊柱骨折患者中约14%患有脊髓损伤,大多数损伤是单节段性的。脊髓损伤常发生在30~40岁人群中。但患者平均年龄近年来呈增长趋势,65岁及以上患者所占比例呈现上升趋势。脊髓损伤患者男性占比高于女性,可能与男性从事体力工作的人数远高于女性有关。最常见的职业是农民，可能与农民主要从事体力工作相关。

二、脊髓损伤原因

脊髓损伤大多由车祸创伤、高空坠落、跌倒、重物砸伤和极限运动等突发事故引起。国外脊髓损伤的主要原因是车祸、运动损伤等，我国则为摔倒、交通事故、高处坠落等。脊柱骨折或移位易引起脊髓损伤，其原因多为跌伤、车祸、暴力、碰撞、运动损伤和火器利器伤。跌倒和道路损伤是颈脊髓损伤的主要致病原因。相关研究指出，道路交通事故是发达国家脊髓损伤首要的致伤原因，而跌倒则是发展中国家的主要致病原因。

跌倒是中国脊髓损伤的最主要原因，占所有致伤原因的一半以上。跌倒分为高处坠落和低处跌倒两种，其中高处坠落是最常见的类型。随着中国的基础设施和住房建设产业的发展，建筑工人数量不断增加，高处坠落的发生率居高不下。低处跌倒主要发生在老年人和儿童身上。老年人行动迟缓，容易发生跌倒；而儿童缺乏安全意识，容易因跌倒而导致脊髓损伤。随着中国老龄化社会进程的加快，大量的老年患者往往伴有脊柱退行性改变，即使是轻微的低处跌倒也可能导致严重的脊髓损伤，如中央型颈脊髓损伤综合征等。老年人跌倒的危险因素包括生理、病理、药物和心理等内部因素，以及灯光、路面平整程度、助行设施器材等环境因素，还有医疗护理水平、室外环境安全设计、老年人独居等社会因素。

道路损伤仍是脊髓损伤的第二大致伤原因，占所有致伤原因的三分之一以上。中国已建成全球最大的高速公路网络，同时随着经济的发展，机动车保有量也迅速增加。然而，新手司机的经验不足、安全带使用率低、人车分流率低、超速和酒后驾驶等问题也是颈脊髓损伤发病率和死亡率增加的重要原因，对公共健康产生了重大影响。强制使用安全带和儿童安全座椅、要求摩托车司机佩戴头盔和防护服、禁止酒后驾驶等措施已经取得了一定的防控成效。然而，道路损伤应急反应系统和创伤救治单位的不完善是中国颈脊髓损伤救治的总体现状。许多城市和地区的研究显示，超过80%的综合医院急诊科在创伤救治设备和设施方面存在限制，缺乏经过良好训练的创伤救治医务人员，特别是在入院前的流程方面存在不足。

三、脊髓损伤常见分类

中国脊髓损伤患者的损伤节段主要位于颈段和胸段。据文献报道，颈椎损伤的发生率为 39.8%~85%，而胸椎损伤的发生率为 39.55%~68%。脊髓损伤患者的损伤严重程度中，A 级和 D 级的占比最高。脊髓损伤的好发部位主要为颈段（cervical）、胸段（thoracic）和腰段（lumbar）。这些部位是脊髓在脊柱中的位置，易受外力冲击和压力导致损伤。以下是脊髓损伤常见的类型。

（一）脊髓完全性损伤

脊髓完全性损伤（complete SCI）指脊髓的完全断裂，使患者失去感觉和运动功能。根据美国脊髓损伤学会（American Spinal Injury Association，ASIA）分类系统，这种损伤通常被归类为 A 级。

（二）脊髓不完全性损伤

脊髓不完全性损伤（incomplete SCI）意味着脊髓部分受损，患者可能保留部分运动和感觉功能。根据 ASIA 分类系统，这种损伤通常被归类为 B、C、D 级，具体取决于患者保留的功能程度。

（三）颈脊髓损伤

颈脊髓损伤（cervical spinal cord injury）是中国脊髓损伤患者中最常见的类型之一。颈椎损伤可能导致严重的神经功能障碍，影响上肢、下肢和躯干的运动和感觉功能。常见于颈椎骨折或脱位，如 C_1~C_7 椎体的损伤。

（四）胸脊髓损伤

胸脊髓损伤（thoracic spinal cord injury）是指脊髓在胸椎区域受到损伤，常见于胸椎骨折或脱位，如 T_1~T_{12} 椎体的损伤。

（五）腰脊髓损伤

腰脊髓损伤（lumbar spinal cord injury）是指脊髓在腰椎区域受到损伤，常见于腰椎骨折或脱位，如 L_1~L_5 椎体的损伤。

（六）脊髓压迫性损伤

脊髓压迫性损伤（spinal cord compression injury）是脊髓受到压迫（例如脊柱肿瘤、脊柱结核或脊柱骨折）引起的。

(七）脊髓剪切性损伤

脊髓剪切性损伤（spinal cord shear injury）是脊髓在剪切力作用下发生的损伤，常见于高速车祸或运动事故。

(八）脊髓缺血性损伤

脊髓缺血性损伤（spinal cord ischemic injury）是由于脊髓血液供应不足导致缺血和组织损伤，例如主动脉夹层、脊髓血管疾病等。

四、脊髓损伤并发症

脊髓损伤不仅导致肢体功能和独立性的丧失，还会引发一系列并发症。严重的脊髓损伤会影响机体的各个重要器官和系统，包括但不限于以下方面：压力性损伤、神经源性肠道及膀胱功能障碍、损伤平面以下的骨质疏松、神经病理性疼痛、心血管功能障碍等。此外，脊髓损伤患者仍存在发生继发性并发症的风险。

（一）呼吸系统并发症

肺部感染是脊髓损伤患者常见的并发症之一，尤其是颈脊髓损伤。颈脊髓损伤会导致肋间神经支配肋间肌麻痹，造成患者呼吸障碍、肌肉痉挛、肌力下降。多项研究表示，损伤平面在 T_{12} 节段以上的脊髓损伤通常会导致呼吸肌部分功能丧失，损伤平面越高越可造成患者肋间肌无力、肺功能受损，导致咳痰无力、痰液潴留等问题，进一步加重患者呼吸功能障碍，从而使脊髓损伤患者的肺部感染等呼吸系统并发症的发生率明显提高。预防呼吸系统并发症的关键是保持呼吸道通畅，定期进行呼吸功能评估，并进行适当的呼吸训练。

脊髓损伤后发生肺部感染的机制涉及以下几个方面。

1. 呼吸肌受损

脊髓损伤可能导致呼吸肌的受损，如膈肌和胸肌。这会影响患者的呼吸功能，导致呼吸困难和肺活量减少。呼吸肌功能减弱会导致肺部通气不足，使肺泡内积聚过多的分泌物，为细菌提供了繁殖的环境。

2. 咳嗽反射受损

脊髓损伤还可能影响患者的咳嗽反射。咳嗽是一种清除呼吸道内分泌物和异物的自我保护机制。脊髓损伤可能导致咳嗽反射减弱或丧失，使得患者无法有效地清除肺部积聚的分泌物和细菌,增加了肺部感染的风险。

3. 免疫功能受损

脊髓损伤后,患者的免疫功能可能受到抑制。免疫系统扮演着抵御细菌和其他病原体入侵的重要角色。脊髓损伤可能导致免疫细胞功能异常,使患者更容易感染。

综上所述,脊髓损伤后发生肺部感染的机制涉及呼吸肌肉受损、咳嗽反射受损和免疫功能受损等因素。这些机制使得患者容易出现肺部通气不足、分泌物积聚、尿潴留和免疫功能下降,从而增加了肺部感染的风险。

(二) 神经源性膀胱

神经源性膀胱(neurogenic bladder)是脊髓损伤严重并发症之一,其发病率超过60%,多见于圆锥损伤或马尾神经损伤。脊髓损伤患者由于逼尿肌无力、反射亢进或不自主收缩可破坏逼尿肌与括约肌之间的协调平衡,加之尿道括约肌功能障碍,多出现尿潴留、尿失禁、尿路感染等情况,严重者会导致肾功能衰竭甚至死亡。

脊髓损伤后神经源性膀胱的发生机制主要涉及以下几个方面。

1. 上行传导障碍

脊髓损伤会阻断从膀胱到脑的上行传导通路,导致膀胱无法向大脑发送充盈感和尿意的信号。这可能导致膀胱无法及时感知和控制尿液的排放。

2. 下行传导障碍

脊髓损伤还会中断从大脑到膀胱的下行传导通路,使大脑无法对膀胱进行准确的控制。这可能导致膀胱排尿肌肉的协调和收缩能力受损,造成尿液无法有效排出。

3. 膀胱去神经化

脊髓损伤后,由于脊髓以下的神经传导被中断,膀胱可能失去对外界刺激的感知和反应能力,即膀胱去神经化。这使得膀胱的充盈和排空过程无法得到正常的调节,导致膀胱容量减少和尿液滞留。

4. 反射强化

脊髓损伤后,膀胱可能出现反射性的收缩,即反射强化。这是因为脊髓下部的反射通路失去了大脑的抑制作用,导致膀胱排尿肌肉过度收缩,产生尿急和尿失禁等症状。

综上所述,脊髓损伤后神经源性膀胱的机制是多方面的,包括上行传导障碍、下行传导障碍、膀胱去神经化和反射强化等。这些机制导致膀胱功能紊乱,表现为尿液控制能力下降、尿急、尿失禁、尿潴留等症状。针对这些问题,可以采取药物治疗、膀胱训练、导尿等方法来管理和改善脊髓损伤后的神经源性膀胱。

(三)静脉栓塞

脊髓损伤患者活动受限,需长期卧床治疗,因血液高凝、淤滞和内膜损伤而导致静脉血栓栓塞事件的风险增加。主要原因包括两个方面:一是神经冲动的中断和瘫痪会导致血管的代谢变化和静脉功能的改变,如扩张性降低和流动阻力增加;二是长期卧床制动会导致血流缓慢,容易形成静脉血栓。深静脉血栓和肺栓塞的早期病死率为 $3.8\%\sim38.9\%$,严重危及患者生命,影响脊髓患者康复进程,是广大医务工作者需要重点关注的问题。

脊髓损伤后发生静脉栓塞的机制涉及以下几个方面。

1. 血液淤滞

脊髓损伤可能导致下肢肌肉的功能受损,减少了下肢的运动和肌肉收缩,减慢下肢静脉血液回流速度,增加了下肢静脉内血液淤滞的风险。血液淤滞使得静脉内血液凝结的倾向增加,形成血栓的风险也相应增加。

2. 血管损伤和炎症反应

脊髓损伤可能导致血管内膜受损和炎症反应的发生。血管内膜受损会暴露血管壁的组织因子,激活凝血系统并促进血栓形成。同时,炎症反应会引起血液中炎症介质的释放,进一步促进血栓形成。

3. 血液高凝状态

脊髓损伤后,患者常常处于高应激状态,这会导致血液中凝血因子的增加和抗凝血系统的抑制。这种血液高凝状态使得血栓形成的风险增加。

4. 卧床休息和缺乏运动

脊髓损伤患者常常需要长时间卧床休息,缺乏运动。卧床休息和缺乏运动会导致下肢静脉血液回流减慢,增加了静脉栓塞的风险。

综上所述,脊髓损伤后发生静脉栓塞的机制涉及血液淤滞、血管损伤和炎症反应、血液高凝状态以及卧床休息和缺乏运动等因素,这些机制增加了静脉栓塞的风险。预防和管理静脉栓塞的关键在于提高下肢静脉血液回流速度,采取预防性抗凝治疗,鼓励进行适当的运动和康复训练,以及定期监测和筛查静脉栓塞的风险。

(四) 痉挛

痉挛(muscle spasm)是指肌肉或肌群在无意识控制下发生的突然、持续而有力的收缩。它通常是由神经系统的异常活动或刺激引起的。痉挛可以影响单个肌肉或多个肌肉,也可以涉及整个肌群或身体的一部分。根据研究,脊髓损伤后痉挛的发生率在脊髓损伤患者中相对较高,为65%~78%。痉挛的发生与脊髓损伤的严重程度有关。一般来说,完全性脊髓损伤(即完全丧失感觉和运动功能)的患者更容易出现痉挛,而不完全性损伤的患者痉挛的发生率较低。脊髓损伤的发生水平也可能与痉挛的发生有关。一般而言,脊髓损伤发生在颈髓(C_1~C_8)水平的患者更容易出现痉挛,而胸髓(T_1~T_{12})以下的损伤痉挛的发生率较低。痉挛可能在脊髓损伤后的不同时间点出现。有些患者可能在损伤后的早期阶段就出现痉挛,而其他患者可能在康复过程中或多年后才出现痉挛。

脊髓损伤后痉挛的发生机制是复杂的,涉及多种因素和通路,以下是可能的机制。

1. 脊髓去抑制机制的改变

脊髓损伤破坏了脊髓中的神经元和神经纤维,导致去抑制机制的改变。正常情况下,脊髓中的抑制性神经元通过释放抑制性递质(如γ-氨基丁酸)来抑制运动神经元的活动,从而维持肌肉的正常松弛状态。然而,脊髓损伤后,抑制性神经元的功能受到损害,导致去抑制机制减弱或丧失,使得运动神经元过度活跃,引发痉挛。

2. 神经递质失衡

脊髓损伤会导致神经递质在脊髓中的平衡失调。例如,谷氨酸是一种兴奋性神经递质,当其释放过多或再摄取不足时,会增加神经元的兴奋性,导致痉挛的发生。

3. 神经元重塑和突触可塑性

脊髓损伤后,脊髓中的神经元和突触结构可能发生重塑和可塑性改变。这些改变可导致异常的神经回路形成,进一步增加痉挛的风险。

4. 炎症反应和神经损伤修复过程

脊髓损伤引发炎症反应和神经损伤修复过程,这些过程可能导致神经元的异常兴奋和痉挛的发生。

需要注意的是,脊髓损伤后痉挛的发生机制是多因素共同作用的结果,不同患者之间可能存在差异。此外,脊髓损伤的严重程度和损伤的部位也可影响痉挛的发生。具体机制的研究仍在进行中,有待进一步深入研究和了解。

(五) 压力性损伤

压力性损伤(pressure injury)是指皮肤或皮下组织在压力或摩擦力的作用下造成的局限性损伤,也称压力性溃疡(pressure ulcer)。脊髓损伤患者发生压力性损伤的概率相对较高。根据研究,大约80%的脊髓损伤患者在康复过程中会发生至少一次压力性损伤。

以下是导致脊髓损伤患者易发生压力性损伤的机制。

1. 长期卧床不动

脊髓损伤患者常常需要长时间卧床休息或坐在轮椅上,缺乏正常的体位改变和活动。这导致局部组织长时间受到压力,容易发生血液循环障碍和组织缺血。

2. 感觉丧失

脊髓损伤导致患者失去或减弱了对疼痛、压力和温度的感觉。他们可能无法察觉到身体部位受到压力的警示信号,从而无法及时调整体位或减轻压力。

3. 运动功能受限

脊髓损伤患者的运动功能可能受限或完全丧失,他们无法主动改变体位或移动身体,增加了压力集中的风险。

4. 皮肤脆弱性增加

脊髓损伤患者的皮肤变得脆弱,容易受到摩擦和剪切力的损伤。这使得皮肤更容易受到外界压力的损害。

5. 骨质疏松

脊髓损伤患者常常伴随骨质疏松的问题,骨骼变得脆弱易碎。当受到压力时,骨骼容易发生压缩性骨折,增加了压力性损伤的风险。

当局部组织长时间受到压力时,血液循环受阻,导致组织缺血和缺氧。这会引发组织损伤、坏死和溃疡形成。压力性损伤通常发生在身体凸起部位,如坐骨、腓骨头、脊骨突起等。初始阶段,压力性损伤可能表现为红斑、水肿和疼痛,逐渐发展为溃疡和坏死组织。

为预防压力性损伤,脊髓损伤患者需要定期进行体位改变、皮肤护理和压力分散,保持良好的营养状态,同时要避免长时间的压力和摩擦。定期评估和监测有助于及早发现并处理压力性损伤,以减少并发症的发生。

(六)神经源性肠道功能障碍

神经源性肠道功能障碍(neurogenic bowel dysfunction,NBD)是指脊髓损伤后由于肠道失去中枢神经支配而造成肠道、肛门括约肌功能下降,进而出现腹胀、顽固性便秘、大便失禁等一系列肠道问题,约80%的脊髓损伤患者伴有NBD。脊髓损伤伴神经源性肠功能障碍根据损伤水平可分为上运动神经源性肠功能障碍(反射性直肠)和下运动神经源性肠功能障碍(无反射性直肠)。上运动神经源性肠功能障碍指损伤位于脊髓骶段以上,主要症状是肛门、直肠感觉减退或缺失以及肛门外括约肌自主收缩控制缺乏,极易出现大便失禁;下运动神经源性肠功能障碍是骶段脊髓或马尾损伤,特征是中枢介导的直肠松弛和反射活动丧失,导致肛门外括约肌无张力,无法产生便意。脊髓损伤还可导致中枢神经系统、肠道神经系统、外源性神经系统失调及肠道微生物菌群异常。由于中枢神经系统功能失调后患者可发生神经源性肠功能障碍,进而出现排便不受意识控制或无法产生便意。肠道运动由肠道神经系统自主调节,而脊髓损伤患者外源性神经纤维的破坏会导致肠道神经系统活性改变,最终造成肠道运动功能受损。

脊髓损伤后神经源性肠道功能障碍的发生机制是复杂的,涉及多个因素和途径。以下是其中一些主要的机制。

1. 神经损伤

脊髓损伤会破坏脊髓中传递肠道运动和感觉信号的神经纤维。这可能导致肠道的运动和感觉功能受损或丧失,造成肠道功能障碍。

2. 自主神经系统紊乱

脊髓损伤会干扰自主神经系统对肠道的调节作用。自主神经系统包括交感神经和副交感神经,它们控制肠道的运动、分泌和血液供应。脊髓损伤后,自主神经系统的平衡可能被打破,导致肠道功能异常。

3. 炎症反应

脊髓损伤会引发炎症反应,释放炎性介质和细胞因子。这些炎性物质可能对肠道神经元和肠道组织产生不良影响,干扰正常的肠道功能。

4. 肠道菌群失调

脊髓损伤后,肠道菌群的组成和平衡可能发生改变。这可能导致肠道菌群失调,影响肠道的消化、吸收和免疫功能,从而导致肠道功能障碍。

5. 运动功能丧失

脊髓损伤导致下肢肌肉的运动功能丧失,减少了腹肌和骨盆底肌肉的活动。这些肌肉的运动对于肠道的正常排空和蠕动功能至关重要。运动功能丧失可能导致肠道排空障碍和便秘。

综合上述因素,脊髓损伤后神经源性肠道功能障碍的发生机制是多方面的,并受到神经损伤、自主神经系统功能紊乱、炎症反应、肠道菌群失调和运动功能丧失等因素的影响。

(七)神经病理性疼痛

神经病理性疼痛(neuropathic pain,NP)是脊髓受损后出现的自发性疼痛,与其他类型的疼痛不同,主要表现为麻痛、刺痛、电灼样疼痛等异常性疼痛和痛觉过敏,其症状重、持续时间长,严重影响患者生活质量。50%~60%的 SCI 患者会产生神经病理性疼痛,研究表明,NP 的生物学基础是脊髓损伤引起的神经胶质细胞活化及神经元过度活跃。以下是导致脊髓损伤后神经病理性疼痛发生的一些机制。

1. 神经损伤

脊髓损伤后出现神经纤维的损伤或切断,这可能导致异常的神经传导和神经兴奋性。受损的神经纤维可能释放出炎性介质和化学物质,刺激周围神经末梢,引发疼痛信号传递异常。

2. 神经可塑性改变

脊髓损伤后,中枢神经系统(包括脊髓和大脑)发生可塑性改变。这些改变可能包括突触增强、神经递质和神经调节物质的异常释放,以及神经元对疼痛刺激的异常敏感性。这些变化可能导致神经病理性疼痛的发生和持续。

3. 神经炎症和免疫反应

脊髓损伤后,神经组织可能发生炎症反应和免疫反应。炎症细胞和免疫细胞释放的细胞因子和化学物质可能导致神经病理性疼痛的发生。这些物质可以增加神经传导的敏感性,激活痛觉神经元,导致疼痛感觉的异常增强。

4. 神经节细胞的异常放电

脊髓损伤后,损伤部位周围的神经节细胞可能发生异常放电,产生异常的神经冲动传递。这些异常放电可能导致疼痛信号的异常传递和感知。

5. 神经调节失衡

脊髓损伤后,自主神经系统的调节可能出现失衡。这可能导致疼痛传导通路的异常激活和增强,进一步增加神经病理性疼痛的发生。

脊髓损伤后神经病理性疼痛的机制非常复杂,可能涉及多个因素的相互作用。神经病理性疼痛对患者的生活质量和康复产生重大影响。治疗神经病理性疼痛的方法包括药物治疗、物理疗法、神经刺激和行为疗法等,旨在减轻疼痛症状和改善患者的功能和生活质量。

(八) 骨质疏松

骨质疏松也是脊髓损伤患者常见并发症之一,研究表明,骨质疏松在脊髓损伤患者中很常见,发生率高达 60%～80%。其病理机制目前尚不明确。有学者认为脊髓损伤后骨质疏松的发生与力学因素、营养因素、激素调节、神经免疫调节等多种因素相关。以下是导致脊髓损伤后骨质疏松发生的一些机制。

1. 缺乏机械刺激

脊髓损伤导致肌肉无力、运动功能丧失,患者无法进行正常的体力活动和负荷承受。这导致骨骼系统缺乏正常的机械刺激,进而影响骨骼的新陈代谢和骨密度的维持。

2. 神经内分泌失调

脊髓损伤会影响自主神经系统和内分泌系统的功能。这可能导致骨骼代谢的紊乱,影响骨质的形成和吸收平衡。例如,交感神经活性下降可能导致骨质疏松。

3. 骨转换异常

脊髓损伤后,骨转换过程中骨吸收和骨形成的平衡被破坏。骨吸收增加,而骨形成减少,导致骨质疏松的发生。这可能与炎性因子、细胞因子和激素水平的改变有关。

4. 钙和维生素 D 代谢异常

脊髓损伤患者可能存在钙和维生素 D 的代谢异常。这可能导致骨骼中钙的流失和维生素 D 的不足,进而影响骨质的健康。

5. 慢性炎症状态

脊髓损伤后,患者可能处于慢性炎症状态。炎症细胞和炎性因子的释放可能影响骨骼的健康,导致骨质疏松的发生。

脊髓损伤后骨质疏松的发生机制是复杂的,涉及多个因素的相互作用。骨质疏松对脊髓损伤患者的康复和生活质量产生重大影响,8.7%～50%的脊髓损伤患者会发生骨折,且骨折风险随损伤时间延长而逐渐增加。

预防和治疗脊髓损伤后骨质疏松的方法包括:①营养补充,确保足够的钙和维生素 D 摄入,维持骨骼健康。②药物治疗,例如使用双磷酸盐类药物(如阿仑膦酸盐)来减轻骨质疏松的程度。③运动和物理疗法,通过适当的体力活动和负荷刺激来促进骨骼的健康。④骨密度监测,定期进行骨密度检查,及早发现和干预。⑤管理慢性炎症,控制慢性炎症状态,减轻其对骨骼的不良影响。综合的管理和治疗方法可以帮助脊髓损伤患者预防和减轻骨质疏松,并维持骨骼的健康。

第二节　脊髓临床功能解剖

一、脊柱解剖

成人脊柱由 7 块颈椎(cervical)、12 块胸椎(thoracic)、5 块腰椎(lumbar)、1 块骶椎(sacral)和 1 块尾椎(coccygeal)连接而成。

(一) 脊柱与连接

1. 椎骨

成人椎骨相互连接形成脊柱,共有 26 块,分为颈椎(7 块)、胸椎(12 块)、腰椎(5 块)、骶椎(1 块,由 5 块骶椎融合而成)和尾椎(1 块,由 3~4 块尾椎融合而成)(图 1-2-1)。每个椎骨都由椎体、椎弓及突起三个功能部分组成(图 1-2-2,表 1-2-1)。

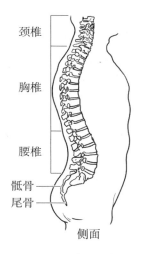

图 1-2-1 脊柱侧面

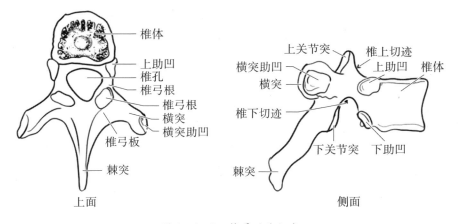

图 1-2-2 椎骨功能组成

表1-2-1 椎骨的功能组成

组成	解剖结构	主要功能
椎体	前方的鼓状体,椎体后方微凹陷,与椎弓共同围成椎孔。各椎孔上下贯通,形成椎管	负重和抗压缩;椎管容纳脊静脉
椎弓	弓形的骨板。紧连椎体的狭窄部分,称椎弓根。相邻椎弓根的上下切迹共同围成椎间孔。	椎间孔有脊神经和血管通过
突起	由椎弓发出7个突起,分别是棘突1个、横突1对、关节突2对。	肌肉的附着点

26块椎骨中只有上24块椎骨可以活动。骶椎和尾椎各自融合,不具备活动性。不同部位的椎骨具有各自的特点和功能。

(1)颈椎(cervical vertebrae):颈椎的主要功能是支持头部的重量。颈椎段具有最大范围的活动能力,其中特殊的第1颈椎(寰椎)和第2颈椎(枢椎)起到重要作用。

第1颈椎又名寰椎(atlas),呈环状,无椎体、棘突和关节突,由前弓、后弓及侧块组成。上面各有一椭圆形的关节面,与枕髁相关节,用来实现"点头";下面有圆形关节面与枢椎上关节面相关节(图1-2-3)。

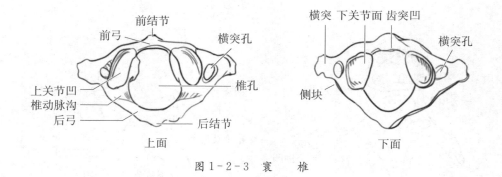

图1-2-3 寰椎

第2颈椎又名枢椎(axis),椎体向上伸出齿突,呈钉状,与寰椎齿突凹相关节,可实现头部的"摇头"动作(图1-2-4)。

第3至第7颈椎体上面侧缘向上突起称椎体钩(uncus of vertebral body),椎体钩与上位椎体两侧的唇缘相接,形成钩椎关节(uncovertebral

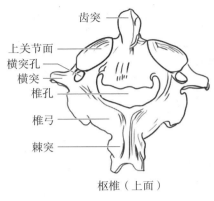

图 1-2-4　枢　　椎

joint)，又称 Luschka 关节。钩椎关节过度的增生肥大可使椎间孔狭窄，压迫脊神经，产生症状，是颈椎病的原因之一。横突上有孔，称横突孔(transverse foramen)，有椎动脉和椎静脉穿行通过。

第 7 颈椎又名隆椎(prominent vertebrae)，棘突特别长，末端不分叉，活体易于触及，常作为计数椎骨序数的体表标志(图 1-2-5)。

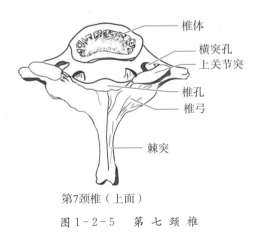

图 1-2-5　第　七　颈　椎

(2) 胸椎(thoracic vertebrae)：椎体从上而下逐渐增大，横断面呈心形。胸椎的主要作用是保护胸腔脏器并与肋骨连接。胸椎段的活动范围相对较小。

(3) 腰椎(lumbar vertebrae)：腰椎横断面呈肾形，椎孔呈卵圆形或三角形。

腰椎的主要作用是承受身体的重量,因此腰椎椎体相对较粗壮(图1-2-6)。

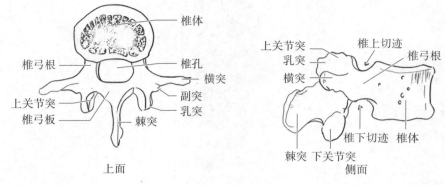

图1-2-6 腰 椎

(4) 骶椎(sacrum,sacral bone):骶椎与髂骨连接并保护盆腔脏器。成年后,由5块骶椎融合而成,呈三角形,底部向上,尖部向下(图1-2-7)。

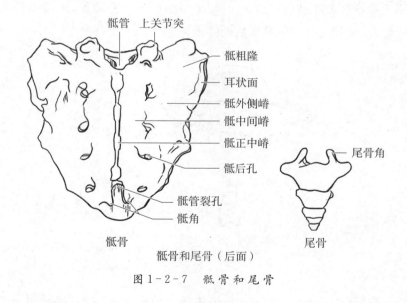

图1-2-7 骶骨和尾骨

(5) 尾椎(coccyx):由3~4块退化的尾椎融合而成,基本上没有实质性功能。

这些不同部位的椎骨在形态和功能上有所差异,共同构成了脊柱的结构,使其能够提供支撑、保护脊髓和神经根,并实现身体的运动和灵活性。

2. 椎间盘

椎间盘(intervertebral disc)是连接相邻两个椎体的纤维软骨盘。第1及第2颈椎之间没有椎间盘，故成年人共有23个椎间盘。椎间盘由中央部的髓核(nucleus pulposus)和周围部的纤维环(annulus fibrosus)两部分组成(图1-2-8)。椎间盘坚韧且富有弹性，承受压力时被压缩，除去压力后又复原，有"弹性垫"样作用。故椎间盘具有减少椎骨间摩擦、缓冲脊柱震荡和增加脊柱运动幅度的作用。位于胸部的椎间盘最薄，腰部最厚。

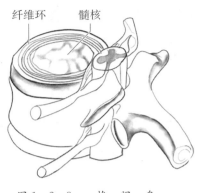

图1-2-8 椎间盘

颈腰椎椎间盘突出可引起放射性痛。原因是颈腰部的活动度较大，而颈腰部的椎间盘前厚后薄，当纤维环破裂时，髓核易向后外侧脱出，突入椎管或椎间孔，影响到椎管中的脊髓或椎间孔处的脊神经根，从而引发放射性痛。

一旦椎间盘出现裂隙或断裂不可能修复。因为成年人椎间盘几乎无血管，仅纤维环周围有些小血管穿入，其营养主要靠椎体内血管，经软骨板弥散而来。

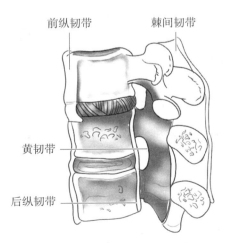

图1-2-9 脊柱韧带

年龄增大时逐渐变矮的原因之一是随着年龄的增长，椎间盘失去了营养物质再吸收的功能，变得薄且脆。

腰椎间盘突出急性发作期建议患者使用硬板床卧床休息的原因是椎间盘坐位时承受压力最大，直立位时较小，平卧位时最小。因为椎间盘的负荷与体重、体位有直接关系，可随着体位的改变而不同。

3. 脊柱韧带

韧带是坚固的纤维束将椎骨连接到一起，有稳固脊柱的作用。脊柱韧带主要有3种(图1-2-9，表1-2-2)。

表 1-2-2 脊柱韧带

	解剖结构	主要功能
前纵韧带	椎体前方自枕骨大孔至第1、2骶椎延伸的长纤维束,牢固地附着于椎体和椎间盘	防止脊柱过度后伸和椎间盘向前脱出
后纵韧带	位于椎管内椎体的后方,窄而坚韧,与椎间盘纤维环及椎体上下缘紧密联结	限制脊柱过度前屈的作用
黄韧带	椎管内联结两相邻椎弓板间的韧带	限制脊柱过度前屈的作用

(二)脊柱的功能解剖

1. 脊柱的功能

(1)支持和保护:脊柱为身体提供了主要的支撑结构,使人体能够直立行走。它承担着头部、颈部、胸部和腹部的重量,并将其传递到下半身和下肢。同时,脊柱还保护着脊髓和神经根,形成了脊柱管,起到保护神经系统的作用。

(2)运动和灵活性:脊柱由多个椎骨相互连接而成,椎间盘和椎间关节允许脊柱进行各种运动。这使得人体能够弯曲、扭转和伸展脊柱,以适应不同的姿势和活动需求。

(3)吸收冲击:脊柱具有一定的弹性,可以吸收来自身体活动和外部冲击的力量。椎间盘在脊柱的运动中起到缓冲作用,减轻了对椎骨和神经结构的冲击和压力。

(4)维持平衡:脊柱的曲度和形态有助于维持身体的平衡。颈椎和腰椎的生理曲度使得头部和躯干能够保持平衡,并减少对颈部和腰部的压力。

(5)姿势调节:脊柱的姿势对整体姿势的调节起着重要作用。正确的脊柱姿势有助于维持身体的平衡和对称,减少不良姿势对身体结构和功能的负面影响。

2. 脊柱的曲度

出生时,婴儿的脊柱呈"C"形,随着生长发育,脊柱也随之变化。成年人的脊柱呈"S"形,有4个生理弯曲,即颈曲、胸曲、腰曲、骶曲(图1-2-10)。

侧面观,颈曲和腰曲形成脊柱前凸,胸曲和骶曲形成脊柱后凸。脊柱弯曲赋予了脊柱良好的弹性,对于稳定重心和平衡减震有重要意义。如果这些

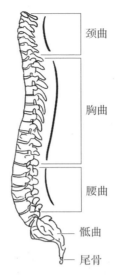

图1-2-10 脊柱曲度

弯曲过大或者过小，躯体很难保持直立，并出现姿势异常。另外，胸曲和骶曲在一定程度上扩大了胸腔和盆腔的容积。

腰椎向前弯曲畸形称脊柱前弯症，胸椎向后弯曲畸形称脊柱后弯症，均俗称"驼背"。脊椎侧向弯曲畸形，并常伴有椎体回旋和肋骨变形，称脊柱侧弯。

3. 脊柱的运动

脊柱具有多个关节，可以沿着三个轴进行运动，包括屈伸、侧屈和旋转，同时还可以被拉伸。尽管每个关节的运动范围相对较小，但通过各个椎骨之间的协调运动，脊柱可以实现广泛的运动范围。脊柱的运动幅度受到多个因素的影响，包括关节突关节面的方向、椎间盘的厚度、韧带的弹性以及棘突的长度等。这些因素共同作用，决定了脊柱的灵活性和运动能力。

二、脊髓解剖

脊髓（spinal cord）是中枢神经系统的基础组成部分，承担许多高级中枢功能的实现。它与周围神经系统密切相连，包括与脊髓相连的31对脊神经和与脑干及大脑相连的12对脑神经。

脊髓可以比喻为一条高速公路,负责传递脑干与身体四肢之间的信息。大脑通过脊髓将运动指令传递到四肢和躯干,而四肢和躯干则通过脊髓将感觉信息反馈给大脑。

脊髓还具有特殊的功能,即脊髓反射。这种反射是一种本能的保护反应,当外界刺激造成损伤时,脊髓可以独立地向四肢和躯干发出指令,而无须将信息传递到大脑进行处理。

脊髓由许多神经元细胞构成,其中上运动神经元负责发出指令,而下运动神经元则从脊髓分出,通过相邻的脊椎间隙穿出,并分布于全身各个部位。这些神经元协同工作,实现了身体各部位的运动和感觉功能。

(一) 脊髓的整体解剖

1. 脊髓的外观

脊髓具有前后稍扁的圆柱形外观,整体呈现不均匀的粗细。成年人脊髓长度为 42～45 cm,位于椎管的上 2/3 部分。新生儿的脊髓终止于 L_2 下缘,而成年人则终止于 L_1 下缘。脊髓位于椎管内,上端与延髓相连,位于枕骨大孔处,而下端逐渐变细成圆锥状,被称为脊髓圆锥。圆锥的尖端延伸出无神经组织的终丝,其末端固定于第2尾椎处(图1-2-11)。

脊髓的两个膨大区域与上肢和下肢的运动和感觉功能有关。颈膨大和腰膨大分别发出神经,分别支配双上肢和双下肢。颈膨大位于第4颈髓至第1胸髓之间,发出神经支配双上肢;腰膨大位于第1腰髓至第2骶髓之间,发出神经支配双下肢。这两个膨大区域内含有较多的神经元,与四肢周围神经

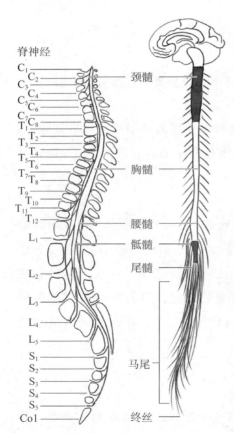

图 1-2-11 脊 髓

的联系密切。

脊髓表面有 6 条纵向的浅沟,包括位于前正中位置的前正中裂、位于后正中位置的后正中沟,以及脊髓前外侧表面和后外侧表面的一对前外侧沟和一对后外侧沟。前正中裂和后正中沟将脊髓平均分为对称的两半。前外侧沟和后外侧沟与脊髓的前根和后根相连(图 1-2-12)。

2. 脊髓的被膜

脊髓和脑都由三层纤维结缔组织被膜包裹,称为脑脊膜。从内到外依次为软膜、蛛网膜和硬膜。这三层膜之间形成了两个腔隙,即硬膜下腔位于硬膜与蛛网膜之间,蛛网膜下腔位于蛛网膜与软膜之间,其中填充着脑脊液(图 1-2-13)。

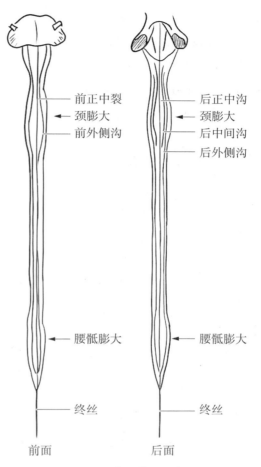

图 1-2-12 脊髓外形模式图

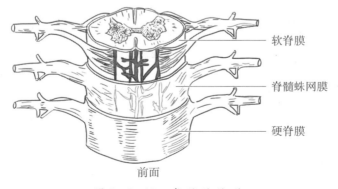

图 1-2-13 脊髓的被膜

3. 脊髓节段与脊椎的关系

脊髓节段与相应的椎骨并不完全对应。这是因为在胚胎早期,脊髓与椎管几乎具有相同的长度。然而,从胚胎的第 4 个月开始,脊髓的生长速度较慢,导致脊髓的长度相对于椎管来说较短。脊髓与脊柱的对应关系在临床上具有重要意义,用于定位和诊断。例如,C_5 椎体的损伤并不意味着脊髓的平面就是 C_5;同样,L_1 椎体的损伤并不代表脊髓受损的平面是腰髓。

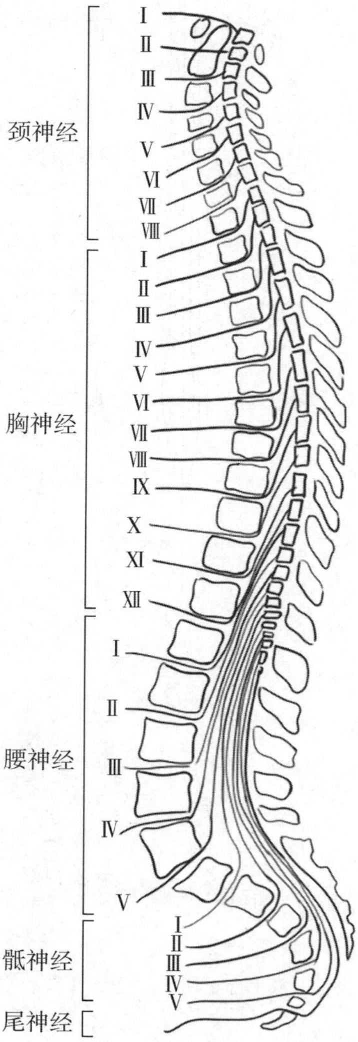

脊髓节段与椎骨的对应关系是如下:第 1~4 颈髓节段与同序数的椎骨相对应;第 5~8 颈髓节段和第 1~4 胸髓与同序数椎骨的上 1 节椎体平齐;第 5~8 胸髓节段与同序数椎骨的上 2 节椎体平齐;第 9~12 胸髓节段与同序数椎骨的上 3 节椎体平齐;腰髓节段与第 10~12 胸椎相对应;骶髓和尾髓节段与 L_1 相对应(图 1-2-14)。

脊神经根都通过相应的椎间孔从椎管中伸出。由于脊髓相对于脊柱较短,腰、骶和尾部的脊神经前后根需要在椎管的硬膜囊内下行一段距离,才能从相应的椎间孔伸出。脊髓平面以下(从 L_2 到尾节 10 对神经根)下行的脊神经根被称为马尾。

4. 皮节和肌节

皮节(dermatome)是指人体皮肤表面上由一个特定的脊髓神经根支配的区域(图 1-2-15)。每个脊髓神经根都与身体特定的区域相连,这些区域被称为皮节。每个皮节都具有独特的感觉神经供应,包括痛觉、触觉和温度感觉。当脊髓损伤发生时,感觉障碍的上界通常比查体所示的受影响的感觉平面高出 1~2 个节段。这是因为大多数皮节

图 1-2-14 脊髓节段与椎骨序数的关系模式图

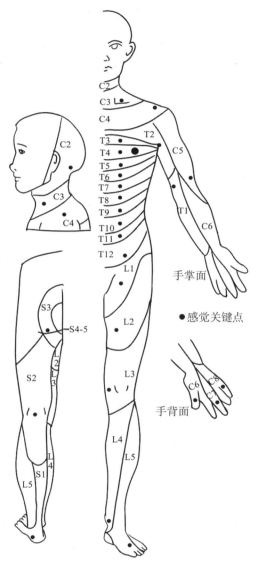

图 1-2-15 脊髓感觉阶段性分布

由 2~3 个神经后根交叠支配,当单个神经后根受损时,感觉障碍可能不明显,只有当 2 个以上的后根受损时,才会出现感觉障碍的分布区域。在胸段,皮节的节段性分布最为明显。脊髓节段性感觉支配在临床上对于定位脊髓损伤和评估治疗效果具有重要意义。例如,坐骨神经痛通常提示病变位于第 4 腰髓到第 3 骶髓节段的神经。

肌节（myotome）是指部分神经根支配单一肌肉（表 1-2-3）。这对于临床上定位脊髓损伤非常重要。相邻的脊神经前支在颈部和腰骶部形成神经丛，包括颈丛、臂丛、腰丛和骶丛。这些神经丛再次组合分支，发出多个周围神经，每个周围神经包含多个节段的脊神经纤维。因此，周围神经在体表的分布与脊髓节段的分布不同。

表 1-2-3　脊神经与肌节

	脊髓平面	代表肌肉
上肢	C_5	肱二头肌
	C_6	桡侧伸腕肌
	C_7	肱三头肌
	C_8	中指指深屈肌
	T_1	小指外展
下肢	L_2	髂腰肌
	L_3	股四头肌
	L_4	胫前肌
	L_5	踇长伸肌
	S_1	腓肠肌

5. 脊神经

脊神经（spinal nerves）起源于脊髓，属于周围神经，共 31 对。脊髓通过脊髓神经根与脊神经相连。脊髓神经根分为两个部分，即前根（anterior root）和后根（posterior root）。前根含有运动神经纤维，负责传递从脊髓发出的运动信号到肌肉。后根含有感觉神经纤维，负责传递来自身体各个部位的感觉信号到脊髓（图 1-2-16）。

每个脊髓神经根与脊髓相连的地方称为脊髓神经根节段。人体有 31 对脊髓神经根节段，分为颈部（$C_1 \sim C_8$）、胸部（$T_1 \sim T_{12}$）、腰部（$L_1 \sim L_5$）、骶部（$S_1 \sim S_5$）和尾部（Co_1）五个区域。脊髓神经根前根和后根在脊髓神经根节段汇合后形成脊神经。每个脊神经通过脊柱的相应椎间孔离开脊髓，并分布到身体的不同部位。

脊神经起到类似"电话线"的功能，它传递着脊髓和四肢躯干之间的信

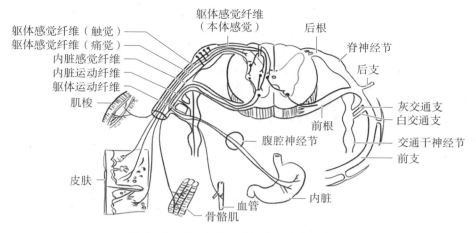

图 1-2-16 脊神经的组成和分布示意图

息,控制着感觉和运动。脊髓的前角和后角分别分出前根和后根。前根连接于脊髓的前外侧沟,传递来自大脑的运动指令;后根连接于脊髓的后外侧沟,将感觉冲动传送至大脑。前根和后根在椎间孔处融合形成脊神经干,然后穿出相应的椎间孔。穿出的脊神经是混合神经,包括感觉纤维和运动纤维。之后,脊神经再次分支。较细小的分支分布于颈部、背部和腰骶部,称为后支;而最粗大的分支分布于躯干的前部、外侧和四肢的肌肉和皮肤,称为前支。前支主要供应肌肉,负责运动功能;后支主要供应皮肤和其他组织,负责感觉功能。脊神经的分支和分布形成了皮节和肌节的分布图,即特定的皮肤区域和肌肉区域与特定的脊神经根相关联。

(二)脊髓的组织结构

脊髓的横切面显示了灰色和白色的神经组织。中央区域是由神经元细胞体聚集而成的,形状类似蝴蝶,称为灰质。灰质被包裹在外面的是神经元长突起的集合,称为白质(图1-2-17)。

1. 脊髓灰质

脊髓的中央部分是灰质,其横切面形状类似蝴蝶或"H"形。在中央,有一个细管称为中央管,它是在胚胎时期由神经管发育而来。灰质主要由神经元细胞体和胶质细胞组成。横切面上的灰质由两个前角和两个后角组成,前角较宽大,后角较狭长。前角和后角之间的区域称为侧角。纵向切面上,前角、后角和侧角连续形成柱状结构,分别称为前柱、后柱和侧柱。中央管前面和

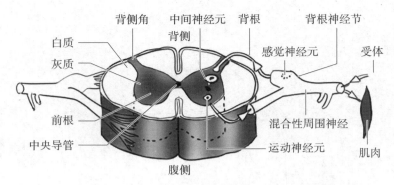

图 1-2-17 脊髓横截面

后面的灰质分别称为灰质前连合和灰质后连合(图1-2-18)。不同脊髓节段的灰质形状和大小各不相同。腰髓的灰质与白质的比例相比颈髓较大。

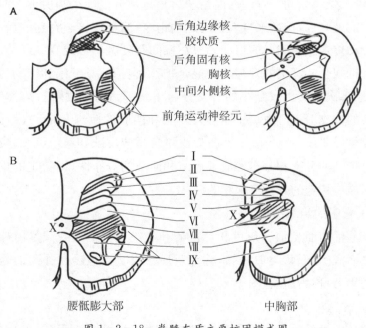

图 1-2-18 脊髓灰质主要核团模式图

(1) 前角与躯体运动密切相关,控制着四肢和躯干的活动。在前角中,运动神经元分为大型的α运动神经元和小型的γ运动神经元。它们通过前根纤维和脊神经纤维连接到骨骼肌。α运动神经元通过前根支配跨关节的外囊肌纤维,从而产生关节运动。γ运动神经元则通过支配内囊肌纤维来调节肌张力。前角运动神经元可分为内侧群和外侧群:内侧群神经元主要支配颈部和躯干的固有肌肉,分布在脊髓全长;外侧群神经元主要分布在颈膨大和腰骶膨大节段,负责支配四肢的肌肉。当前角运动神经元的细胞体或轴突受损或阻断时,它所支配的肌肉无法接收到相应的神经冲动,导致失去随意和反射性的运动能力,肌张力降低,逐渐发生肌肉萎缩,这种情况被称为弛缓性瘫痪。

(2)后角与躯体感觉,尤其与浅感觉(如冷、热、痛、触、压)密切相关。后角接收来自身体表面及周围组织的感觉信息,并传递给大脑进行感觉的处理和认知。

(3)侧角与内脏活动有关,包括中间外侧核与内脏运动有关,如心脏的跳动、胃肠的蠕动、膀胱的收缩以及气管支气管平滑肌的收缩。中间内侧核与内脏感觉有关,如恶心、呕吐、膀胱充盈的感觉以及直肠充盈的感觉(图1-2-19)。

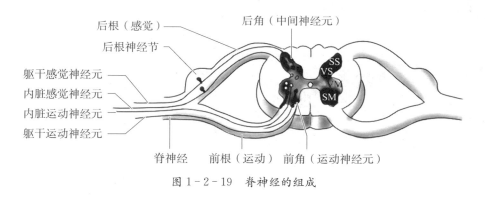

图1-2-19 脊神经的组成

根据功能,灰质中的神经细胞可以分为三类:根细胞、柱细胞和脊髓固有细胞。根细胞位于灰质的前角和侧角内,其轴突形成脊神经前根。柱细胞的纤维存在于中枢神经系统内,主要分布在灰质的后角。柱细胞的轴突一部分组成上行纤维束,上行至脑干、小脑和间脑,另一部分形成节间联络纤维,终止于灰质。脊髓神经细胞中的90%是脊髓固有细胞,是脊髓中间神经元,其轴突不离开脊髓。部分位于灰质边缘的固有细胞也称为背侧固有纤维束。

脊髓灰质内的神经细胞体大多呈分层分布。在20世纪50年代,研究人员Rexed通过对猫脊髓灰质细胞结构的观察,发现横切脊髓时可见到细胞核或柱的分层结构。基于这一发现,他将脊髓灰质从背侧向腹侧划分为10个板层。这种按板层描述脊髓灰质的方法被广泛采用,也称为脊髓灰质的构筑模式。

脊髓灰质的分层结构可以按照以下方式描述:板层Ⅰ～Ⅳ相当于后角的顶部,与感受外界刺激有关;板层Ⅴ～Ⅵ相当于后角的基部,主要与本体感觉有关;板层Ⅶ相当于中间区,充当肌梭与中脑、小脑之间的中继站;板层Ⅷ～Ⅸ位于前角,主要由运动神经元组成,其轴突主要支配骨骼肌;板层Ⅹ位于中央管周围,含有神经胶质。

2. 脊髓白质

脊髓灰质周围被覆盖着白质,它包括以下部分:后角和后正中沟之间的白质称为后索;前角和后角之间的白质称为外侧索;前角和前正中裂之间的白质称为前索。在灰质前方与白质相连的位置有纤维横越,称为白质前连合。白质主要由纤维束组成,包括上行纤维束和下行纤维束(图1-2-20)。

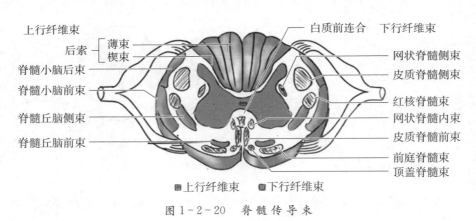

图1-2-20 脊髓传导束

脊髓白质内的神经纤维可分为三类:上行纤维束、下行纤维束和脊髓固有束。上行纤维束是较长的纤维束,主要由感觉传导束组成,负责将感觉信息传递到大脑,因此也称为感觉传导束。下行纤维束是较短的纤维束,主要由运动传导束组成,负责将运动指令从大脑传递到脊髓,因此也称为运动传导束。脊髓固有束的起点和终点都在脊髓内部,参与完成脊髓节段内和节段间的反射活动。

(1) 上行纤维束：四肢和躯干的肌腱、关节等位置的本体觉感受器和皮肤的精细触觉感受器收集到的感觉信号通过脊神经后根进入脊髓，分为内侧和外侧两部分。内侧部分的纤维较粗，进入后索，分为升支和降支。升支分为后索内侧部的薄束和外侧部的楔束。这两束纤维上行到延髓的薄束核和楔束核，主要传递本体感觉和精细触觉信息。降支较短，进入脊髓灰质的后角或前角，参与脊髓牵张反射。外侧部分主要由细的无髓鞘和有髓鞘纤维组成。它们进入脊髓后上升或下降1～2个节段，在胶状质背侧外侧聚集形成背外侧束（lissauer束）。这些纤维发出的侧支或终支进入后角，主要传递痛觉、温度觉和内脏感觉信息。上行纤维束主要由以下5种纤维束组成。

① 薄束和楔束：主要传导意识性的本体感觉和精细触觉，走行于脊髓的后索（图1-2-21）。来自同侧第5胸节及以下的升支纤维行走在后索的内侧部分，形成薄束（fasciculus gracilis），主要传递下肢和下腹部的本体感觉信息；来自第4胸节及以上的升支纤维则行走于后索的外侧部分，形成楔束（fasciculus cuneatus），主要传递上肢、颈部和上腹部的本体感觉信息。这两束纤维上行，分别终止于延髓的薄束核和楔束核。当脊髓薄束和楔束受损，可能会导致患者在闭眼时无法确定相应部位关节的位置和运动方向，

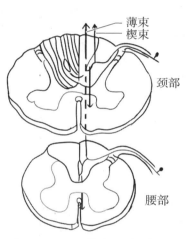

图1-2-21 薄束和楔束

无法感知两点间的距离，以及难以辨别物体的质地等问题。

② 脊髓小脑前束（spinocerebellar anterior tract）和脊髓小脑后束（spinocerebellar posterior tract）：主要用于传导非意识性的本体感觉信息，位于脊髓外侧索的周边部。这两条纤维束承载下肢和躯干下部的非意识性本体感觉，包括位置和姿势的感知，以及来自皮肤的一部分触压觉信息。这些信息通过脊髓小脑前、后束传递到小脑，然后由小脑传出，以维持身体的平衡（图1-2-22）。

③ 脊髓丘脑束：包括脊髓丘脑侧束（spinothalamic lateral tract）和脊髓丘脑前束（spinothalamic anterior tract）主要传导浅感觉中的痛觉、温觉、粗略触

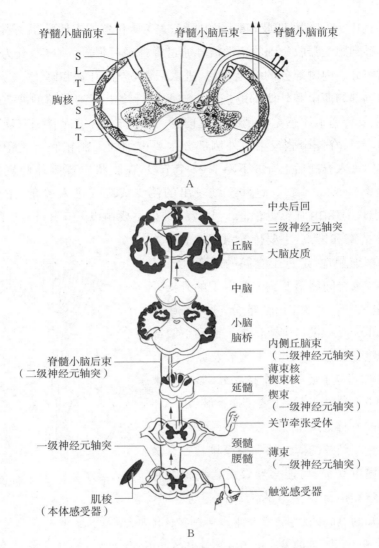

图1-2-22 A.脊髓小脑前束和后束；B.脊髓小脑束

觉和压觉等信息的主要通路（图1-2-23）。分别位于脊髓前索和脊髓外侧索的前半部。脊髓丘脑侧束和脊髓丘脑前束传递的是非意识性的本体感觉信息。当一侧脊髓丘脑束损伤时，损伤平面对侧1~2节段以下的区域出现躯体痛觉和温觉的减退或消失。由于后索薄束、楔束等其他通路的存在，脊髓丘脑束损伤对精细触觉的影响相对较小。

上行传导束还包括脊髓网状束（reticulospinal tract）、脊髓中脑束（tectospinal

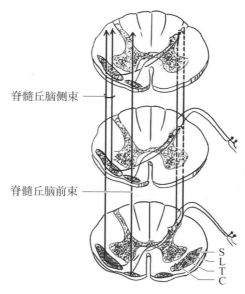

图 1-2-23 脊髓丘脑侧束和前束

tract)、脊髓皮质束(corticospinal tract)、脊髓前庭束(vestibulospinal tract)和脊髓脑桥束(pontine reticulospinal tract)等。这些通路在传递不同类型的感觉和运动信息方面发挥着重要的作用。

(2)下行纤维束:主要由运动传导束组成,负责传递运动控制的信息,因此也被称为运动传导束。这些纤维束起源于大脑皮质的不同区域和脑干的核团,最终终止于脊髓的前角或侧角。下行纤维束可分为锥体系(pyramidal system)和锥体外系(extrapyramidal system)两大类。

① 锥体系传导路:负责控制四肢和躯干的骨骼肌的随意运动。其主要作用是通过抑制伸肌和促进屈肌的活动,以实现精确的运动控制。

皮质脊髓束由皮质脊髓侧束、皮质脊髓前束和皮质脊髓前外侧束组成。主要起源于大脑皮质中央前回,并向下延伸至延髓锥体交叉处。大部分纤维在此交叉至对侧,并沿脊髓外侧索向下行走,形成皮质脊髓侧束;少量纤维未交叉,并沿同侧脊髓前索向下行走,形成皮质脊髓前束;少量纤维沿同侧皮质脊髓侧束向下行走,形成皮质脊髓前外侧束(图1-2-24)。

根据上述三种纤维的走向和终止情况,脊髓前角运动神经元主要接收来自对侧大脑半球的纤维,但也会接收来自同侧的少量纤维。负责支配上肢和

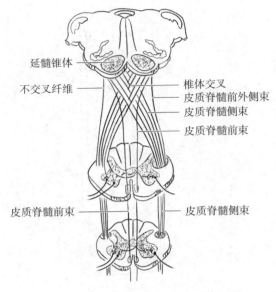

图1-2-24 皮质脊髓束

下肢的前角运动神经元仅接收来自对侧大脑半球的纤维,而负责支配躯干肌肉的运动神经元则接收双侧皮质脊髓束的控制。当一侧的皮质脊髓束受损时,会出现同侧损伤平面以下肢体骨骼肌的痉挛性瘫痪(表现为肌张力增高、腱反射亢进等症状,也称为痉挛性瘫痪),而躯干肌不瘫痪。

② 锥体外系传导路:是指锥体系以外的下行传导通路,由多个组成部分构成,包括红核脊髓束、前庭脊髓束、网状脊髓束、顶盖脊髓束等。主要功能是调节锥体系的活动和张力,协调肌肉活动,以维持身体的姿势。

(三) 脊髓的血供

1. 脊髓的动脉

脊髓的动脉是供应脊髓血液的主要血管。它的血液来自椎动脉的两个分支:脊髓前动脉和脊髓后动脉,并通过不断接受各节段的动脉分支(如肋间后动脉、腰动脉等)来完成供血。左右脊髓前动脉在延髓腹侧逐渐变窄并相互融合,沿着脊髓的正中裂向下延伸。脊髓后动脉从椎动脉的分支处起始,沿着脊髓两侧向后走行,沿着脊神经后根一直延伸至脊髓的末端。脊髓表面有三条动脉,其中包括一条脊髓前动脉和两条脊髓后动脉。各节段的根动脉进入椎间孔后分为根前动脉和根后动脉,它们分别与脊髓前动脉和脊髓后动脉相连,形成脊髓表面的冠状动脉环。脊髓的冠状动脉环由动脉环再发分支进入脊髓的深层,为脊髓内部提供血液供应(图1-2-25)。

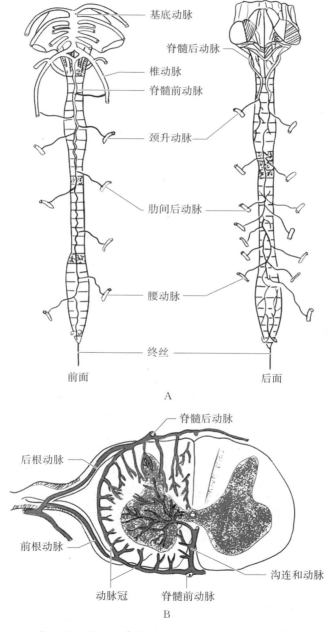

图1-2-25 A.脊髓的动脉;B.脊髓内部动脉分布

2. 脊髓的静脉

脊髓内的小静脉将脊髓收集的血液汇集起来,最终形成脊髓前静脉和脊髓后静脉,这些静脉将血液回流至椎静脉丛。椎静脉与延髓静脉丛相通,向上延伸。在胸段,椎静脉与胸内奇静脉和上胸静脉相连。在腹部,椎静脉与肝门静脉、盆腔静脉和下腔静脉相通。这样,血液通过这些静脉相互连接,完成了脊髓血液的回流过程。

(四)脊髓的功能

1. 传递神经信号

脊髓通过神经纤维将信号从周围的组织和器官传递到大脑,以及从大脑传递回周围组织和器官。这包括传递身体的感觉信息,以及传递运动指令,使肌肉执行相应的动作。脊髓是感觉和运动神经冲动传导的重要通路,其中的上下行纤维束构成了其结构基础。除了头部和面部,全身的深感觉(如本体感觉、位置觉、振动觉)、浅感觉(如触觉、温度、痛觉等)以及大部分内脏感觉冲动都需要通过脊髓内的上行纤维束传递到大脑才能被感知。同样,从大脑发出的冲动也需要通过脊髓内的下行纤维束来调节躯干、四肢骨骼肌以及部分内脏的活动。如果脊髓白质受损,将导致损伤平面以下出现运动和感觉功能的障碍。

2. 脊髓反射

脊髓参与调节许多反射动作,这些动作是自发的、无须大脑干预的快速反应。例如,当我们触到热物体时,脊髓可以引发我们的手迅速收回,以避免烫伤。其反射弧并不需要经过大脑参与,属于低级反射。然而,脊髓反射的活动是在大脑的控制下进行的。脊髓反射弧可以是简单的单突触反射,也可以是复杂的多突触反射。简单的脊髓反射弧由一个传入神经元和一个传出神经元组成,形成单突触反射。这种反射弧通常局限于一个或相邻的一个脊髓节内,也被称为节段内反射。大多数脊髓反射弧由两个或多个神经元组成,形成多突触反射。在传入神经元和传出神经元之间,还存在中间神经元,它们的轴突在脊髓内上下行数个脊髓节后,最终连接到前角运动神经元。这种反射称为节段间反射。

(1)牵张反射(stretch reflex):牵张反射是指当骨骼肌受到外力拉伸时,会引发肌肉的反射性收缩。牵张反射包括肌紧张和腱反射。肌紧张是指由于骨骼的重力作用,缓慢而持续地拉伸肌肉而引发的牵张反射,主要用于维持姿势,也称为姿势性反射。腱反射是指在快速牵拉肌腱时,由于肌肉的迅速拉伸而产生的牵张反射,腱反射是临床上一个重要的反射,例如膝反射(图1-2-26)。牵张反射属于单突触反射,它不仅依赖于完整的脊髓反射弧,还受到皮质脊髓束的抑制。如果皮质脊髓束的抑制作用受到损害,就会出现肌张力增加、腱反射亢进和病理反射,这是锥体束损害的主要表现。

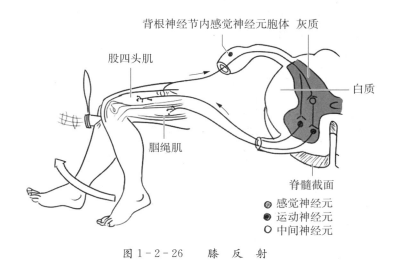

图1-2-26　膝　反　射

(2)屈曲反射(flexor reflex):是指当肢体的皮肤受到伤害性刺激(如针刺、热烫等)时,该肢体的屈肌会强烈收缩,而伸肌则会松弛,从而使该肢体发生屈曲反应,以使其迅速躲避伤害性刺激(图1-2-27)。这种反射是通过本体感觉感受器和非本体感觉感受器引发的,涉及皮肤感受器和痛觉感受器的共同参与。当伤害性刺激作用于皮肤时,肢体的躲避反应速度快于疼痛信号传递到大脑引起意识性感觉的速度。因此,屈曲反射是一种保护性反射。屈

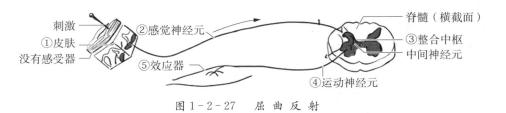

图1-2-27　屈　曲　反　射

曲反射属于多突触反射,至少需要3个神经元参与。皮肤的信息通过脊髓后根传入脊髓后角,然后通过中间神经元传递给前角的α运动神经元。α运动神经元被激活后,会引起骨骼肌的收缩。

(3) γ环路(gamma loop):是指运动神经元对梭内肌的支配。当γ运动神经元兴奋时,会导致梭内肌纤维的收缩。这种收缩刺激了梭内肌的感受器,使其产生神经冲动。通过牵张反射弧的通路,这种神经冲动会激活α运动神经元,从而引起相应骨骼肌(梭外肌)的收缩(图1-2-28)。γ环路在维持肌张力方面发挥重要作用。

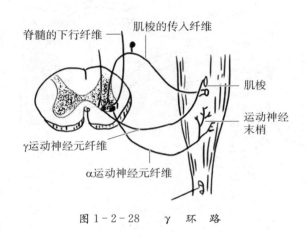

图1-2-28　γ环路

3. 控制运动

脊髓中的运动神经元通过神经纤维连接到肌肉,控制肌肉的收缩和放松,从而使我们能够进行各种运动活动。脊髓的不同部分与不同肌肉和运动功能相关联。

4. 传递自主神经系统信号

脊髓还传递来自自主神经系统的信号,这是控制内脏器官和自主功能的神经系统。脊髓通过交感神经纤维和副交感神经纤维传递这些信号,调节心率、消化、呼吸等自主功能。

总的来说,脊髓在感觉信息传递、运动控制和反射调节方面起着重要作用,是人体神经系统的重要组成部分。它与大脑紧密合作,协调身体各部分的功能,使我们能够适应和响应外部环境。

第三节　脊髓损伤的病理生理

脊髓损伤(SCI)是一个双阶段性的过程,包括初始原发损伤和随后发生的一系列复杂的局部和全身继发反应。尽管内源性反应有助于损伤的修复和神经再生,但脊髓损伤的病理生理过程中的继发损伤阶段会进一步加重初始损伤。脊髓损伤病理生理学的核心是继发介质的时空动力学变化。临床观察发现,每个患者的损伤原因、受损结构和结局都有所不同,这证实了脊髓损伤的高度异质性。因此,需要使用多种不同的动物模型来解释这一现象。

一、原发损伤

脊髓位于椎管内,它在正常情况下由脊柱提供保护。然而,如果脊柱在外力作用下发生位置和结构的改变,就会增加脊髓受损的风险。创伤性外力,如车祸、潜水或体育运动中的损伤,可能导致各种类型的脊柱损伤,这些损伤与脊髓损伤有关。尽管大多数脊髓损伤是由钝性损伤引起的,但刀伤或枪伤造成的穿透性创伤也占一定比例。颈椎($C_1 \sim T_1$)是最常见的脊髓损伤部位(约占55%),而胸椎($T_1 \sim T_{11}$)、胸腰段($T_{11} \sim L_2$)和腰骶段($L_2 \sim S_5$)的损伤分别占总数的15%。

脊髓损伤很少是完全横断的情况,即使在导致严重神经功能障碍的病例中也很罕见。脊髓损伤可能涉及剪切应力和拉伸应力,但挫伤和压缩应力更为常见。在少数情况下,脊髓损伤可能由脊柱骨骼碎片或武器引起的暴力造成脊髓的撕裂伤。

由于脊髓损伤的本质具有多样性,科研人员已经开发了许多动物模型来模拟人类情况,以揭示损伤机制和进展过程。这些动物模型包括应用于小鼠、大鼠和其他小型哺乳动物的各种切割损伤模型。相关的大鼠研究已经证实,神经损伤的严重程度随着创伤应力和施加时间的增加而增加。在损伤后的急性阶段,由于压缩和剪切应力的作用,细胞(尤其是神经元及其轴突)会立即出现功能障碍和死亡。

最初的外力创伤还可能损伤局部的血管结构,导致血供丰富的灰质区域出现水肿和出血,而对白质的损伤程度较轻。动物实验研究还证实,脊髓损伤后不到 5 min,血-脊髓屏障(blood-spinal cord barrier,BSCB)的破坏就会导致分子量约为 730 000、红细胞大小(直径为 5 mm)的标志物外渗。此外,脊膜和脊神经根的损伤以及硬膜下和蛛网膜下腔出血在脊髓损伤中也很常见。

急性神经损伤会导致在损伤平面上参与运动、感觉和自主神经功能的神经元瘫痪。此外,损伤平面上的轴突损伤会影响与损伤部位之外的白质传入和传出传导束的联系。存活的轴突以不同的髓鞘状态通过损伤部位,通常在软脊膜下形成边界。

脊髓损伤可以是完全性或不完全性的损伤,分别指的是在损伤部位以下运动和感觉功能的完全或部分丧失。为了避免定义上的歧义,美国脊柱损伤学会(ASIA)开发了一种更具描述性的评估工具,称为 ASIA 损伤分级。

(一) 运动功能

脊髓损伤后的运动功能障碍是由于上运动神经元和下运动神经元的损伤所致。下运动神经元的损失发生在前角、腹侧角,导致损伤平面上的肌肉瘫痪。此外,穿过损伤平面的上运动神经元的轴突传导束(如皮质脊髓束)也会受到损伤,导致在损伤平面以下失去对肌肉的传出信号。由于大多数损伤发生在颈椎段,因此双上肢(在高位颈髓损伤中)、躯干和双下肢的肌肉控制通常同时受到影响。

(二) 感觉功能

传递痛觉和温度感觉信息的感觉输入信号通过脊髓丘脑束从外周的特殊感受器传递到大脑。这些初级神经元向上或向下延伸 1 或 2 个脊椎节段进入中枢神经系统(central nervous system,CNS),并在背侧角、后角与次级感觉神经元形成突触,然后交叉并向上行进入脑部。与此不同的是,传递精细触觉和振动感觉信号的后柱内侧丘通路的初级神经元进入脊髓并向头部方向延伸,在延髓内进行交叉。初级和次级脊髓丘脑神经元、轴突或初级后柱通路轴突的损伤会中断从脊髓到大脑的感觉信息传递,导致丧失对触觉和振动的感知能力。

(三) 自主神经功能

下丘脑和边缘系统与自主神经系统之间的联系障碍可能比急性运动或

感觉丧失更具破坏性。交感神经系统的节前神经元位于中枢神经系统中,调节交感神经输出信号的终末神经元。副交感神经系统的节前神经元位于脑干和骶髓。损伤对自主神经系统的影响取决于损伤的位置。$T_1 \sim T_4$ 节段负责调控血管收缩、心排血量和呼吸;而 $T_5 \sim L_2$ 节段负责胃肠道和性器官的功能。研究表明,在未受损的正常脊髓中,相对静止的脊髓交感神经中间神经元在损伤后变得活跃,导致自主神经功能障碍,通常称为自主神经反射异常。研究证实,没有兴奋性输入信号时,交感神经节前神经元几乎没有自发活动;然而,在脊髓横断损伤的动物模型中,来自脑干的所有交感神经输入信号丧失,但仍存在交感神经活动,证实了这类脊髓中间神经元的存在及其在脊髓损伤后的作用。副交感神经分支负责调节呼吸、心血管和消化功能,起源于颈髓以上的脑神经,因此仍然完整。相反,负责肾脏、膀胱和性器官功能的副交感神经输入位于骶部骨盆神经,易受脊髓损伤的影响。

(四)病理反射消失

脊髓损伤导致病理反射消失的病理生理机制主要涉及以下几个方面。

1. 脊髓完整性受损

脊髓损伤通常与脊髓的完整性受损有关。脊髓是传递神经冲动的主要通道,当脊髓损伤发生时,神经纤维的连续性被破坏,导致神经冲动无法从大脑传递到肌肉或其他目标器官,从而使得病理反射无法发生。

2. 神经元损伤和断裂

脊髓损伤会导致脊髓内的神经元损伤和断裂。脊髓内的神经元负责传递神经冲动,而损伤和断裂会导致神经冲动的传递中断,从而影响病理反射的产生。

3. 神经传导阻断

脊髓损伤还可能导致神经传导的阻断。脊髓损伤破坏了神经纤维的连续性,阻碍了神经冲动的传导。病理反射需要神经冲动的传导才能触发,因此当传导被阻断时,病理反射无法发生。

4. 神经调节失衡

脊髓损伤还可能导致神经调节的失衡。正常情况下,脊髓内的神经元和神经递质通过复杂的神经调节网络来控制运动和反射。脊髓损伤破坏了这种神经调节机制,导致神经递质的平衡失调,进而影响病理反射的发生。

总的来说,脊髓损伤导致病理反射消失的病理生理机制涉及脊髓完整性受损、神经元损伤和断裂、神经传导阻断以及神经调节失衡等因素。这些机制相互作用,导致病理反射无法正常发生。

二、继发损伤

原发损伤的性质、严重程度和部位决定了继发损伤的特点,同时也共同决定了组织和功能损失的程度以及患者的最终结局。初始损伤引发全身性的细胞和分子级联反应,将损伤扩展到邻近的白质和灰质,加重了组织损失的程度。同时,内源性保护反应也会出现,其目的是限制损伤的扩散,并试图促进损坏的信号通路再生和重新连接。通常情况下,损伤的程度决定了出血的程度,而出血反过来决定了缺血和继发性损伤的程度。

在人类和大鼠等哺乳动物中,损伤中心形成液体充满的囊腔,并随时间扩展到周围、头尾端,导致广泛的功能和形态学改变。囊内有巨噬细胞、淋巴细胞和活化的小胶质细胞浸润,以及髓鞘碎片和不同程度的髓鞘轴突。存活的组织通常在损伤周围形成边界,其中还有与不同髓鞘形成状态相似的轴突。星形胶质细胞增殖并包围囊腔,试图阻止损伤扩散,形成神经胶质瘢痕。星形胶质细胞增生也代表着轴突再生的物理和化学边界。纤维瘢痕含有胶原和各种抑制性细胞外基质(extracellular matrix,ECM)分子,沉积在损伤部位内和周围。朝向胞体且远离损伤中心的轴突发生变性,是断裂轴突的常见结果。损伤部位远端的断裂轴突和断裂的髓鞘一起退化和分解,最终被巨噬细胞吞噬。慢性期损伤部位的病理学图像显示囊腔内含有血管/神经胶质束、再生的神经根、胶原纤维和星形胶质细胞(图 1-3-1)。

(一)脊髓损伤急性期

脊髓损伤后进入急性阶段,通常持续 24~48 h。这个阶段的特征是血管功能障碍,包括缺血、能量和离子失衡、兴奋毒性以及早期炎症反应,导致细胞坏死或轻度凋亡。

急性即刻损伤指的是损伤后的最初 2 h。在这段时间内,损伤部位以下的功能丧失,表现为脊髓休克,这是一个尚未完全理解的现象。存活但受到机械损害/透化作用的神经元和神经胶质会发生坏死。数分钟内,与损伤程度相关的水肿和出血发生,在损伤部位及其邻近形成缺血区,进一步导致细胞

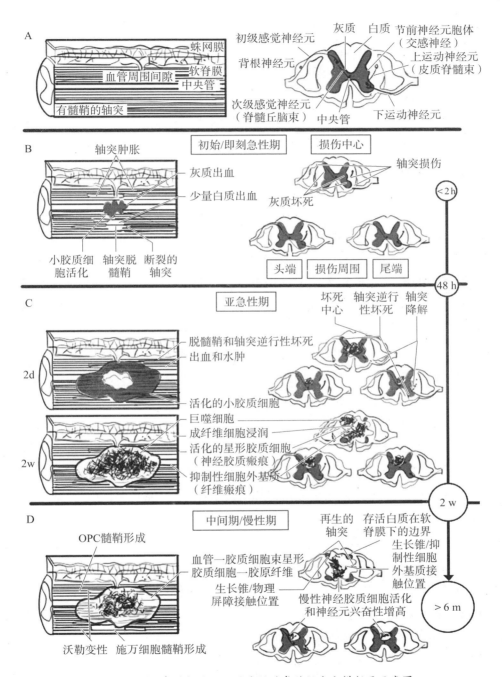

图1-3-1 脊髓损伤后不同阶段的脊髓纵向和横断面示意图

坏死。坏死产物(如 DNA、ATP、K^+)会引起小胶质细胞的激活和炎症因子的释放,这些因子会吸引全身的炎症细胞。在大多数情况下,此期在组织学上没有明显的改变,MRI 检查可能显示正常。

1. 炎症

脊髓损伤后的炎症反应是局部和全身介质复杂交互作用的结果。炎症的不同方面导致继发损害或其他反应,如清除细胞碎片和促进组织修复。

在中枢神经系统损伤数小时内,血管受损、组织稳态丧失和坏死产物(如 ATP、DNA、细胞外 K^+)的释放导致小胶质细胞的活化。活化的小胶质细胞转化为阿米巴样形态,并释放细胞因子,包括肿瘤坏死因子 α(tumor necrosis factor-α,TNF-α)、干扰素 γ(interferon-γ,INF-γ)、白介素(interleukin,IL)6 和一氧化氮(NO)。这些细胞因子用于全身炎症细胞、调节神经元和神经胶质内的蛋白质表达,并引起神经毒性和髓鞘损伤。最初浸润到受损脊髓的免疫细胞是中性粒细胞,在损伤后数小时到达损伤部位,并在 1~2 d 达到峰值。中性粒细胞还释放作为活性氧来源的基质金属蛋白酶(matrix metalloproteinases,MMPs)和髓过氧化物酶,可能导致脂质过氧化。目前对于脊髓损伤部位存在中性粒细胞是有益还是有害尚无定论。

2. 血管和血流量的改变

损伤后立即观察到血管痉挛和自动调节功能受损,同时出现出血和微循环丧失,总体上表现为缺血的病理改变。脊髓损伤后,局部血压的自动调节功能丧失,导致血流量减少,而全身性低血压会进一步加重这一情况。血管痉挛在脊髓损伤后明显,可能是由损伤本身引起,也可能是血管因子,如组胺或一氧化氮引起。

3. 细胞内急性 Ca^{2+} 过量

细胞内 Ca^{2+} 过量会引起蛋白激酶和蛋白酶活化,导致线粒体功能障碍,进而导致神经元细胞死亡和轴突降解。脊髓损伤后,细胞内 Ca^{2+} 增加,导致钙蛋白酶急剧活化,使细胞骨架蛋白(如神经纤丝和微管)降解,破坏轴突的完整性和功能。高细胞内 Ca^{2+} 水平对线粒体有害,增加神经元和神经胶质中的活性氧(reactive oxygen species,ROS)产物。细胞内过量的 Ca^{2+} 会引起蛋白激酶和蛋白酶的活化,同时导致线粒体功能障碍,进而导致神经元细胞死亡和轴突降解。

4. 能量、离子和谷氨酸失衡

脊髓损伤后的 Na^+、K^+、Ca^{2+} 和谷氨酸代谢紊乱以及内稳态障碍会导致组织损伤和细胞死亡。损伤会导致离子泵障碍、离子通道失活、离子交换功能逆转和细胞膜去极化，进而使轴突内的 Na^+ 和 Ca^{2+} 浓度增加。L型和N型 Ca^{2+} 通道以及谷氨酸信号通路的过度激活（通过代谢型和离子型受体介导）会使星形胶质细胞和少突胶质细胞内的 Ca^{2+} 增加，进一步对白质损伤起作用。由于谷氨酸转运体功能障碍，星形胶质细胞的谷氨酸重吸收能力受损，而 Na^+ 依赖的谷氨酸转运逆转会导致神经元、轴突和神经胶质释放谷氨酸，从而导致细胞外谷氨酸增加。在损伤后的 3 h 内，可以观察到细胞外谷氨酸浓度的升高，这会导致神经胶质和轴突功能的改变以及灰质神经元细胞的死亡。

脊髓损伤后急性能量代谢变化的特征为三磷酸腺苷（adenosine triphosphate, ATP）耗竭、最初葡萄糖减少和乳酸/丙酮酸比值（表示缺氧）增高。能量代谢中所产生的功能障碍，是由于血流灌注不足、缺血介导的氧和葡萄糖向细胞输送减少及随后的再灌注的影响。

5. 氧化应激

脊髓损伤后，由于代谢失衡和细胞内 Ca^{2+} 过量，会导致活性氧产物的增加，线粒体功能出现紊乱，并且产生的活性氧量也会增加。活性氧检测在损伤后的 12 h 内活性氧产物达到峰值，然后保持升高，直到 4~5 周后恢复到基线水平。短暂的氧化应激除了导致细胞坏死外，还可以引起少突胶质细胞和神经元的凋亡。线粒体产生的活性氧包括过氧化物（O^{2-}）和过氧化氢（H_2O_2）。如果这些活性氧不能被中和，过氧化物可以与一氧化氮发生化学反应，形成过氧亚硝酸盐（-ONOO），这是已知具有最强活性和有害作用的自由基之一。当产生的活性氧超过细胞的抗氧化能力时，例如线粒体功能紊乱的情况下，这些活性分子可以损害蛋白质、DNA 和脂类。中性粒细胞的浸润以及伴随的突发性氧化作用也被认为是中枢神经系统组织损伤后活性氧的有害来源之一。

6. 血-脊髓屏障受损

在最初的局部血管结构原发机械性损伤后，由于炎症介质对内皮细胞的作用和星形胶质细胞的丧失，血-脊髓屏障仍然处于受损状态。大鼠的示踪研究显示,在损伤后的 24 h 内,血-脊髓屏障的通透性达到最高峰,并持续受损 2 周左右。炎性细胞因子 IL-1β 和 TNF-α 在急性时期对血管通透性的增加起着作用。活性氧、NO、组胺和基质金属蛋白酶的表达增加对长时间的通透性改变起到作用。

7. 细胞凋亡与细胞坏死

一些研究表明脊髓损伤可能导致坏死和凋亡,具体取决于细胞受损的程度。在人类脊髓损伤中几乎没有证据支持神经元发生凋亡,但在动物模型中有相关证据。相反,脊髓损伤后少突胶质细胞发生凋亡,导致轴突脱髓鞘。总体而言,脊髓损伤急性阶段主要以坏死为主要形式的细胞死亡。

(二) 脊髓损伤亚急性期

动物脊髓损伤模型中的亚急性期为伤后 2 天～2 周。在人类中,亚急性期可能持续 2 周～6 个月。该阶段的特征包括大量免疫细胞浸润、反应性星形胶质细胞增生、细胞外基质重塑、迟发性细胞死亡和持续的轴突脱髓鞘变性。机体会有一些保护性反应,包括内源性祖细胞增殖、细胞碎片清除和星形胶质细胞包围损伤部位。

1. 炎症

损伤后 2～3 d,单核细胞、巨噬细胞被招募并可持续活化数周。活化的巨噬细胞在形态上与固有的小胶质细胞难以区分,并表达类似的细胞因子。炎症在脊髓损伤中的作用是有益还是有害尚不清楚。在第 1 周内出现的活化巨噬细胞可能具有有害作用,而在第 1 周后对于恢复过程则至关重要。这些细胞分泌生长因子和神经营养因子,并具有清除坏死组织和碎片的能力,似乎是伤口愈合和再生过程中不可或缺的一部分。

损伤后 3～7 d,作为对活化小胶质细胞和巨噬细胞产生的细胞因子、趋化因子信号的反应,T 淋巴细胞进入脊髓并达到峰值。T 淋巴细胞主要通过调控促炎细胞因子和抗炎细胞因子的分泌来调节巨噬细胞、小胶质细胞的活性。通过细胞因子信号通路,中枢神经系统特异性 T 淋巴细胞将不依赖抗原的 T 淋巴细胞招募至损伤部位。这些细胞分泌多种对再生和生长起重要作用的营养因子,如胰岛素样生长因子-1(IGF-1)和脑源性神经营养因子(BDNF)。

2. 血管发生

内源性血管生成在亚急性期开始,在成年大鼠脊髓灰质内可检测到,但随着囊腔扩大而减少。在较远离损伤中心的区域仍存在与再生神经纤维相关的明显血管生成。

3. 细胞凋亡受体

肿瘤坏死因子受体家族是细胞凋亡受体的典型代表。与脊髓损伤相关的受体家族成员包括肿瘤坏死因子受体(tumor necrosis factor receptor,TNFR)、Fas受体(Fas receptor,FasR)和肿瘤坏死因子相关细胞凋亡诱导配体(tumor necrosis factor-related apoptosis-inducing ligand,TRAIL)受体。在实验动物脊髓损伤模型中,已经证实去除TNFR会加重损伤并抑制功能恢复。TRAIL受体与脊髓损伤有关。在脊髓损伤情况下,FasR的表达上调,阻断其活化对损伤后是有益的。此外,p75神经营养因子受体可以诱导凋亡性细胞死,这与实验动物脊髓损伤后少突胶质细胞的凋亡有关。损伤可以激活内源性或外源性细胞凋亡受体通路,并且均可以激活Caspase-3。细胞内Ca^{2+}的增加可以导致线粒体释放细胞色素C,激活Caspase-3并转移到细胞核,进一步分裂成40种以上不同的蛋白质。此外,已经公认在没有Caspase活化的情况下,通过线粒体释放凋亡诱导因子(apoptosis inducing factor,AIF)引起的细胞凋亡也是存在。

4. 祖细胞增殖

在成年哺乳动物脊髓中已发现干细胞、祖细胞在脊髓损伤后广泛增殖。这些细胞通常分化为神经胶质细胞,因为脊髓内一般不会出现内源性神经再生。NG2是一种损伤后在祖细胞亚群和巨噬细胞中表达的硫酸软骨素蛋白多糖。在损伤后微环境改变导致祖细胞分化的情况下,NG2祖细胞可以分化为星形胶质细胞和少突胶质细胞。已经发现脊髓中央管周围的细胞是祖细胞来源,并在损伤后增殖,主要产生星形胶质细胞。

5. 亚急性期细胞死亡和轴索变性

在这个阶段,发生了多起细胞外和细胞内事件,包括营养因子清除、炎性介质增加、细胞凋亡受体的激活和DNA损伤,导致亚急性期细胞凋亡。细胞凋亡的破坏作用涉及的具体组成部分因起始因素的本质和细胞类型的不同而有所差异。

1998年,Emery等人通过使用末端脱氧核苷酸转移酶介导的dUTP切口末端标记(terminal deoxynucleotidyl transferase dUTP nick end labeling, TUNEL)和Caspase-3的活化检测,发现了人类脊髓组织在创伤后发生细胞凋亡。与临床相关的脊髓损伤动物模型也发现细胞凋亡是损伤病理生理学中的重要事件,其中神经元和少突胶质细胞特别容易发生细胞凋亡。此外,研究发现,在脊髓损伤后的几小时内,神经元内和伤后数天的少突胶质细胞胞质区存在细胞色素C。已经证实,少突胶质细胞的迟发性细胞凋亡与轴突变性有关,表明这两种现象之间存在关联。

6. 线粒体和细胞凋亡

在线粒体依赖和不依赖细胞凋亡蛋白酶的细胞凋亡信号通路中,线粒体起着关键的调节作用。在不同情况下,线粒体膜间隙可以释放多种凋亡前蛋白和细胞色素C(如AIF)。一旦AIF释放并转移到细胞核,它会触发染色质凝聚和大分子(相对分子量为50 000)的断裂,从而导致细胞死亡。AIF本身并不具有核酸内切酶活性,它通过招募或激活核酸内切酶来发挥作用。关于这些凋亡前分子如何从线粒体释放出来仍存在较多争议。具体而言,尚不清楚是什么因素改变了线粒体外膜的通透性(mitochondrial outer membrane permeability,MOMP),使得这些分子能够转移到细胞质。在损伤后,存活的神经胶质细胞几乎立即发生Ca^{2+}内流,这种现象随着时间的推移从损伤中心向外扩散。已经证实,细胞内Ca^{2+}浓度的增加会导致线粒体内Ca^{2+}的聚集,从而引起MOMP的开放。

7. 脱髓鞘

动物研究证实,在脱髓鞘的状态下可以发现存活的轴突。这一发现推动了多项干细胞移植研究,希望能够促进这些轴突的髓鞘再生。尽管已经明确干细胞具有其他非髓鞘再生的作用,例如分泌神经营养因子,但在人类脊髓损伤的研究中尚未能够验证这些结果,这表明轴突脱髓鞘在人类脊髓损伤的病理改变中并不常见。另外的研究在对7例脊髓损伤患者进行尸体解剖时,在4例中检测到了轴突脱髓鞘。

8. 神经胶质瘢痕和纤维瘢痕

损伤脊髓后的瘢痕形成与损伤的严重程度和类型密切相关。横断损伤模型产生的瘢痕模式与挫伤或挤压伤有很大的差异。在人类挫伤或挤压伤

(最常见类型)中,可能会导致硬膜囊的撕裂、蛛网膜下腔出血或蛛网膜层完全消失。由于脊膜成纤维细胞受到更严重的影响,瘢痕的分子构成和范围将会有很大的差异。此外,在人类脊髓损伤后,施万细胞也参与瘢痕相关细胞外基质分子的产生过程。

在大鼠和人类中,初始损伤和急性继发损伤阶段存活的星形胶质细胞起到了一定的作用:它们被激活、增殖并包围损伤囊腔,阻止损伤的扩散。这种现象通常指的是星形胶质细胞的增生或神经胶质瘢痕的形成,星形胶质细胞会产生变形的网状结构。虽然通过限制损伤的扩散可以带来一些好处,但这些瘢痕物质的存在会阻碍轴突再生,无论是内源性的再生还是治疗所触发的再生。星形胶质细胞还表达和分泌硫酸软骨素蛋白多糖(chondroitin sulfate proteoglycans,CSPGs)和其他抑制性分子,这些分子可导致神经元内生长锥的破坏、营养障碍性杆体小球的形成。

在损伤部位的内部和边界(纤维瘢痕)中,由于清除坏死组织和髓鞘碎片、活化神经胶质和免疫细胞,以及可能出现的成纤维细胞浸润,细胞外基质会发生显著改变。正常细胞外基质中的透明质酸成分会被透明质酸酶和活性氧降解,导致损伤后星形胶质细胞增殖。纤维瘢痕主要由Ⅳ型胶原构成,不会对自身产生抑制作用,但具有黏性并能与其他细胞外基质分子相结合。损伤后Ⅳ型胶原和层粘连蛋白表达上调,在人类中与纤粘连蛋白一起与瘢痕形成相关。在损伤后的瘢痕区域发现了硫酸软骨素蛋白多糖 NG2 和磷酸聚糖,但未发现神经蛋白聚糖和多功能蛋白聚糖。

星形胶质细胞是一种产生硫酸软骨素蛋白多糖的细胞类型。硫酸软骨素蛋白多糖是一种细胞外基质分子,分为膜型和分泌型(最常见)。分泌型与层粘连蛋白、Ⅳ型胶原形成复合物。在动物模型中,硫酸软骨素蛋白多糖的表达会上调,通常在伤后 1 周左右达到峰值。除了星形胶质细胞,其他负责产生硫酸软骨素蛋白多糖的细胞类型还包括成纤维细胞和免疫细胞,如巨噬细胞和小胶质细胞。

9. 抑制性分子

髓鞘相关抑制分子与神经元上的 Nogo 受体(Nogo receptor,NgR)相结合,与 Rho/Rock 通路相关,导致生长锥移动减慢和破坏。神经元表达的磷酸酪氨酸磷酸酶 σ 已被发现作为硫酸软骨素蛋白多糖的受体,是一种跨膜酪氨酸磷酸酯酶。硫酸软骨素蛋白多糖受体还通过 Rho/Rock 通路进行信号传导。肌动蛋白细胞骨架是这一信号级联反应的下游靶点。

（三）脊髓损伤中间期

脊髓损伤进入中间期通常在伤后 2 周到 6 个月，会持续形成神经胶质瘢痕和纤维瘢痕，同时巨噬细胞仍然存在并在损伤部位继续活跃。损伤周围的断裂轴突继续退化，同时出现轴突出芽，而且可以观察到内源性髓鞘再生，其中髓鞘胞体的远端轴突部分会发生退化和髓鞘的分解。巨噬细胞继续吞噬退化的轴突和髓鞘分解产物。在实验中已经观察到大鼠的皮质脊髓束和网状脊髓束中发生轴突出芽再生。此外，已经发现在人类脊髓损伤后，通过外周施万细胞可以促进髓鞘再生。少突胶质前体细胞（oligodendrocyte precursor cells，OPCs）也在脊髓损伤后的髓鞘再生中发挥作用。

（四）脊髓损伤慢性期

脊髓损伤的慢性期通常被定义为损伤发生后的 6 个月以后。在这个阶段，朝向胞体的断裂轴突沃勒变性仍然会继续发生，并可能导致神经病理性疼痛的出现。在损伤部位，保留的结构被描述为具有血管-神经胶质束和再生神经根走行的多分隔囊。此外，星形胶质细胞和胶原纤维穿过并包围着损伤部位。在 1~2 年内，损伤被认为不再进展，持续的功能障碍得以稳定。

1. 创伤后脊髓空洞症

创伤后脊髓空洞症（posttraumatic syringomyelia，PTS）是指在脊髓损伤后形成的充满液体的腔隙，其与脊髓中央管在解剖上有明显区别。据统计，多达 21%~28% 的脊髓损伤患者在伤后 30 年内可能发展为创伤后脊髓空洞症。约 1/3 的病例会出现症状，常见症状包括损伤平面及以上脊髓丘脑通路受压引起的节段性疼痛、感觉丧失，以及进行性非对称性无力或痉挛加重。

动物实验研究表明，PTS 可能是由于蛛网膜损伤或脊髓受压引起的脑脊液压力增高，导致脑脊液流入增加而形成的。实际上，人类 PTS 与蛛网膜瘢痕形成密切相关。

对于 PTS 的治疗，常采取手术和药物治疗的综合措施。手术可以通过填充空洞或修复脊髓组织来减少进一步损伤。药物治疗包括使用抗炎药物、神经保护剂和疼痛管理等方法，以减轻症状并促进康复。

2. 神经病理性疼痛

神经病理性疼痛(neuropathic pain)的出现与损伤平面无关。一般将其分类为"损伤平面以上""损伤平面"和"损伤平面以下"。脊髓损伤患者常常会对之前无害的刺激产生异常的疼痛反应,包括机械性和/或热性异常疼痛。在大鼠中,损伤后约4周就可以观察到神经病理性疼痛的出现,并且其严重程度与损伤的强度相关。

研究表明,某些患者群体中高达58%的人出现神经病理性疼痛。这与小胶质细胞和星形胶质细胞的长时间活化有关,它们产生了导致远离损伤中心部位的后角神经元兴奋性增加的因素。实际上,动物模型的研究已经证实,针对星形胶质细胞和小胶质细胞/巨噬细胞活化的治疗可以降低神经病理性疼痛的发生率。

总之,脊髓损伤随着时间的推移,会出现明显的形态学和功能改变。炎症反应、瘢痕形成、持续的轴索变性以及尝试进行内源性再生和髓鞘再生等过程,突显了局部和全身反应之间复杂的相互作用关系。

近年来,对于脊髓损伤的病理生理学特征进行了长时间的探索,但仍有许多未明确的机制需要进一步阐明。我们需要更深入地理解人类脊髓损伤,并对日益增多的动物脊髓损伤模型有更好的了解,以更好地模拟人类损伤的异质性。

进一步界定损伤后炎症和神经胶质反应的时间轴,可更好地确定应该允许何种反应继续进行,以及应该抑制何种反应,以提高患者的生活质量和促进功能恢复,从而达到治疗目的。

第四节 临床康复治疗一体化

最早关于脊髓损伤的记载可追溯到公元前2500年的古埃及。古物学者埃德温·史密斯在他的《埃德温史密斯外科纸草书》中记录了48例详细的病例。这些早期的医学文献记载了脊髓损伤的情况,但对于治疗和预后的认识非常有限。在这些文献中,脊髓损伤被认为是"一种无法治疗的病痛"。

古希腊医学家希波克拉底也认定脊髓损伤注定会导致患者死亡。在他的著作中,描述了一些脊髓损伤的症状和病理变化,但他认为这些损伤是无法治愈的。

在第一次世界大战期间,脊髓损伤的死亡率非常高。据统计,80%的严重脊髓损伤患者通常在受伤后2周内死亡。甚至直到1934年,美国截瘫患者在受伤后1~2年内的死亡率仍超过80%。多数患者死于泌尿系统感染和由压力性损伤引起的败血症。

然而,随着医学和康复技术的进步,脊髓损伤患者的预后得到了改善。现代医学和康复治疗的发展为脊髓损伤患者提供了更多的康复机会。现代的医疗设备、手术技术、感染控制和康复方法的改进,使得患者的存活率和生活质量得到显著提高。

尽管脊髓损伤仍然是一个严重的医学问题,但今天的脊髓损伤患者有更好的机会接受有效的治疗和康复,以提高生活质量并重返社区。现代的康复方法和支持服务帮助患者适应和克服脊髓损伤带来的挑战,提供终身的康复和护理。

一、一体化发展过程

(一)起源于第二次世界大战

1936年,美国医生唐纳德·芒罗在自由互助保险公司的赞助下,在波士顿市医院建立了第一个民用脊髓损伤临床康复一体化单元,共有10张床位。研究结果表明,这一举措可以将医疗和医院成本降低50%~70%。第二次世界大战期间,大量脊髓损伤患者的出现,在全球推动了更多脊髓损伤临床康复一体化机构的发展。

1944年2月,英国艾尔斯伯里的斯托克·曼德维尔医院成立了国家脊髓损伤中心。斯托克·曼德维尔医院的脊髓损伤临床康复一体化单元采用多学科综合管理的方式,为大量受伤的现役和退役军人提供医疗服务。被后人视为"脊髓损伤医学之父"的路德维希·古德曼爵士是德国布雷斯劳犹太医院的首席神经外科医生,于1939年流亡至英国,并担任英国国家脊髓损伤中心的第一任医学督导。

斯托克·曼德维尔医院提倡的SCI临床康复治疗一体化单元基本原则包括:

(1) 由经验丰富的临床医生进行管理,并且该医生应做好部分或全部放弃其原有专业的准备。

(2) 应有充足且合作良好的卫生专业人员储备(如护士或治疗师),以应对医疗护理中的各种细节问题。

(3) 应具备建立工作坊和进行职业培养的技术设备。

(4) 应关注家庭、社会和就业的重新安置。

(5) 患者应终身接受常规治疗与辅导或保健护理。

通过应用这些原则,斯托克·曼德维尔医院针对脊髓损伤的治疗获得了巨大的成功,也为世界其他国家树立了典范。这些原则的实施促进了脊髓损伤患者的康复和终身护理。

(二)在第二次世界大战后迅速发展

第二次世界大战后,大量的脊髓损伤患者退伍,给社会医疗卫生带来了负担。1945年1月15日,加拿大军队神经外科顾问 E. Harry Botterell 博士与受伤的退伍军人 John Counsel 共同努力,成功说服加拿大退役军人事务部为脊髓损伤患者建立专门的医疗机构。林德赫斯特小屋于多伦多的安大略省成立,由 Al Jousse 博士担任首任医学督导。同年,美国退伍军人事务部紧随其后,在美国建立了6家脊髓损伤临床康复一体化单元。1954年,澳大利亚的皇家珀斯医院在西澳大利亚成立了脊髓损伤临床康复一体化单元,由 G. M. Bedbrook 博士负责。随后,澳大利亚的其他脊髓损伤中心相继建立。

1970年,美国康复服务管理局授权亚利桑那州凤凰城的圣撒玛利亚医院建立了第一个 SCI 临床康复一体化模式系统。随后,在1972年又建立了6个 SCI 临床康复一体化中心。脊髓损伤模式系统(Model SCI Systems,MSCIS)项目由美国国家残疾与康复研究所(National Institute on Disability and Rehabilitation Research,NIDRR)和隶属于美国教育部的特殊教育和康复服务办公室运营管理。脊髓损伤临床康复一体化在美国取得了成功,并逐渐推广至整个美国。脊髓损伤模式系统能够提供连续的临床康复一体化服务,从急性期医疗管理到康复和终身随访。被授权机构还将为国家脊髓损伤数据库提供数据。

如今,专业化的脊髓损伤临床康复一体化单元已经遍布世界各地,为脊髓损伤患者提供全面的医疗和康复服务。这些机构致力于提供跨学科的综合管理,以帮助患者实现康复和重返社会。

二、一体化临床优势

脊髓损伤临床康复治疗一体化机构提供的 SCI 相关医疗服务可以减少并发症,改善功能预后,缩短住院时间和降低经济成本。考虑到脊髓损伤涉及多个身体系统,具有多因素的复杂性,1984 年 Donovan 等人推测,SCI 患者在一个综合的专门体系中接受治疗将有助于改善预后。目前已经证实,专业的脊髓损伤单元将康复治疗纳入其中,确实能够改善患者的健康、功能和社会结局。在英国,Smith 的研究发现,接受专业化脊髓损伤项目康复治疗的患者较少出现并发症,如压力相关的皮肤损伤、肺部感染、泌尿系统感染、便秘、难以控制的自主神经反射异常、痉挛、睡眠障碍和抑郁等。在功能活动方面,也可以观察到显著差异,如进食、饮水、修饰、穿衣、沐浴、转移、驾驶轮椅,以及肠道和膀胱功能管理。这些患者还较少出现与伴侣、家庭、朋友的人际关系问题,并更容易拥有合作伙伴、就业和参与志愿工作,性满意度也较高。

美国建立的脊髓损伤模式系统同样具有重要的临床优势。患者认为该系统可以减少临床并发症,如压力性损伤等。其他获益还包括提高身体功能,证据是每日功能独立性量表(functional independence measure,FIM)评分的增加,以及更容易出院回归家庭或社区。还有证据表明该系统可以降低死亡率、提高存活率,并显著缩短平均住院时间,从而节约急性期和康复期的相关成本。

脊髓损伤临床康复治疗一体化具有以下优点。

(一)跨学科团队合作

脊髓损伤临床康复治疗一体化机构由跨学科的专业团队组成,包括神经外科医生、康复医师、物理治疗师、作业治疗师、言语治疗师、心理康复医师、社会工作者等。这些专业人员共同合作,为患者提供全面的治疗和康复计划,以最大限度地改善患者的功能和生活质量。

(二)综合性治疗

脊髓损伤临床康复治疗一体化机构提供临床治疗、康复专科护理、康复治疗等综合性的治疗,涵盖了脊髓损伤患者的各个方面,包括急性期医疗管理、康复治疗和终身随访。这种综合性治疗可以确保患者在不同阶段得到全面的医疗和康复支持。

(三) 个性化治疗计划

脊髓损伤临床康复治疗一体化机构根据每个患者的具体情况制定个性化的治疗计划。这些计划考虑到患者的损伤程度、功能障碍、康复目标和个人需求,以确保治疗的针对性和有效性。

(四) 并发症预防和管理

脊髓损伤临床康复治疗一体化机构重视并发症的预防和管理。通过定期评估、康复训练和医疗监测,可以及早发现并处理潜在的并发症,如压力性损伤、泌尿系统感染、肺部感染、静脉血栓形成等,从而减少并发症的发生率和严重程度。

(五) 功能最大化恢复和改善

脊髓损伤临床康复治疗一体化机构致力于帮助患者实现功能的恢复和改善。通过物理治疗、作业治疗、言语治疗、文体治疗、职业治疗等康复手段,患者可以进行肌力训练、平衡训练、康复技能培训等,提高日常生活能力和独立性。

(六) 社会支持和心理健康

脊髓损伤临床康复治疗一体化机构也注重患者的社会支持和心理健康。通过提供心理咨询、社会工作支持和康复辅导等服务,患者可以得到情感支持和心理调适,更好地应对脊髓损伤带来的身体和心理挑战。

综上所述,脊髓损伤临床康复治疗一体化机构的优势在于提供综合性治疗、跨学科团队合作、个性化治疗计划、并发症预防和管理、功能恢复和改善,以及社会支持和心理健康。这些优势可以显著改善患者的康复预后,提高生活质量,并减少医疗和经济负担。

三、一体化作用

(一) 跨学科协作实现综合性治疗

脊髓损伤患者的康复重点是实现和保持良好的健康状况,最大限度地发挥功能和提高生活质量。严重脊髓损伤后对医疗和康复的需求非常广泛,往往超出了任何一个临床学科的范畴。由于这些原因,理想的康复应以跨学科团队协作的方式实现。传统上,核心康复团队涉及的专业包括物理治疗、作业治疗、康复护理、康复心理学、社会工作、个案管理和康复医师。其他常见的团队成员包括语言病理学家和文娱治疗、呼吸治疗、康复助理等。

1. 医生

医生通常担任康复团队的领导,对患者的健康状况和潜在的功能障碍作出疾病诊断和功能诊断,参与设定康复目标和制订药物和康复治疗计划,监测和管理医疗安全保障问题,为患者提供宣教。

2. 康复护士

提供临床一般护理、康复专科护理、健康管理和健康教育,并与康复团队协作,最大限度地提高患者进行自我照护、活动的能力。

3. 物理治疗师

通常主要关注移动能力,如步行、驱动轮椅、转移能力。最大限度地提高移动能力,通常需要解决肌力、平衡能力、协调性和运动耐力方面的问题。支撑类和其他种类的矫形器通常被纳入治疗计划。

4. 作业治疗师

通常主要关注上肢完成日常生活活动(activities of daily living,ADLs)的能力。治疗策略着重提高上肢肌力、改善关节活动度和精细运动控制,以及家庭和社区的环境无障碍性。辅助装置和支具也可以纳入治疗计划的考虑范围,以提高功能独立性。

5. 心理康复师

提供重要的精神情感支持,包括抑郁症的筛查和治疗、解决药物滥用、认知评估(尤其合并脑损伤),并帮助患者适应新出现的功能障碍和活动受限。

6. 社会工作者

提供情感支持、疾病或残疾相关的适应咨询,召集社区资源和支持,帮助解决重要的社会需求(如经济来源、住房),通过制定出院后计划帮助患者重返社区。个案经理也可以提供这些服务,但通常不提供咨询服务。

根据每个患者的个体特点和损伤情况,康复团队的组成也有所不同,必须不断适应患者的需要。所有团队成员的定期会议和良好沟通确保为患者的康复提供最佳环境。最终目标是以最有效的方式实现最好的功能预后。团队协作方式也有利于阐明目标,协调治疗计划,减少工作浪费,减少或避免继发性并发症。

（二）设定康复目标

康复过程的一个重要和基本的组成部分是设定康复目标。清晰的目标在很大程度上决定了临床干预的性质和重点。基于这些原因，设定目标的重点在于切实可行、可量化。还应对目标进行多学科综合评价，以确保重要需求不被忽视。

一种方法是依据伤后初次下床活动进行功能需求的综合评估。斯托克曼德维尔医院国家脊髓损伤中心已经开发了一个正式的需求评价清单（needs assessment check list，NAC）。

目标设定的一个基本原则是按照患者的个体化需求设定康复程序的目标和计划。在特定需求的框架内，与患者一同确定康复目标。通常由专人或团队领导负责监督和协调团队的目标设定，还应将抽象的目标转化为可操作的具体措施。例如，实现独立进行膀胱管理的目标需要学习如何进行自我间歇清洁导尿术。

（三）判定康复功能预后

康复期间的功能改善通常是通过代偿策略（如手动控制轮椅）或改善潜在的肢体障碍（如下肢轻瘫）及其代表的功能活动（如步行）来实现的。相对较新方法，如减重步行训练，越来越多地借助生理学理论和相关概念，如腰骶段脊髓存在中枢模式发生器。预期的功能预后往往基于脊髓损伤后3天至1个月的神经功能评定结果，远期结局则在很大程度上取决于损伤平面和完全性。需要重点指出的是，虽然损伤平面能够为预测恢复程度提供一定的信息，但也必须考虑每个患者的独特性。影响患者病情和相应功能的恢复的因素包括损伤特征的差异，医学事件和并发症的病程，心理、社会和环境支持，认知能力。积极性高的患者最终的恢复程度有可能超过根据损伤水平预测的功能预后。

与神经平面相比，运动平面是独立进行自我照护的更好的预测因素。神经平面是双侧感觉和运动功能均正常的最低水平，而运动平面则是一侧身体运动功能正常的最低平面。解决药物滥用、认知评估（尤其合并脑损伤），并帮助患者适应新出现的功能障碍和活动受限。

根据每个患者的个体特点和损伤情况，康复团队的组成也应有所不同，必须不断适应患者的需要。所有团队成员应定期召开会议和进行良好的沟通以确保为患者的康复提供最佳环境。最终目标是以最有效的方式实现最好的功能预后。团队协作方式也有利于阐明目标，协调治疗计划，减少工作浪费，减少或避免并发症导致的功能障碍，以维持最低限度的功能需求。为了讨论预期功能预后，最简单的方法是假定损伤均为完全性的情况下按运动平面进行划分。在适当的环境下，对不同损伤平面的独立性可以做出如下预测。

1. $C_1 \sim C_4$ 高位颈髓损伤

患者的 ADL、床上活动和转移方面需要完全辅助。他们需要 24 h 的贴身照顾，以及可以用头、下巴或呼吸控制的电动轮椅。$C_1 \sim C_3$ 损伤的患者通常需要持续性机械通气并定时吸痰以清理气道分泌物，C4 损伤的患者可能需要或不需要机械通气。

2. C_5 水平损伤

患者能够主动屈肘，所以可以在特殊装置的辅助下完成 ADL 中的简单任务（如修饰）。然而，他们在进行多数其他日常生活活动和转移时仍然需要辅助。他们不能独立翻身或坐起，可以使用手控电动轮椅。这些患者通常需要每天 10 h 的个人护理。

3. C_6 水平损伤

患者可以主动进行腕关节背伸，被动屈指，可以完成拇指和示指的对指。此外，由于肩袖神经的保留，所以肩关节稳定性较好。患者的被动抓握动作被称为肌腱固定，经过适当的作业治疗后可以抓握和操作物品。使用手腕驱动的屈肌铰链支具可以提高握力。这些患者在进行部分 ADL、床上活动和转移时需要辅助，通常可以独立进食但是不能切取食物。他们能够独立穿上衣，尽管这可能需要相当多的时间和精力。在平整的路面上使用手动轮椅通常是可以实现的，借助手柄可以使这一任务变得更容易。进行社区活动则需要使用电动轮椅。这些患者通常需要每天 6 h 的个人护理。

4. C_7 水平损伤

患者保留了肱三头肌的力量。这块肌肉的有力伸展可以使患者撑起身体。积极性高的患者能够完成独立转移。除此以外，还能够独立翻身、在床上坐起以及转变到坐位。如厕和穿衣，尤其是穿衣下装则可能需要一些辅助。可以独立完成饮食、修饰、交流，以及穿上衣和清洗上半身。可以手动驱动轮椅移动更远的距离。

5. C_8 或 T_1 水平损伤

患者的手功能明显增强,从而可以提高抓握的力量和灵活性。这使他们可以独立完成床上活动、转移和所有基本日常生活活动。由于躯干功能障碍和不稳定,如厕和下半身的护理经常需要辅助。所有患者都至少需要依赖轮椅进行移动。

6. $T_2 \sim L_1$ 截瘫

患者随着损伤平面的下降,坐位平衡逐渐改善,损伤平面越高坐位平衡越差。损伤平面较低的患者的呼吸功能以及咳嗽和清理气道分泌物的能力也相应提高,因为随着损伤平面的下降,腹肌和肋间肌的随意运动将增加。扩大活动范围是胸髓损伤患者的训练重点之一,因为他们有可能通过手动控制进行驾驶活动。家务活动大部分可以独立完成。这些患者通常需要每天 3 h 的家务辅助。

7. 损伤平面低于 L_1

通常会保留部分步行能力。

除了损伤平面,脊髓损伤的完全性也是神经和功能能力恢复的一个重要决定因素。上述内容描述的是假定患者为完全性脊髓损伤的情况。除马尾、圆锥损伤外,如果患者在伤后 1 个月仍然呈现完全性脊髓损伤(运动和感觉),那么功能性运动的恢复几乎不可能。上肢的神经恢复是至关重要的,因为每个节段代表的功能都会对独立程度具有决定性影响。无论是完全性还是不完全性损伤,主要是神经修复活动多数发生在伤后 6~9 个月,一般在伤后 12~18 个月达到平台期,这一时间点之后可预期的功能改善程度将很小。

不完全性损伤比完全性损伤者会表现出更多的神经恢复。90% 以上的不完全性脊髓损伤患者运动平面可以下移一个节段,而在完全性损伤患者中这一比例仅为 70%~85%。仅有 30% 的完全性脊髓损伤患者运动平面可下移两个或两个以上节段。

某一皮节能够区分针刺觉与轻触觉是一个良好的预测因素,它与相应节段运动恢复的相关性为 92%。不完全性四肢瘫和截瘫患者恢复一定步行能力的比例分别高达 46% 和 76%,存在差异的原因可能在于颈髓损伤患者躯干和上肢功能相对较差。

(四)脊髓损伤不同阶段作用

在脊髓损伤的临床康复一体化中,根据不同阶段的病情和治疗需求,康复治疗的重点和主导角色会有所不同。

在急性期和亚急性期,脊柱外科临床治疗是主要的治疗手段。临床康复一体化强调早期康复介入,旨在尽早开始康复治疗,以减轻脊髓损伤对患者功能的影响,并促进恢复。早期康复介入包括早期被动运动训练、早期体位调整、早期肌肉功能训练等,以最大限度地提高患者的功能恢复潜力。

进入中期,康复科的康复治疗逐渐成为主导。在这个阶段,康复治疗师(如物理治疗师、作业治疗师、言语治疗师等)发挥重要作用,通过系统的康复训练和综合干预,帮助患者恢复和改善各种功能,如肌力、平衡、协调、日常生活技能等。康复治疗计划会根据患者的个体情况和康复目标进行制定,以最大限度地提高患者的生活质量和功能独立性。

在慢性期,社会工作者起到主导作用,康复治疗则作为辅助手段。社会工作者在慢性期扮演重要角色,协助患者解决康复后的社会适应问题,包括职业康复、社交支持、家庭支持、社区资源等。康复治疗在慢性期仍然持续进行,但更多关注于维持和巩固已获得的功能改善,并提供必要的辅助工具和技术支持,以便患者能够更好地适应日常生活和社会环境。

总之,脊髓损伤的临床康复一体化根据不同阶段的病情和治疗需求,以脊柱外科临床治疗为主的急性期和亚急性期,康复治疗早日介入;以康复科康复治疗为主的中期;以社会工作者为主、康复治疗为辅的慢性期,以全方位的综合治疗手段和多学科合作为基础,旨在最大限度地促进脊髓损伤患者的康复和整体功能改善。

四、一体化展望

能够及时获得医疗服务对于维持脊髓损伤患者的长期健康状况是至关重要的。从住院康复机构出院后的最初几周和几个月内患者是特别脆弱的,此时重要的社区支持尚未完全建立,并且可能尚未充分意识到患者具有发生各类并发症的风险。与健全人群相比,脊髓损伤患者需要使用更多的医疗资源,很大程度上是由于并发症的发生。有报道指出初期康复后一年内再次入院治疗的比例为19%~57%。此外,重要的预防服务(如乳腺X线检查、骨密度检查、宫颈涂片检查等)通常无法顺利进行,特别是需要具备无障碍成像设备或改良检查床的项目。由于使用轮椅者需要花费更长的时间进行转移,对于较为繁忙的科室来说,诊治这类患者可能会造成经济损失。

处理脊髓损伤患者保健问题的途径包括:患者教育行为和健康行为改变,促进从康复治疗向社区治疗的过渡,改进残疾人的卫生保健系统。远程医疗和互联网线上医疗也正在越来越多地用于改善和维持残疾人的健康状况。总之,健康保健需要有效的社区卫生服务系统。为易感人群建立的成功的社区卫生服务系统应包含以下概念。

(1) 整体协作医疗护理康复和个案管理的原则,包括让患者及家属参与个案管理和设计;使用临床规范和临床路径来解决常见问题;使用可以记录患者的需求和进步的临床信息网络系统。

(2) 使用评价规范,重点对患者满意度、并发症的预防以及再入院的预防的程度差异进行评价。

(3) 在可能的情况下,提供包括个人助理、生活协助方面的长期保健服务。

(4) 与残疾人联合会和其他社区利益相关者保持互助合作关系。

(5) 医学相关人员能提供包括医师咨询、护理健康宣教及康复指导等的服务;进行出院后长期随访;提供 24 小时服务。

(6) 解决与医生办公室访问相关交通问题。

(7) 尊重患者的自主决策和目标人群进行独立生活的强烈愿望,鼓励进行自我管理和维护健康的自身责任感。

(8) 充分考虑患者的精神和行为健康需求(如焦虑、抑郁),否则可能会影响其他健康问题的医疗管理。

满足不断变化的需求是一项艰巨的挑战,但为脊髓损伤患者提供的社区保健服务通常很有限。创新的资助模式和当地的联络机构是必须具备的条件。对脊髓损伤患者进行的纵向医疗服务还可以通过参考其他慢性疾病的医疗模式而获益,如糖尿病、高血压等。慢性疾病的医疗模式应基于以下六个部分:自我管理支持、临床信息系统、卫生服务传递系统的重新设计、决策支持、医疗保健组织和社区资源。由一名脊髓损伤专家每 1～2 年进行定期评估,也有助于监测和预防脊髓损伤特有的继发情况。

参考文献

[1] Fehlings MG, Vaccaro AR, Boakye M.脊髓损伤精要——从基础研究到临床实践[M].刘楠,周谋望,陈仲强,等,译,济南:山东科学技术出版社,2019.

[2] 励建安,许光旭.实用脊髓损伤康复学[M].北京:人民军医出版社,2013.

[3] 曹宁,封亚平,谢佳芯.《脊髓损伤神经修复治疗临床指南(中国版)2021》解读[J].中国现代神经疾病杂志,2022,22(8):655-661.

[4] 柏树令,应大君.系统解剖学[M].北京:人民卫生出版社,2015.

[5] 王超宇,亢毅,娄永富,等.多中心创伤性颈脊髓损伤流行病学分析[J].中国脊柱脊髓杂志,2023,33(5):408-416.

[6] 郝定均,贺宝荣,闫亮,等.2018年中国创伤性脊髓损伤流行病学特点[J].中华创伤杂志,2021,37(7):618-627.

[7] 徐艳松,罗大卿,潘文辉,等.创伤性颈脊髓损伤的流行病学分析[J].中华急诊医学杂志,2019,28(1):84-89.

[8] 焦新旭,冯世庆,王沛,等.天津市553例颈脊髓损伤患者的流行病学分析册[J].中国脊柱脊髓杂志,2010,20(9):725-729.

[9] 李文选,李瑞峰,于宝龙.2012—2019年度956例创伤性脊髓损伤住院患者流行病学分析[J].中国脊柱脊髓杂志,2021,31(7):626-631.

[10] 郝定均,贺宝荣,闫亮,等.2011—2013年西安市红会医院脊柱脊髓损伤患者流行病学特点[J].中华创伤杂志,2015,31(7):632-636.

[11] Ahuja CS, Wilson JR, Nori S, et al. Traumatic spinal cord injury [J]. Nat Rev Dis Primers, 2017,3(1):1-21.

[12] Golestani A, Shobeiri P, Sadeghi-Naini M, et al. Epidemiology of traumatic spinal cord injury in developing countries from 2009 to 2020: a systematic review and meta-analysis [J]. Neuroepidemiology, 2022,56(4):219-239.

[13] Hao D, Du J, Yal L, et al. Trends of epidemiological characteristics of traumatic spinal cord injury in China, 2009-2018 [J]. Eur Spine J, 2021,30(10):3115-3127.

第二章
脊髓损伤的现场救治

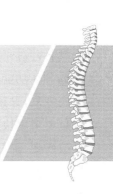

第一节 现场救治基本要求

一、现场救治重要意义

脊髓损伤(spinal cord injury,SCI)占所有外伤患者的3%~6%。造成SCI的因素众多,以交通事故为主,约占总伤害人数的45%。最近的调查发现,SCI呈现出一种"双峰型",即在青少年和青壮年人群中出现一次"高峰",在老年人群中出现一次"高峰"。SCI是一种创伤性疾病,往往造成重度瘫痪,而高位SCI又往往造成患者生命危险,况且对于完全性SCI,至今仍缺乏有效治疗手段,所以对SCI患者进行及时的救治是非常必要的。科学、高效的现场抢救不但可以降低SCI继发性伤害,还可以改善患者的预后。因此,在进行现场抢救时必须要严格遵循抢救原则,从而提升SCI患者的抢救成功率,并利用行之有效的现场处理措施,来减少后续治疗中出现的并发症,帮助患者尽早恢复健康。

二、现场救治基本原则

SCI的早期急救主要是为了挽救患者的性命,防止和降低对患者的二次伤害,并采取多种措施使患者最大限度地发挥其残余功能,从而尽快将患者送往医院接受进一步的治疗。SCI患者在入院前死亡比例高达37%,主要是由多种创伤引起的,所以,对SCI患者的现场救治至关重要。此外,由于目前还没有针对完全性 SCI 的有效疗法,因此,在紧急救治时,应尽可能地防止或降低 SCI 功能的丧失。因为完全性 SCI 很难恢复,不完全损伤也可因为不能彻底恢复,导致患者出现不同程度的功能障碍。所以,现场治疗的总体目标就是要采用快速、高效的急救方法和技术,使受伤人员的疼痛最小化,从而降低致残率,降低死亡率,为医院进行的下一步抢救打下良好的基础。经过现场急救能存活的伤病员优先抢救,这是总的原则。要做好现场抢救工作,还需要遵循以下几个方面的原则:①必须要严密观察并且稳定好患者的生命体征,如果患者的呼吸心跳已经停止,则现场应该给予心肺复苏术。②如果患者低血压,则在现场应马上建立好两条甚至三条的静脉通道,给予快速补液纠正休克状态。③伤口出血首先给予加压包扎。如果效果不佳,则可能是比较大的血管损伤,必须要在肢体的近端给予止血带、绑带捆扎来阻断血流;如果有骨折,例如四肢骨折可以给予夹板或者支具外固定;如果是脊柱骨折,颈椎可以用颈围外固定;腰椎可以用腰围外固定。④快速有效地转运到医院做进一步的检查与治疗。转运的过程中如果怀疑脊柱骨折,则必须要用脊柱搬运板或者用硬的木板使患者平躺搬运,避免脊柱骨折移位而导致的二次损伤。

此外,批量伤员的就地救治也是我们要重点关注的方面。批量伤是指由于突发公共健康事件而造成的伤亡人数多于 3 人,尽管车祸和跌落伤是 SCI 最常见的病因,但是在发生了地震灾难或其他重大事故时,也经常会有批量的伤者,这些都可以发生 SCI。大量文献表明,大约 25% 的 SCI 都是由于救援中处置不当所致,因此,对 SCI 患者进行及时、高效的救援与转移,将直接关系到患者的生存质量。

对批量伤进行识别,是提升临床救治效果的重要环节。在紧急情况下,紧急救援人员应该在第一时间将患者从危险的地方解救出来,以避免造成二次伤害。其次,要根据伤势快速准确评估的原则进行细致的检查,以免出现疏漏。当出现群体事件时,根据对每个患者伤势的判断,根据国际上通行的检伤分类法(simple triage and rapid treatment,START),对患者进行归类,并佩戴对应的标记:①没有生命威胁,在现场不需要特别治疗的轻伤患者(戴绿牌);②尚未危及生命的严重患者(戴黄牌),其身体状态基本正常或比较平稳,但仍需严密监护;③生命体征不稳,可能危及生命,需要及时抢救的危重患者给予最重要的关注(带红牌);④如果呼吸和心跳已经停止,但 12 min 后没有进行心肺复苏,或者受到了严重的创伤,处于死亡边缘(戴黑牌),则是最差的选择。在抢救过程中,医护人员要按照伤员的类别,对伤员进行合理的分流和分类处理。

三、现场救治的措施

(一) SCI 的初步判断

1. 脊柱骨折好发部位

脊柱骨折脱位在任何椎节均可发生。其中,T_{10}~L_2 更为高发,约占其中的 80%;C_4~C_6 及 C_1~C_2 为次发部位,占 20%~25%;其余散见于其他椎节。

2. 脊柱骨折患者 SCI 伴发率

SCI 在脊柱骨折脱位中的发生率约占 17%,其中以颈段发生率最高,胸段及腰段次之,C_4 以上的高位 SCI 现场死亡率极高,且多发生在致伤现场。从暴力的作用方式观察,直接暴力所致比例最高,尤其是火器贯穿伤,几乎是 100%,其次为过伸性损伤。如从骨折的类型判定,则以椎体爆裂性骨折多见。当然,伴有脱位的骨折合并 SCI 的发生率更高。临床上也可遇到脊柱损伤重,却无明显 SCI 症状的病例,这可能与伤者的椎管较宽大有关。

3. SCI 的原因

脊椎是身体的中心轴,起着支持身体,保护脊髓神经,实现身体活动的功能。脊椎包括颈椎 7 个节段,胸椎 12 个节段,腰椎 5 个节段,骶椎 5 个节段,尾椎 4 个节段;椎体由椎间盘、关节突和韧带等软组织构成,其中脊柱在椎管中起着重要的作用。SCI 是指在受到外部的暴力伤害时,会导致脊髓处于震荡、压迫、挫裂、切割等状态,造成不同类型和程度的损害。

4. SCI 的分类

(1) 脊髓震荡:脊髓震荡是指脊髓在外力或者损伤后,立刻出现的一种短暂的、可逆的神经功能异常。主要是指 SCI 以后,立刻出现的损伤平面以远的感觉运动反射和括约肌功能的障碍。临床上主要表现为弛缓性瘫痪,比如脊髓震荡后,立即出现四肢无力、软瘫、不能活动、感觉消失、大小便失禁等,往往在损伤后的数分钟、数小时后,可以得到完全的恢复。

(2) 脊髓休克:脊髓休克也称脊休克,是指当脊髓与高位中枢断离时,脊髓暂时丧失反射活动的能力而进入无反应状态的现象。脊髓休克的表现是 SCI 平面以下节段脊髓所支配的骨骼肌紧张性降低或消失，损伤平面以下各种感觉均丧失，需等待脊髓休克慢慢恢复后，感觉才会逐渐出现。内脏反射减退或消失的表现是外周血管扩张、血压下降、发汗反射消失、膀胱内尿充盈、直肠内粪便积蓄。脊髓休克为一种暂时现象，以后各种反射可以逐渐恢复，如果脊髓休克较轻，这种现象可于数小时或数天内恢复，不留后遗症。但是在脊髓损伤较严重的损伤时，这种现象将持久存在，常常需要几周后才逐渐出现损伤脊髓节段平面以下的自己能控制的活动。

（二）伤情评估及要点

1. 总体评判

紧急救援人员抵达现场后，应先对周边进行全面的安全性评价，然后迅速将患者送至一个安全的地方，要注意患者的大致情况和重要的生命体征，同时还要注意患者有没有可能出现其他并发症，这样才能迅速做出全面的评价和判定，然后再针对患者的情况采取相应的救援行动。

2. 现场体格检查

体检要快速准确，重点突出，顺序分明，对于一些高强度的伤害，比如车祸、高空坠落、运动伤害、被重物砸伤、火器伤等，因为患者常伴有颅脑损伤、血气胸、四肢骨折、大出血，或者因为昏迷、休克，无法形容自己的身体状况，所以急救人员必须要考虑到脊柱损伤的可能。在现场检查，首先要确定的是两个方面：一是 SCI 的位置，如果患者是清醒的，应该了解患者的受伤原因，有没有颈部、背部和腰部的疼痛；如果患者没有意识，应该检查他的脊椎，看是否有后弯、侧弯变形。二是注意是否出现肢体活动受限情况，如果患者神志清楚，则要问患者肢体是否出现无力或麻木，并查看患者肢体运动（没有出现肢体断裂时）情况；如果患者处于无意识状态，则需要对患者肢体进行肌力及腱膜反射的检测。如果有从高空坠落的患者、重物从高空直接砸压在头肩或腰背部患者、暴力直接冲击在脊柱上的患者、颈背腰部的脊椎有压痛、肿胀，或有隆起、畸形，四肢有麻木、活动无力或腱反射消失的患者，应该按照 SCI 患者进行搬运。如果不能确认患者是否存在 SCI，则必须遵循 SCI 患者的操作规程进行处理。

近年来，由低能损伤引起的 SCI 在临床上呈逐年上升趋势，且多发生于中老年人。正常情况下，一般不会有脊髓受压的症状，主要是由颈椎间盘突出、后纵韧带骨化、黄韧带骨化等脊柱退行性疾病引起。由于走路跌倒、骑车摔伤、乘坐汽车时急速制动，使面部遭受碰撞，导致颈椎过度伸展，颈椎在前面被椎间盘压迫，在后面被黄韧带压迫，而发生 SCI；也可能是由剧烈咳嗽、搬重物等引起。这类患者通常 SCI 较轻或不伴有 SCI，其临床表现为脊髓损害不明显或多为不完全性，有些患者甚至可以步行。这类患者多为老年人，所受的外力不大，临床表现也不明显，因此在临床上常被误诊为年老体弱所致。对这一类型的患者，当有肢体麻木、无力感时，均应按照 SCI 患者采取相应的治疗措施。此外，在临床上还应该关注以下几类患者：一种是在没有明显受伤的情况下，出现 SCI 的患者，这类一般会是严重骨质疏松、脊柱肿瘤、脊柱结核的患者，且极易发生病理骨折，或者是由于脊柱动静脉畸形、动脉硬化、应用抗凝治疗等原因，造成患者椎管内出血，从而挤压脊柱引起 SCI，也常常因为病因不明，容易被误诊。另一种类型为强直性脊柱炎，这一类型的患者因为脊柱僵直，在受伤时应力集中，经常会受到轻微的伤害就导致脊柱骨折，因为脊柱已经丧失了正常的形态，所以如果是强直性脊柱炎的患者，骨折无移位，也没有发生过 SCI 的症状，那么脊柱骨折的漏诊概率高达 50%。对上述患者，如出现颈部、背腰痛、四肢麻木、软弱无力等症状时，要根据脊髓 SCI 患者的搬运方式进行搬运，并在进行现场救治后及时送往医院进行抢救。

3. 伤情评定

主要有 ABCS 原则和高级创伤生命支持（ATLS）原则。ABCS 评分是 2022 版创伤性脊柱脊髓损伤诊断与治疗专家共识，也是当前我国大多数医生使用的评分标准；ATLS 是美国外科学协会制定的一套标准治疗方案，其中最重要的就是"黄金 1 h"，每一种外伤都有一个标准的治疗方案，每一个治疗方案都有一个重要的判定环节，每一个环节都有相应的治疗措施。近几年，我国急救医生已逐步将 ATLS 应用于重症外伤的治疗。以下是两个评价重点的简单描述。

(1) ABCS 原则：

A，气道（airway）。检查气管有无阻塞，如有阻塞要立即进行处理，如果需要，可以使用口咽通气管、气管插管或气管切开等方法。对于怀疑有颈椎病的患者，进行以上的治疗时，应该尽量不要把颈部过伸。

B，呼吸(breath)。主要是观察患者的呼吸速度，有无出血、气胸，有无多根肋骨断裂，有无出血、气胸，有无抢救等。

C，循环(circulation)。指患者的血压、心率和末梢血液的流动状况，如果患者在 SCI 后有轻微的血压降低，但心率基本正常，意识和身体状况较好，那就是因为 SCI 而非失血过多导致的，通常需要补充一些液体。

S，脊柱(spine)。SCI 是一种由于受到外部力量的影响而引起的脊柱断裂或骨折，严重时累及到脊髓，致使患者全身麻痹，甚至可威胁患者的性命。单纯脊柱骨折或脱位一般会出现外伤后局部疼痛、肿胀、脊柱后凸或侧弯畸形，局部有较重的压痛，还会有不能站立、翻身困难等症状。脊髓损伤后，患者主要症状是肢体活动及感官减退或丧失，排尿及排便功能不全。

(2) ATLS 原则：

ATLS 作为一种对严重外伤患者进行系统化评价与处理的方法，在 1978 年被第一次提出来之后，已成为一种规范的外伤处理程序。ATLS 路径建议：对威胁生命的伤情应首先处理；没有明确的诊断，不能对治疗产生任何影响；对于一个有严重外伤的患者来说，完整的病史并不是必需的。按照这三个基本要求，对救治中的外伤患者进行初步评价与二次评价，初步评价按"ABCDE"原则进行。①保持呼吸道畅通和保护颈部(A)：气道阻塞是快速致死的因素，所以必须优先排除是否有呼吸道阻塞，如果有应建立明确的气道，并做好颈部防护，特别是对于意识不清的患者，必须佩戴半硬颈部支撑，直至排除没有任何颈部损伤为止。②呼吸与通气(B)：对于出现血氧饱和度下降等组织缺氧症状的患者，要对其进行检查，并进行相应的治疗。③血液循环与出血控制(C)：对患者进行血液循环功能评价，使患者内外出血得到较好的控制。④神经系统检测(D)：以 GCS 评分，瞳孔大小，对光反射为指标来评价患者的神经活动状况；⑤暴露与环境的管理(E)：体检中将患者的衣服脱下，使患者的身体充分裸露出来，以免遗漏病情，体检结束后，要注意保暖，输液的温度要在 37～40℃，以免出现低体温。初步评价目的是迅速、正确地评价患者的基础情况，尽快消除最严重的危及生命的危险因素；二次评价是指在患者病情比较平稳的情况下，患者抵达急诊后，再做一次综合评价，并做针对性的辅助检查、化验等。据此，采用程序化的 ATLS 评价及处理流程，可将致命伤先排除，以减少重症外伤患者的病死率。

4. 现场救治基本措施

必须就地抢救伤员，一切以抢救生命为首要任务，避免不必要的搬动和检查。不能强行拉动被埋在物体内裸露的肢体，应立即将压在伤者身体上的物品小心移开，不可随意翻身、扭曲，以免造成原来的 SCI 进一步恶化，如从不完全性 SCI 转化为完全性 SCI。根据现场情况也可以按照病情分类处理：①对于普通的脊椎损伤患者，要给予其正常的急救处理措施，一般情况下要给其止血治疗，并按照现场急救的相关步骤来进行创口包扎以及脊椎骨折位置的固定，同时要及时清理患者的口腔与鼻腔分泌物，确保伤者的呼吸道畅通；②针对有活动性出血，且收缩压低于 90 mmHg 的伤者，现场急救人员要及时采取静脉注射乳酸林格氏液 1 000 ml 进行急救，在有必要的情况下可根据伤者的实际情况使用适量升压药，将伤者的收缩压控制在 90 mmHg，并通过鼻导管为患者补充充足的氧气，对于收缩压＞90 mmHg，且大骨干骨折的患者，要静脉注射 500～1 000 ml 的乳酸林格氏液进行治疗；③要对伤者的意识进行检查，若发现伤者完全失去意识，血压迅速降低，呼吸困难或者停止，就要及时为其注射肾上腺素 1～2 mg，并在放置口咽通气道的同时对伤者实施胸外按压与人工气囊辅助救治，并合理建立静脉通道；当发现有开放性血气胸时，应迅速用消毒纱布将创面包扎变开放为闭合，以便送往医院做进一步的治疗。如发现有张力性气胸，应及时进行胸部穿刺，将胸腔中的高压气体抽出，减轻患者的呼吸困难，并在搬离过程中安装闭式引流装置；对于所有呼吸困难的伤员，均应给予吸氧，必要时进行气管插管。具体操作方法参考本章第二节。

第二节　现场救治中常见问题

一、SCI 现场常见问题及处置要点

（一）骨折判断

在急救现场要想判断患者是否存在脊柱骨折，需要积极进行查体，根据问诊以及患者的临床症状来判断。一般可以依据以下几个方面：①有严重的外伤，如从高空落下重物打击头部、颈部、肩部，跳水受伤，塌方事故时被泥土

矿石掩埋,这些情况就有脊柱骨折的可能。②胸腰椎损伤后患者感觉到脊椎骨剧痛,不能坐立,翻身困难,感觉腰软弱无力,颈椎损伤时患者有头颈痛不能活动,患者常用两手扶住头部,如果患者处于仰卧位,可以让其抬抬脚、举举手,看看有没有神经损伤的症状。如果患者处于俯卧位意识清醒,可以敲敲患者的脊背;如果患者存在疼痛,一般是有问题的。③伤后由于腹膜后血肿对自主神经根受到压迫则会出现腹胀、腹痛、便秘等问题和呼吸困难,颈椎骨折或脱位致四肢瘫的患者常常有肋间肌的瘫痪而导致呼吸困难,出现腹式呼吸。④在各种外伤事故的现场,要特别注意患者的身体情况,脊柱骨折只是复合伤中的一部分,先处理紧急情况,挽救生命,避免为判断有无脊椎骨折反复询问和检查,忽视了颅脑、胸部损伤和并发症的可能性,若怀疑有脊柱骨折,切勿站立和行走,应当先考虑脊椎骨折的可能性,按照脊椎骨折的患者来搬运。

(二)现场固定

脊柱骨折多数是患者遭遇车祸或严重撞击所致,也是导致 SCI 的最主要、最直接的原因,尤其是颈椎骨折极易引起死亡,因此现场妥善固定和正确搬运与否对患者的后期治疗和预后至关重要。在现场,颈椎骨折为首要固定对象,其他部位骨折次之。如果有专业固定脊柱的设备,那是非常好的;如果无专门器材,可以选择就近取材,找一些木板或者是坚硬的支架进行躯干的固定,用报纸、衣服围住颈部保护或者用两卷手纸夹住颈部,再用布带固定手纸圈等。

(三)固定方法

(1)胸、腰椎骨折:使伤者平卧在硬板床上,固定脊柱为正直位(图2-2-1)。颈椎骨折要用衣物、枕头放置在头颈两侧,使其固定不动(图2-2-2)。

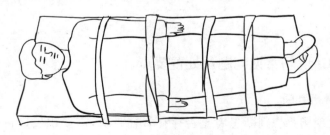

图 2-2-1　胸腰椎骨折固定方法

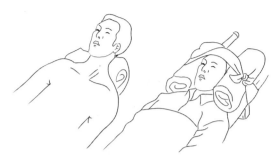

图 2-2-2 颈椎骨折固定方法

(2) 临床见到的伤员主要是颈椎不稳及半脱位者。颈椎受外伤后,怀疑颈椎骨折或脱位时必须用颈托固定。但颈托不能完全固定头颈部,搬运伤员时必须配合头部固定器和脊椎固定板。

① 颈套的用法:把伤者的头及颈放在平的表面上向后仰,伤者前望,视线和身体的轴心成一直角(图2-2-3)。假如把头向后仰至正常位置时感觉有阻力或产生刺痛,不可再移动头部,并把它固定于该位置上。

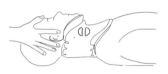

图 2-2-3 颈套的正确佩戴

② 把头放在正常位置后,目测肩顶和伤者颌底之间的距离,肩顶就是承托颈套的地方(图2-2-4)。

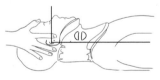

图 2-2-4 幻想线

③ 用手指度量伤者肩顶至颌底之间的距离,量度尺码后用手指选择高度距离一样的头套(图2-2-5、图2-2-6)。

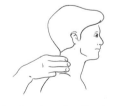 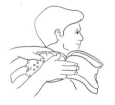

图 2-2-5 度量尺码　　图 2-2-6 度量头套尺码

④ 移除颈部衣服和饰物,将头套置入伤者后颈(图2-2-7)。

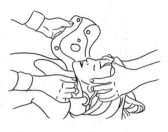

图 2-2-7　置入头套

（3）适用于颈椎损伤患者的翻转和移动，最大限度地进行"原木滚动"（图 2-2-8），稳定受伤脊椎，避免脊髓神经损伤或加重损伤。

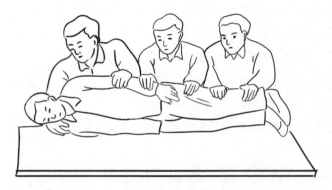

图 2-2-8　颈椎骨折"原木滚动"法

① 头锁：主要用作固定头部。伤者仰卧位，跪于伤员头侧，双肘着地，双手十指分开放于伤员头部两侧，拇指横放于额头，牢牢固定伤员头部，便于为伤员上颈托（图 2-2-9）。

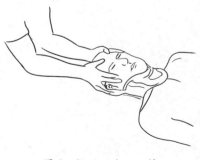

图 2-2-9　头　　锁

② 头胸锁：是转换锁或放置头枕时的固定手法。操作人员跪于伤者一侧，一手固定伤者额头，另一手固定其上颌，固定上颌部手的前臂与伤员胸骨重合，此法在倒锁时应用，如头锁改为头肩锁或头肩锁改为双肩锁（图2-2-10）。

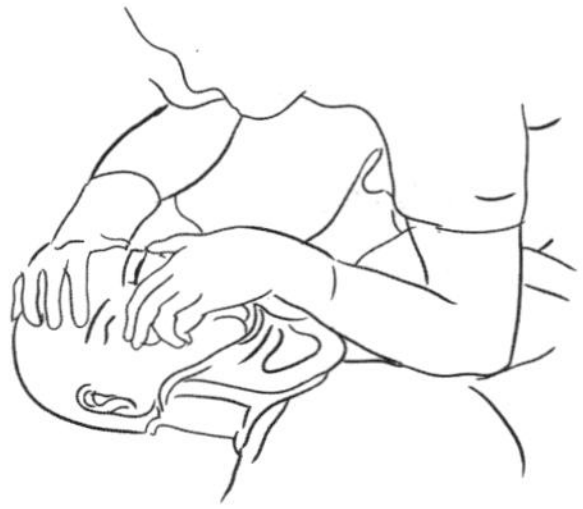

③ 头肩锁：又称改良斜方肌挤压法，伤者仰卧位，操作者双膝跪于伤者头顶部，与伤者身体成一直线，稳定自己双手手肘，双手在伤者颈部两侧，一手拇指和四指分开伸展到斜方肌，掌心向上，手指指向脚部，锁紧斜方肌，另一手如头锁固定伤者头部（图2-2-11）。

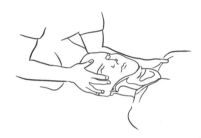

图2-2-10　头　胸　锁

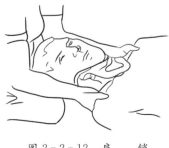

图2-2-11　头　肩　锁

④ 肩锁：主要用作把伤病者向上下或横移的头肩固定法（图2-2-12）。分单肩法和双肩法。单肩时，术者跪于伤员头侧，一手固定其头部，另一手固定其肩部，用救护员的手及前臂固定伤员的头肩部，此法适用于侧翻伤员。注意要将肘关节放于自己的膝上，防止翻转伤员时，使其头部下垂。双肩时，双手前臂固定其头肩部，此法适用于将伤员整体平移至脊柱板中央。

图2-2-12　肩　　锁

⑤ 胸背锁：位于伤员一侧，一手固定上颌，前臂与其胸骨重合，另一手固定头颈部，前臂与其胸椎重合，用救护员的双手及前臂固定伤员的头及胸背部，在驾驶室内为疑似颈椎损伤的伤员上颈托时用此法(图2-2-13)。

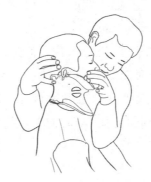

图2-2-13　胸　背　锁

（4）脊柱固定有一定的风险，固定后有些伤者可能会出现疼痛，影响搬运，全脊柱固定也可能会限制呼吸，增加伤者的不适感。颈部固定要注意选择大小、松紧适合患者的颈托，过小、过紧的颈托不仅会引起伤者颈部不适，还会造成伤者呼吸困难，以及血液循环不畅等。而过大、过松的颈托，则根本对颈椎起不到保护作用，如果固定姿势不当，反而加重病情。所以脊柱固定后要根据患者病情变化及时调整。根据《急性颈椎和脊髓损伤管理指南》如患者无肢体神经损害、无意识丧失、无精神状态改变，建议及时去除颈托固定。

二、开放性SCI现场救治注意事项

开放性脊髓损伤多见于战时，如火器（枪弹、弹片）或刃器伤所致，在我国多见于钢筋和施工工具等因素造成的损伤。损伤与外力作用的部位一致，损伤程度与外力的大小成正比。可发生于任何脊髓部位，以胸髓最为多见。由于有伤道存在，诊断较容易。但应仔细了解致伤物的动能量、性质、射入部位、射入角度、伤道走行方向和深度，有无出口等，以便及时发现身体其他部位的损伤，尤其是胸、腹脏器损伤。SCI开放伤多为多发伤，并发症多，病情复杂，治疗困难，病死率高。

SCI开放性损伤中不完全性SCI比例较多，这可能与损伤机制有关，由于贯穿伤或者刺入伤引起解剖上一侧脊髓的切断,功能上表现为脊髓半切,也叫 Brown-Sequard 综合征。因原发伤道外还存在挫伤区和震荡区效应,受伤时表现出的神经系统功能损害的平面可比后期高出数个节段。

保持呼吸、循环的稳定是开放性 SCI 现场救治的重点,由于易合并颈、胸、腹的大血管或内脏伤,应及早发现,予以抗休克及相应处理。处理伤口时应注意局部创口有无脑脊液或脊髓组织流出,对怀疑有脑脊液外漏的伤者,创口四周先用碘伏消毒,然后用无菌纱包裹创面,禁止用纱布阻塞创面;如果判断无脑脊液漏,则在创面四周用碘伏进行消毒,然后用无菌纱进行加压包扎即可。特别注意的是有异物存留的伤者,应注意其位置,不可随意拔出,在消毒、无菌纱布覆盖,稳妥固定后,若外露异物过长影响救治时可请相关人员剪短异物。如有异物部位特殊导致伤者不能平卧,可采用俯卧位,俯卧位时要注意观察呼吸情况。

三、现场呼吸循环管理要点

(一) 呼吸支持

气道阻塞和高位颈髓损伤以后引起的急性呼吸衰竭是引起伤者早期死亡的直接原因。救治中太多关注于出血,而对低氧血症重视不够,可能会导致伤者不良后果,所以对于严重的 SCI 患者现场呼吸的支持十分重要。尽早开放气道不仅保证充分的氧和,也是院前呼吸支持治疗的前提。近年来创伤气道管理强调早评估、早预防、早干预。根据 ATLS 指南,在保护脊髓的基础上,建立一个确定性气道,保证有效通气是必需的一项措施。

1. SCI 现场紧急气管插管范围

患者的自主呼吸突然停止或者呼吸特别衰弱、呼吸窘迫等或者出现严重的上呼吸道狭窄、阻塞等原因影响正常通气或者气道梗阻的情况都需要紧急气管插管。影响呼吸的因素和损伤平面有直接关系,$C_3 \sim C_5$ 平面的损伤,由于支配呼吸肌、膈肌的神经纤维遭到破坏,呼吸肌的支配能力明显下降,膈肌和呼吸肌不能正确膨胀收缩,导致呼吸困难。C_3 以上平面的完全性 SCI 几乎都会出现呼吸停止,若不及时进行气管插管,患者很快就会因呼吸衰竭而死亡。大部分学者认为 C_5 以上的脊髓完全性损伤应尽快进行气管插管,而不完全性损伤或更低位置损伤的患者,有更高的适应性以维持足够的氧化作用及通气。在对要不要插管犹豫不决的情况下,最好还是先插管。患者的创伤在 C_5 之下,应由医生依据患者的病情来决定是否要进行插管。因缺氧对 SCI 患者影响较大,故必须将患者的血氧饱和度保持在 95% 以上。另外,在较高位置的 SCI 伤者,因缺氧可引起迷走性兴奋,引起心率减慢,应引起高度重视。

2. 开放气道注意事项

(1) 体位:

良好的体位摆放利于及时开放气道或者缩短操作时间。救治现场可根据具体情况将伤者置于适宜体位。一般将伤者置于心肺复苏体位,即患者头、颈、躯干平卧无扭曲,双手放于躯干两侧。如患者摔倒时面部朝下,应小心转动患者,并使患者全身各部成一个整体。转动时尤其要注意保护头部,可以一手托住颈部,另一手扶着肩部,使患者平稳地转动至仰卧位,以防止可能出现的颈椎损伤。如伤者分泌物或呕吐物较多影响呼吸时,可将其置于改良的"high arm in endangered spine"(HAINES)体位,也称复原卧式(recovery position)(图 2-2-14);搬运时则需改为平卧头侧位,以防止舌根后坠或呕吐物吸入气道而窒息,该体位易于取出口腔异物,液体分泌物也可自然流出口腔。肥胖颈短患者宜半卧位,合并血气胸伤者给予患侧卧位,为减少孕妇肢体水肿,促进血液循环,减少早产的危险,高月龄孕妇在用三角垫应置于左侧卧位,同时要注意调高头肩部位置。

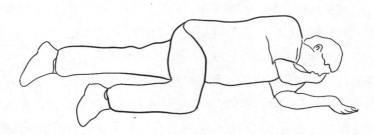

图 2-2-14 复原卧式

(2) 徒手开放气道:

徒手开放气道是指在紧急情况下,不使用或者没有开放气道的医疗设备器械,以徒手的急救方法打开气道,解除患者舌根后坠造成的上呼吸道梗阻,保持声门以上的上呼吸道通畅的急救方法,一般有三种,主要包括仰头提颏法、双手托颌法、仰头抬颈法。通常情况下,这三种方法可以联合使用,从而达到开放气道的效果。无颈椎损伤的伤者,一般使用常见的仰头提颏法(head tilt-chin lift)开放气道(图2-2-15),即操作者左手放在患者前额,右手捏住患者的双侧下颌使其口闭住,深吸一口气,向患者口内连续吹气,直到患者感到气息由鼻腔露出,且能感觉到气流呼出,松开贴紧患者的面部,并放松捏住鼻孔的手。怀疑头部损伤、颈部损伤、SCI的患者,用双手抬颌法,不宜采用仰头举颏法和仰头抬颈法,以避免加重脊髓损伤。此手法操作的关键是抬下颌不是抬下巴,用手指放在下颌骨下颌下角后方,用力向前、向上推动下颌角,带动颞下颌关节向前运动。

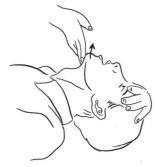

图 2-2-15 仰头提颏法

(3) 口咽通气道:

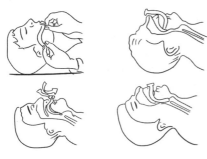

图 2-2-16 口咽通气道

口咽通气道,又称口咽通气管,是一种非气管导管性无创性通气管道,能防止舌后坠,迅速开放气道,建立临时人工气道,适用于昏迷患者。特点是安置简便,易于掌握,通气效果良好,损伤小。由于支持舌维持上呼吸道通畅的口底和咽部肌肉松弛,舌和会厌可向后坠入咽后壁,从而导致上呼吸道梗阻。当正确插入口咽通气道时,其前端能够将舌和会厌从咽后壁提起,从而达到预防或治疗上呼吸道梗阻的目的。与维持上呼吸道通畅的其他方法(如提颏、托下颌和气管插管)相比,插入口咽通气道不影响患者颈椎的稳定性(图2-2-16)。

(4) 鼻咽通气道:

鼻咽通气道,又称鼻咽通气管,是一种简易的声门外通气装置,主要应用于解除舌后坠等所致的上呼吸道梗阻,保持气道通畅。适用于清醒或者昏迷程度不深且有一定咳嗽反射伤者、某些肥胖伤者、置入经口气道有困难和非插管条件下的气道管理。颅脑损伤、脑脊液耳鼻漏、鼻骨骨折、明显鼻中隔偏曲的伤者为绝对禁忌。置入方法是：①伤者取仰卧位；②选择合适的鼻咽通气道(可用患者小指直径作为参考)，测量鼻尖到耳垂长度即为插入深度；③斜面向着鼻中隔，沿鼻腔底部平行向后插入(13~15 cm)，直至尾部到达鼻腔外口。如遇阻力可轻微转动通气道，不可强入，如果患者咳嗽或抵抗，应后退1~2 cm。④固定管道，评估气道是否通畅。选择6.5气管导管，去掉气囊，从尖端开始保留20 cm，其余部分剪掉，连接后面接头即可。鼻咽通气道正确的使用能为每一位患者争取抢救的最佳时机，但极易引起伤者恶心呕吐、气道损伤、误吸及喉痉挛，应注意观察(图2-2-17)。

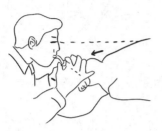

图2-2-17 鼻咽管通气

(5) 喉罩：

喉罩，全名喉罩通气道(LMA)，是安置于咽喉腔、用气囊封闭食管和咽喉腔、经喉腔通气的人工气道，避免了气管插管，但又比使用面罩更为有效。喉罩是建立安全气道的有效手段，其优点有很多，如使用简单，放置成功率高，通气可靠，能够避免咽喉及气管黏膜损伤，刺激小，密封性好，不易移位，患者耐受性好等，特别是当抢救者插管技能有限或患者有颈椎损伤时更具优势。但也不是所有伤者都可以使用喉罩，存在咽喉部病变，如咽部血肿、水肿、组织损伤等情况的患者均禁用喉罩。

(6) 环甲膜穿刺：

环甲膜穿刺是一种抢救窒息患者的常用技术，适用于上呼吸道阻塞所致的呼吸困难及窒息患者的抢救。穿刺的具体位置是颈前部正中线，甲状软骨与环状软骨之间的间隙。所谓上呼吸道，指的是呼吸道的喉以上部分。患者出现窒息时，首要的抢救措施就是快速建立呼吸通路，使气管能够与外界相通，这个通路必须在喉以下，环甲膜就是最佳位置。上段气管前面有甲状腺峡部遮盖，若穿刺此处可能导致出血，而环甲膜的前面基

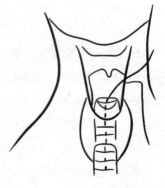

图2-2-18 环甲膜穿刺点

本上无遮盖,此处是建立呼吸通路的最佳位置。但要注意若穿刺时用力过大过猛,或没掌握好进针深度,均可穿破食管,形成食管-气管瘘、皮下或纵隔气肿等(图 2-2-18)。

(7) 经皮穿刺导入气管套管术:

近年来,国内外正在逐步开展一种新的气道建立方法,即采用经皮气管穿刺气管套管置管术,其操作原理来自 Seldinger 的血管穿刺术,具有操作简便、快速、微创等优点。适合于危重患者的院前抢救,尤其是处理气道有困难、又需要紧急气管切开的患者。

(二) 循环支持

在 SCI 患者中,因为体液丢失或神经源性休克,可能会发生全身血管阻力降低,从而造成严重低血压、心动过缓,而低血压(收缩压<90 mmHg)被视为加重脊髓缺血和继发性神经损伤相关的一个因素。所以,必须要对创伤患者进行循环支持。特别注意的是心电监护对于此类患者是很重要的一个措施,心脏节律异常如不能解释的房颤、ST 段的改变均可提示钝性心肌损伤。无脉性电活动提示为心包填塞、张力性气胸、深度低体温。当出现心动过缓、差异性传导时,应怀疑存在缺氧和低灌注的可能。根据 ATLS 指南使用静脉注射晶体液进行初始容量复苏。一般快速补充血容量常用右旋糖酐-40 或 706 代血浆、生理盐水、各种平衡液、5%葡萄糖氯化钠液。正常情况下先快速静脉滴注 500~1 000 ml,以后根据血压情况再补充。对于具有神经源性休克临床特征的颈椎和(或)上胸椎损伤,应注射去甲肾上腺素或多巴胺以减少外周血管舒张,一般使用肾上腺素肌内或皮下注射 0.1%肾上腺素 0.5~1 ml;严重病例可将肾上腺素稀释后静注,或 1~2 mg 加入生理盐水或 5%葡萄糖 100~200 ml 中静滴;严重创伤后持续剧痛者需镇痛治疗,予吗啡 5~10 mg 皮下注射,或哌替啶 50~100 mg 肌注;情绪紧张者予苯巴比妥钠 0.1~0.2 g 肌注或地西泮(安定)10 mg 肌注;对怀疑有脊髓水肿的伤者予糖皮质激素地塞米松 5~10 mg 静注或氢化可的松 200~300 mg 溶于 5%葡萄糖 500 ml 中静滴,可改善循环,提高机体应激能力;缩血管药经上述处理后血压仍低者,应予缩血管药物,如多巴胺 20~60 mg 加于生理盐水 100~200 ml 中静滴,维持收缩压在 90 mmHg 以上。有学者认为损伤后较高的平均动脉压值与神经系统恢复最相关。

四、SCI 合并严重多发伤处置要点

SCI 是多发伤最常见的并发症,创伤引起的出血、水肿对脊髓造成了压迫等继发性的伤害,病情往往较为严重,可能引起患者昏迷、休克、呼吸障碍、器官衰竭等,直接影响到 SCI 的处理顺序和治疗选择,死亡率高达 20%~70%。SCI 合并多发伤的现场处理报道不多,有学者认为多发伤的处理应该强调时效性,患者的结局直接与损伤至确切治疗的时间有关,早期快速有效的评估和复苏措施,可以将可预防性死亡的比例从 35% 降低至 10% 以下。目前在我国现场救治的从业人员大多数是年轻的医务工作者,相对临床经验欠缺,各医院现场救治人员的医疗技术水平也参差不齐,大多数抢救设备的配备和抢救能力存在差距,因此极易引起漏诊,亟待改善,应引起高度重视。

(一) 多发伤概念

多发伤是同一致病因素作用下,先后或者同时出现两个或者两个以上部位或者脏器出现损伤,其中一处以上损伤比较严重,甚至危及生命。严重损伤的定量标准一般指损伤严重程度评分(injury severity score,ISS)≥16。

(二) 多发伤临床特点

多发伤主要有以下 4 大特点:

(1) 休克发生率高,发生的原因以失血最多见,部分患者还可以因为疼痛、脊柱损伤、脊髓损伤导致血管扩张,导致循环血量相对不足,还有的患者是因为心脏损伤导致心泵功能障碍,导致休克发生。

(2) 低氧血症的发生率高,多发伤患者 90% 以上可能存在低氧血症,一方面是由于通换气功能障碍,另一方面是因为组织缺血、缺氧导致低氧血症。

(3) 容易感染,这是因为在创伤患者很多有开放性损伤,人体自身屏障破坏;有的患者发生休克,肠道肠黏膜屏障损伤,内源性细菌易位;创伤患者大量失血或者机体受到打击,自身免疫力下降;另外部分患者需要在治疗过程中使用机械通气,比如上呼吸机,则容易发生感染;还有的患者后期长期卧床,也容易发生感染。

(4) 多发伤的患者后期有致死、致残的概率相对比较高。

(三) 多发伤的初步评估与现场救护

有学者研究涉及 2 个部位的多发伤,死亡率为 49%,涉及 3~5 个部位的

多发伤,死亡率高达60%。多发伤与疾病不同,必须争分夺秒,迅速有效的救援措施直接关系到抢救效率和质量,关系到伤员的生命安危。

1. 搬离现场

现场抢救的好坏,直接关系到伤员的进一步治疗。救护人员到现场后,首先要使慌乱的人群安静下来,迅速排除可以继续造成伤害的原因和搬运伤员时的障碍物,使伤员迅速、安全地脱离现场,同时也应注意自身安全,搬运伤员时一定要用担架或木板,动作要轻柔,尽量避免过猛、过快的动作,注意可能发生的SCI,避免使原有的损伤加重。

2. 简明检伤分类与评估

检伤分类可以区分伤病员的轻重缓急,按伤病的紧急程度进行救护,使危重而有救治希望的伤病员得到优先处理。检伤分类按照国际通用的检伤分类法(simple triage and rapid treatment,START)(具体内容参照第一节)。

对外伤伤者的伤势进行精确的评价,是做出正确救治决定的先决条件,在伤者的整个救治中,需要进行三次以上的伤情评价:在几分钟之内现场完成的初级评价,抵达医院后完成的二次评价,以及在救治期间的再次和重复评估。目前改良创伤评分(revised trauma score,RTS)为院前创伤评分中较常用者,简单、准确(表2-2-1)。

表2-2-1 改良创伤评分

记分	4	3	2	1	0
呼吸(次/分)	10~29	>29	6~9	1~5	0
收缩压(mmHg)	>90	60~89	50~59	1~49	0
GCS(分)	13~15	9~12	6~8	4~5	≤3

第一次伤情评估是在抢救现场进行,抢救人员在尽可能短的时间内快速判定有无直接威胁伤员生命的情况,如休克、大出血、呼吸及心搏骤停等,主要包括:①意识状态。伤者意识状态往往可以直接反映脑损伤的程度,同时应结合瞳孔和对光反射的变化以及GCS平分情况进行判定。②气道。检查气道有无异物,确定气道是否通畅,如口腔内有异物,应立即清除,如患者无意识或者无咽反射,可临时建立口咽通道,如果气道本身有损伤影响气道通

畅,需要建立外科气道。注意气道评估一次不够的,需要反复评估是否存在恶化进展的因素。③呼吸。通过视、触、扣、听的基本检查方法,迅速做出通气状况的判定,立即识别和处理紧急致命性安全问题,如张力性气胸、连枷胸、开放性气胸等,到达理想血氧饱和度目标为≥90%。④循环。观察心跳强弱,血压是否正常。一旦排除张力性气胸及心包填塞,低血压的原因首先考虑为低血容量,可快速补充等渗晶体液进行复苏,如果休克未改善或者改善后又恶化,常提示有活动性内出血,应及时转运。⑤脊柱脊髓。初次评估要特别注意SCI的可能,更不可因急救行为加重损伤或造成新的损伤。要避免过度移动颈椎,头颈不要过伸/屈或旋转,如果必须短暂去除制动装置,需要手法稳定头颈部,任何多发伤患者都要怀疑颈椎损伤,尤其是伴有意识改变或锁骨平面以上的重度损伤,在排除颈椎损伤后才可以移除颈椎制动装置。

合并多发伤的严重SCI与单纯SCI的治疗并无原则不同。值得注意的是多发伤患者中SCI早期诊断困难易漏诊,有学者总结多发伤的诊断要点为"一看,二摸,三穿刺"。一看:观察面部状况,结膜颜色,瞳孔大小,呼吸频率,伤口大小;二摸:摸皮肤,脉搏,气管,压痛及反跳痛,异常活动;三穿刺:对疑有胸腹部脏器损伤或无明确原因昏迷者,进行胸腹腔多部位穿刺,可以有效判断被其他部位掩盖的损伤,尤其是对内出血的检出有重要意义,强调多发伤的处理急救应该按V(保持呼吸道通畅)、I(输液、输血)、P(心功能监测)、C(控制出血)的顺序进行。

五、SCI发生急性应激反应处置

创伤应激反应障碍是以急剧、严重的精神刺激作为直接原因,患者受刺激后通常在数分钟或数小时内发病,表现为有强烈恐惧体验的精神运动性兴奋,行为有一定的盲目性,或者为精神运动性抑制,甚至木僵。脊柱脊髓损伤患者大多是青壮年,突如其来的意外伤害给自身造成残酷的打击,部分患者会出现恐惧、焦虑、紧张不安等心理反应,甚至烦躁不安,严重干扰现场的救治工作,极易出现脊髓的二次损伤。急性应激障碍治疗干预的基本原则是及时、就近、简洁。治疗干预的基本方法是心理干预为主、药物治疗为辅。改变环境是治疗应激障碍的重要措施,从而使应激障碍患者摆脱应激源的刺激,减轻和缓解心理压力,创造良好的心理缓冲空间,使其积极配合搬运,保证安全送达医院。

参考文献

[1] 同伟,叶峰.脊柱脊髓损伤救治及进展[J].创伤外科杂志,2015,17(4):289-292.
[2] 马超,李利,王华东,等.批量伤时脊柱脊髓损伤患者的急救与治疗[J].中国骨与关节杂志,2021,10(4):275-280.
[3] Spinal cord injury (SCI) 2016 facts and figures at a glance[J]. J Spinal Cord Med, 2016, 39(4):493-494.
[4] Otter AO,Smith K,Sidewinder JU,et al. Should suspected cervical spinal cord injury be immobilize: a systematic review[J]. Injury,2015,46(4):528-535.
[5] 刘宏炜.创伤性脊柱脊髓损伤的系统管理及常见并发症处理专家共识(2022版)[J].中国老年保健医学,2022,20(4):10-11.
[6] 刘宏炜.创伤性脊柱脊髓损伤诊断与治疗专家共识(2022版)[J].中国老年保健医学,2022,20(4):6-9.
[7] 邓志强.脊柱脊髓伤合并严重多发伤的临床救治[J].当代医学,2014,20(34):75.
[8] 涂久生,许斌.脊柱脊髓损伤救治及进展[J].医学研究生学报,2010,23(10):1115-1118.
[9] 陈莉.脊椎损伤的现场急救原则[J].养生保健指南,2019(10):248.
[10] 李剑强,黎松波.高级创伤生命支持路径在急性创伤性脊柱脊髓损伤救治中的应用研究[J].广东医科大学学报,2022,40(6):716-720.
[11] 王新涛,孙大伟.创伤性脊髓损伤的重症监护治疗进展[J].中国中西医结合急救杂志,2017,9(5):552-555.
[12] 秦英智.关注长期机械通气患者的程序化管理[J].中华危重病急救医学,2013,25(3):130-131.
[13] 黄小孙,刘传芳.ICU上颈椎损伤患者的生存率与临床特征的关系研究[J].中国急救医学,2017,37(8):724-727.
[14] 刘趁心,孟冰.急性重度颈脊髓损伤患者临床特征分析及远期死亡危险因素初探[J].中国脊柱脊髓杂志,2019,29(3):247-251.
[15] 朱旭辉,李江.重症颅脑损伤合并脊髓损伤40例临床诊治体会[J].中国乡村医药,2013,20(2):16-18.
[16] 高亮,陈宋育.美国神经重症学会预防神经重症患者静脉血栓栓塞指南的解读[J].中华神经创伤外科电子杂志,2016,2(5):261-270.
[17] 陆慧芬.ICU高位颈脊髓损伤患者的护理[J].家庭医药,2016(7):246-247.

第三章
脊髓损伤的转运

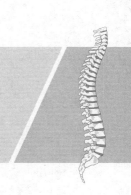

脊髓损伤转运是指将脊髓损伤患者从一个地点转移到另一个地点,可能是从事故现场到医院,或从一个医疗机构转移到另一个医疗机构。本章主要是指从事故现场到医院。这个过程需要谨慎执行,以确保患者的安全和脊髓的充分保护。正确而快速的转运可以让患者尽快接受医疗急救,降低脊髓损伤程度,避免造成二次损伤,从而减轻患者的痛苦。

第一节　转运工具选择

一、转运工具

脊髓损伤患者在选择转运工具时,必须考虑患者的病情和需求,确保选择的工具能够提供足够的支持和稳定性。在转运脊髓损伤患者时,可以选择以下几种转运工具,具体选择取决于患者的病情和转运需求。

(一)担架(stretcher)

担架是最常用的转运工具之一,适用于将患者平卧转移。担架通常由坚固的金属或塑料材料制成,具有可调节的支撑和固定装置,以确保患者的稳定性和舒适性(图3-1-1)。

(二)轮椅(wheelchair)

对于行动能力较好的脊髓损伤患者,可以考虑使用轮椅进行转运。轮椅通常具有可折

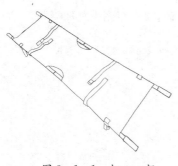

图3-1-1　担　架

叠的结构和可调节的部件,以适应不同的身材和需求。一些轮椅还配备了特殊的支撑和固定装置,以确保患者的安全(图3-1-2)。

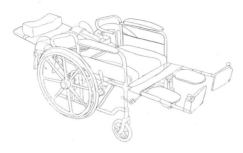

图3-1-2 轮　椅

(三)车载担架(ambulance stretcher)

在急救车辆或救护车上,通常配备有专门的车载担架。这些担架具有可调节高度和角度的功能,并且可以轻松地进出救护车。车载担架还配备了固定装置和安全带,以确保患者在转运过程中的稳定性(图3-1-3)。

(四)特殊转运设备

对于特殊情况下的脊髓损伤患者,可能需要使用特殊的转运设备。例如,气动真空担架可通过调节气压来提供患者的支撑和固定(图3-1-4)。

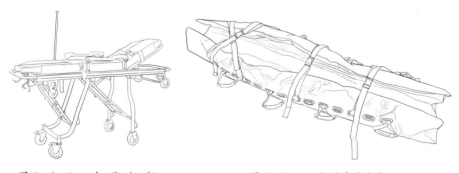

图3-1-3 车载担架　　　　　图3-1-4 气动真空担架

二、交通工具

为使脊髓损伤尽快从受伤现场转运到医院内急救,需要考虑患者的病情和需求,以及转运的距离和条件。交通工具有以下几种选择。

(一) 救护车(ambulance)

救护车是最常用的脊髓损伤患者转运交通工具之一(图 3-1-5)。救护车具有专业的医疗设备和人员,可以提供急救和转运服务。救护车通常配备有车载担架、固定装置和安全带,以确保患者在转运过程中的安全和稳定。

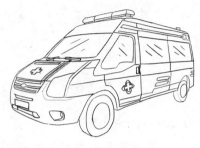

图 3-1-5 救护车

(二) 直升机(helicopter)

对于远距离或紧急情况下的脊髓损伤患者转运,可以选直升机(图 3-1-6)。直升机转运可以快速到达目的地,并且可以避开交通拥堵等问题。直升机通常配备有专业的医疗设备和人员,并具有适当的固定装置,以确保患者在飞行过程中的安全。

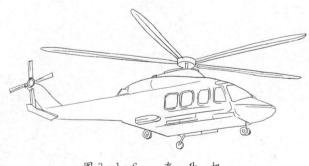

图 3-1-6 直升机

(三) 飞机(airplane)

对于长途跨国转运的脊髓损伤患者,可以选择飞机(图 3-1-7)。特殊的医疗飞机或商业航班可以提供适当的设施和支持,以满足患者的转运需求。飞机转运通常需要提前安排,并确保在飞行过程中提供足够的医疗监护和支持。

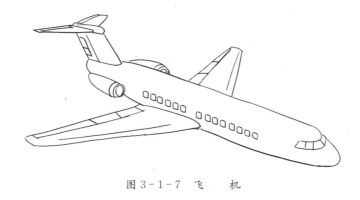

图 3-1-7 飞　　机

(四) 船舶(ship)

对于需要海上转运的脊髓损伤患者,可以选择船舶(图 3-1-8)。特殊的医疗船或客运船可以提供适当的设施和支持,以确保患者在转运过程中的安全和舒适。

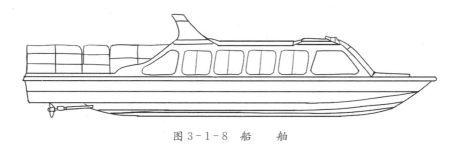

图 3-1-8 船　　舶

无论上述何种交通工具,应性能良好,抢救仪器处于完好的备用状态,蓄电池电量充足;急救药物种类齐全,数量充足;氧气储备足够;最好有夹板、绷带、颈托、无菌敷料等。正确选择具备急救医疗设备的交通工具,可明显提高脊髓损伤患者转运安全系数。

三、道路交通

脊髓损伤在从受伤现场转运至医院内救治的过程中,道路交通最佳选择为路面平坦,交通顺畅,避免路面坑洼不平的道路。崎岖颠簸的道路会加剧脊髓损伤患者病情恶化,增加患者并发症的发生,交通拥挤的路段会阻断转运车辆的运行,耽误抢救时间。

第二节　转运注意事项

一、转运前

(一)解释沟通

1. 患者和家属沟通

脊髓损伤患者转运前必须如实向患者及家属进行转运风险的告知,讲明转运途中可能发生的病情变化,如随时可发生神经损伤、呼吸、心搏骤停等意外,相关的一系列措施,以及进一步抢救的经济问题,明确转运的利与弊。尤其是上颈椎损伤的患者,大多病情都比较重,变化快,在转运过程中随时会出现呼吸、心搏骤停等意外。要将转运检查、治疗的必要性告知患者和家属,同时应将转运过程中可能出现的风险及安全防范预案向其说明。应至少有一名家属陪同,以便给患者安全感,同时取得家属的理解和配合,征求家属同意,并签署正式的脊髓损伤患者转运知情同意书,避免医疗纠纷的发生。

2. 心理支持

患者在身体备受煎熬的同时,心理方面也出现不同程度的障碍,如焦虑、恐惧、不配合等,交织成为一种复杂的情绪反应,进而影响了疾病的治疗和康复,与患者和家属建立良好的沟通和信任关系,提供心理支持和安抚。解答他们可能有的疑问和担忧,并提供必要的情绪支持。

(二)充分准备

1. 人员准备

根据患者病情由1名医生、1名执业护士及1名专职担架工转运护送。

2. 物品准备

氧气装备、急救药物、颈托、小沙袋等,对于颈脊髓损伤患者可佩戴颈托进行转运。

(三)病情评估

1. 生命体征

转运前应详细评估病情,消除安全隐患,观察患者的体温、脉搏、呼吸、血压、血氧饱和度、意识,特别是呼吸有无异常。高位颈髓损伤时,胸壁肌肉瘫痪,易发生呼吸困难甚至呼吸衰竭,应采取必要的干预措施如吸氧,保持呼吸道通畅,痰多时需注意保持口腔内清洁,及时清除呼吸道分泌物,避免窒息,必要时可进行建议气道开放。若生命体征不稳定,病情又需要转运时应按上述要求做好充分准备。改良早期预警评分(modified early warning score,MEWS)通过对心率、收缩压、呼吸、体温、意识5项生理参数进行赋值,每个参数0~3分,总分15分。评分时将患者资料与参数表进行对照,得到单项参数分值,各项参数分值相加即为总分。总分越高,代表病情越重。MEWS评分≤4分,患者转运时较安全。MEWS评分≥5分,患者在转运途中发生病情恶化或死亡的风险明显增高。

2. 伤情评估

转运前首先要对患者的伤情进行评估,测试受累神经支配的区域感觉和运动情况,是否合并其他损伤,如合并四肢骨折可做相应的固定、制动,合并开放性伤口出血时可行简单包扎、止血等。

二、转运中

(一)生命体征观察

严密观察患者体温、脉搏、呼吸频率、血压、意识、血氧饱和度等基本生命体征。应严密观察患者是否有心悸、恶心、头痛加重等症状,尤其是呼吸情况,一旦出现呼吸困难或窒息应立即进行抢救。同时应密切观察患者四肢血液循环及感觉情况。注意观察有无四肢麻木、感觉、运动功能欠佳或障碍等症状发现异常及时进行对症处理。

1. 呼吸

观察患者的呼吸频率、深度和规律。注意是否存在呼吸困难、呼吸急促或不规则的情况。如果患者使用辅助呼吸设备(如呼吸机),确保设备正常运行并监测呼吸参数。

2. 心率和心律

监测患者的心率和心律。注意是否存在心率过快、过慢、不规则或有异常的心律。这些情况可能需要及时采取措施,如心脏按压或使用心脏除颤器。

3. 血压

定期测量患者的血压。注意是否存在血压升高或降低的情况。异常的血压可能需要调整液体输注、使用药物或其他干预措施。

4. 体温

监测患者的体温变化。注意是否存在发热或低体温的情况。异常的体温可能是感染或其他病理情况的指标。

5. 意识状态

观察患者的意识状态和神经功能。注意是否存在意识丧失、痴呆、昏迷、肢体活动受限或其他神经系统异常。这些变化可能需要立即采取措施,以确保患者的安全和健康。

6. 疼痛

询问患者是否有疼痛或不适感,并观察患者的疼痛反应。适当管理疼痛,以提高患者的舒适度和减轻焦虑。

7. 尿液和排便

观察患者的尿液和排便情况。注意是否存在尿失禁、尿频、尿急、尿潴留、便秘或腹泻等问题。这些问题可能需要采取适当的护理措施,以维持患者的泌尿和排便功能。

8. 皮肤状况

观察患者的皮肤状况,特别是压力性损伤、红肿、破溃或感染的迹象。确保患者的皮肤得到充分保护,避免长时间的压力集中在特定部位,尤其长途转运的患者需要定期翻身和保持皮肤清洁和干燥,以预防压力性损伤的发生。

(二)正确搬运

搬运是转运前的必要步骤,也是重要步骤。脊髓损伤患者在搬运时注意保持脊柱的稳定性,特别是颈脊髓损伤患者,应在颈部两侧放置沙包袋制动,搬动时安排专人固定头颈部,避免颈部前屈或扭转,以防继发性损伤。在搬运患者之前,确定是否有适当的辅助设备可用,如护理床、护理椅、滑板或抬床器等。这些设备可以帮助减轻患者的重量和提供额外的稳定支撑。搬运脊髓损伤患者通常需要多人合作进行。确保所有参与搬运的人员之间进行良好的沟通和协调，以避免意外或不必要的移动。在搬运患者时，使用正确的姿势和技巧非常重要。以下是一些指导原则：①背部保持直立，避免扭曲或过度弯曲脊柱。②弯曲膝盖，使重量集中在大腿肌肉上，而不是背部。③使用大肌肉群，利用腿部和臀部的大肌肉群来提供力量和稳定性。④避免突然移动或摇晃患者，以减少对脊髓的冲击。

常用的搬运方法有两种，具体方法是。

1. 三人平托法

方法是：先将患者双下肢伸直并拢，双上肢屈肘放于胸前，一人站于头顶部，双手抓住患者的双肩和双臂，夹起患者头部，让患者头肩颈保持一致，另外2人在患者同侧将患者托起，轻轻放在搬运工具上，整个过程协调统一、轻柔稳妥，保护患者身体平起平放，防止躯干扭转（图3-2-1）。

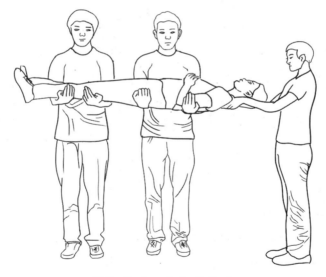

图3-2-1 三人平托法

2. 四人平托法

方法是：先将患者双下肢伸直并拢，双上肢屈肘放于胸前，一人站于头前，双手掌分别置于患者左右肩部并向脊柱靠拢，双上肢屈肘前臂水平托住患者的颈部及枕部，其余3人站于同侧分别托住患者的肩背部、腰臀部和腿部,四人同时抬起(图3-2-2)。需要注意的是,搬运时着力点主要在肩背部、腰臀部,对颈项及枕部仅起承托作用,搬运时还应注意动作轻稳,协调一致,以确保患者安全、舒适。

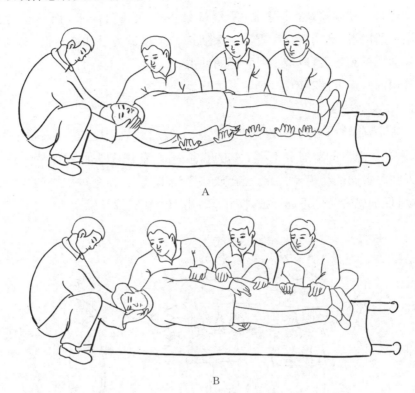

图3-2-2 A.四人平托;B.四人滚动法

(三)避免急刹车

行程中车速适宜,避免颠簸,尽量避免快速启动车辆和紧急刹车,避免因车辆行程快速改变对脊髓造成冲击力脊髓二次损伤。

1. 安全装置

确保患者在交通工具上使用合适的安全座椅或固定装置,以减少意外碰撞或颠簸对脊髓的进一步伤害。根据患者的具体情况,可能需要使用专门设计的脊髓损伤座椅或安全带。

2. 转移技巧

在上下车或转移患者时,使用适当的转移技巧和辅助设备,以确保患者的脊髓得到充分保护。避免扭曲或过度伸展患者的脊柱,以防止进一步的损伤。

3. 稳定支撑

为患者提供足够的支撑和稳定,以减少交通工具行驶中的颠簸和震动对脊髓的冲击。可以使用特制的支撑垫、枕头或腰背支撑装置,根据患者的需要进行调整。

4. 预防压力性损伤

长时间的交通工具行程可能增加患者患压力性损伤的风险。确保患者在座位上保持正确的体位,定期进行体位转换,避免长时间的压力集中在特定部位。使用合适的坐垫和支撑装置,保持皮肤清洁和干燥。

5. 药物管理

如果患者需要在行程中服用药物,确保药物按时给予,并遵循医生的建议和剂量。在行程前,与医生或药剂师咨询,了解药物的储存和使用要求,以确保药物的安全性和有效性。

6. 随身携带必要物品

患者应随身携带必要的医疗文件、药物、急救用品和联系方式,以便在需要时能够及时获取医疗援助或紧急救助。

7. 休息和活动

长时间的交通工具行程可能导致患者长时间处于相对固定的位置,增加血液循环问题和肌肉僵硬的风险。建议患者定期进行休息和活动,如在行程中进行简单的肢体运动、伸展和转动,以促进血液循环和肌肉松弛。

第三节　　转运中常见问题

脊髓损伤是一种严重的神经系统损伤,需要进行转运以便接受进一步的治疗和康复。在脊髓损伤转运过程中,常见的问题包括以下几个方面。

一、窒息

窒息是指由于呼吸道受阻或氧气供应不足而导致呼吸困难或停止的一

种症状。脊髓是身体中负责传递呼吸指令的关键部位。当脊髓在颈椎以下受损时，可能会影响到呼吸中枢的功能，使其无法正常发出呼吸指令。这意味着脑无法向呼吸肌肉发送信号，导致呼吸肌肉无法收缩和扩张，从而导致窒息。另外脊髓损伤还可能导致呼吸肌肉的损伤或瘫痪，包括膈肌和肋间肌等。这些肌肉在正常情况下参与呼吸运动，帮助扩张和收缩肺部，从而实现有效的气体交换。然而，当这些呼吸肌肉受损时，呼吸肌肉的功能受限，无法产生足够的力量来推动空气进入和排出肺部，导致呼吸能力下降，咳嗽、咳痰能力减弱，可能会出现窒息。总之，脊髓损伤患者可能无法控制呼吸运动或无法产生足够的力量来进行呼吸运动，导致呼吸困难甚至窒息。窒息是一种紧急情况，需要立即采取措施来恢复呼吸。首先查看呼吸道是否堵塞，清除呼吸道阻塞物以保持呼吸道通畅。如果窒息者无法自主呼吸，可以进行人工呼吸。如果窒息者没有脉搏或心跳，应立即进行心肺复苏。

针对脊髓损伤患者的窒息风险，及时采取适当的呼吸支持措施非常重要，例如使用呼吸机辅助呼吸、进行人工气道管理等，以确保患者的氧供和二氧化碳排出，维持正常的呼吸功能。

二、血氧饱和度下降

脊髓损伤可能导致呼吸肌肉的受损或瘫痪，进而影响呼吸功能。正常情况下，肺部通过呼吸运动将氧气吸入体内，并将二氧化碳排出体外。但是，脊髓损伤患者的呼吸肌肉受限，无法有效地进行呼吸运动，导致氧气供应不足和二氧化碳排出受阻，血氧饱和度下降。脊髓损伤可能导致交感神经功能紊乱，影响心脏的收缩和血管的收缩。这可能导致心脏泵血功能减弱，血液循环不畅，进而影响氧气的输送和二氧化碳的排出。同时，脊髓损伤还可能引起血压调节异常，如低血压，从而进一步降低组织的氧供。转运过程中，脊髓损伤患者可能需要改变体位，如平卧位、侧卧位等。这些姿势改变可能会对呼吸和循环系统产生影响。例如，平卧位可能增加胸腔内压力，使呼吸困难加剧；侧卧位可能对心脏和血管产生压迫，影响血液循环。这些因素都可能导致血氧饱和度下降。综上所述，脊髓损伤转运过程中血氧饱和度下降的机制主要涉及呼吸功能受限、循环系统受影响和姿势改变等因素。在脊髓损伤患者的转运过程中，需要密切监测血氧饱和度，并采取相应的呼吸支持和循环支持措施，以确保患者的氧供和二氧化碳排出，维持血氧饱和度在正常范围内。高位脊髓损伤患者由于呼吸肌功能受损，会出现血氧饱和度下降，需要严密监测患者血氧饱和度情况，予以连续性氧气支持。

三、心跳呼吸骤停

脊髓损伤导致心跳呼吸骤停的机制可能涉及呼吸控制受损、神经调控受损和循环系统受损等因素。处理心跳呼吸骤停的关键是迅速采取紧急措施，包括进行心肺复苏（cardiopulmonary resuscitation，CPR）和使用自动体外除颤器（automated external defibrillator，AED）。

（一）呼吸控制受损

脊髓损伤可能影响到呼吸中枢的功能，使其无法正常发出呼吸指令。这会导致呼吸肌肉无法收缩和扩张，从而引起呼吸困难甚至呼吸停止。处理方法包括立即进行人工呼吸，如进行心肺复苏，通过给予胸外按压和人工呼吸来维持血液循环和氧气供应。

（二）神经调控受损

脊髓损伤可能干扰自主神经系统的正常功能，包括交感神经和副交感神经的调节。这可能导致心率和血压异常，进而引发心搏骤停。处理方法包括进行心脏按压和电除颤等紧急措施，以恢复心脏的正常节律和功能。

（三）循环系统受损

脊髓损伤可能导致血管舒缩功能受损，血液循环受阻。这可能导致心脏泵血功能减弱，血液供应不足，进而引起心搏骤停。处理方法包括进行心脏按压和电除颤等紧急措施，以恢复血液循环和氧气供应。

综上所述，处理心跳呼吸骤停的关键是立即采取紧急措施，包括进行心肺复苏（CPR）和使用自动体外除颤器（AED）。CPR包括胸外按压和人工呼吸，以维持血液循环和氧气供应。AED可用于检测心律失常并提供电除颤，以恢复正常的心脏节律。在脊髓损伤患者中进行心肺复苏时，应注意保护颈椎，避免进一步损伤。

四、跌落

脊髓损伤转运途中跌落的原因可能包括以下几个方面。

（1）不稳定的转运设备：转运脊髓损伤患者通常需要使用特殊的转运设备，如担架、轮椅或抬床等。如果这些设备不稳定或使用不当，可能会导致患者在转运途中跌落。

（2）不正确的移动或搬运：转运脊髓损伤患者需要进行移动或搬运，例如从床上转移到担架或轮椅上。如果操作不当或缺乏适当的技巧和培训，可能会导致患者在移动过程中摔倒或跌落。

（3）不平稳的地面或环境：转运途中的地面或环境可能不平稳，如楼梯、斜坡、狭窄的通道或不平整的地面等。这些因素增加了患者跌倒或跌落的风险。

为减少脊髓损伤患者转运途中跌落的风险，可以采取以下处理方法。

（1）使用稳定的转运设备：确保使用稳定、可靠的转运设备，如专业的担架、轮椅或抬床。这些设备应经过检查和维护，确保其结构牢固、功能正常。

（2）专业培训和技巧：转运人员应接受专业的培训，掌握正确的移动和搬运技巧。他们应了解脊髓损伤患者的特殊需求，并使用适当的技术和姿势进行转移。

（3）环境评估和准备：在进行转运之前，评估转运途中的环境，确保地面平稳、通道宽敞，并清除任何障碍物。必要时使用辅助设备，如扶手、坡道或护栏，以提供额外的支持和稳定性。

（4）人员协作：在转运过程中，确保有足够的人员参与，以提供支持和监督。协调好团队合作，确保每个人都清楚自己的角色和任务。

（5）注意安全措施：为防止跌落，患者应被固定在转运设备上，如使用安全带或固定装置。确保设备的扶手、护栏和支撑装置等都牢固可靠。

总之，在转运脊髓损伤患者时，确保使用稳定的转运设备，进行适当的培训和技巧，评估和准备转运环境，协作团队合作，并采取适当的安全措施，可以最大限度地减少跌落的风险。此外，转运过程中应始终保持警惕，密切关注患者的安全和舒适度。

五、伤口局部活动性出血

脊髓损伤后局部伤口活动性出血的机制可能涉及以下几个方面：

（1）血管损伤：脊髓损伤可能导致脊髓周围的血管受到破坏或损伤，包括脊髓供血的动脉和脊髓周围的静脉损伤。这种损伤可能导致血管破裂或出血，进而引起活动性出血。

（2）凝血功能障碍：脊髓损伤可能干扰血液凝固功能，例如导致凝血因子的异常或血小板功能障碍。这可能导致血液凝固能力下降，使脊髓损伤部位的血管更容易出血。

处理脊髓损伤活动性出血的方法如下。

（1）紧急止血措施：如果发现脊髓损伤引起的活动性出血，应立即采取止血措施。这包括用干净的纱布或绷带直接压迫出血点，以尽量减少出血量。避免使用力度过大的压迫，以免进一步损伤脊髓。

（2）保持患者平卧：将患者保持平卧位，并尽量避免移动患者，以减少活动性出血的风险。平卧位有助于减轻血管压力，减少出血。

在面对脊髓损伤活动性出血时，尽快将患者送往医院进行进一步的治疗是至关重要的。同时，避免患者过度移动或施加过大的压力，以减少进一步的损伤和出血。

参考文献

［1］王冬梅.急诊成年患者院内安全转运的危险因素筛选与MEWS的应用研究［D］.天津：天津医科大学，2016.

［2］韦璐彬.急性脑血管意外患者院外转运的安全管理［J］.转化医学电子杂志，2015，2(5)：167－168.

［3］吴秋霞，邱红军，侯亚红.急危重症患者院内转运意外事件发生危险因素的系统评价［J］.天津护理，2022，6(30)：315－319.

［4］急诊危重症患者院内转运共识专家组.急诊危重症患者院内转运共识-标准化分级转运方案［J］.中华急诊医学杂志，2017，26(5)：512－516.

［5］王斌，刘婷.急诊重度颅脑损伤患者院内转运中的无缝隙交接［J］.中华护理杂志，2015，50(2)：246－247.

［6］Blakeman TC, Branson RD. Inter and intra-hospital transport of the critically ill［J］. Respir Care, 2013,58(6):1008－1023.

［7］Venkategowda PM, Rao SM, Mutkule DP, et al. Unexpected events occurring during the intra-hospital transport of critically ill ICU patients［J］. Indian J Crit Care Med, 2014,18(6):354－357.

［8］航空医学救援医疗装备专家共识组.航空医学救援医疗装备专家共识［J］.中华急诊医学杂志，2018，27(2)：141－144.

［9］中国医师协会创伤外科分会，国家创伤医学中心，北京医师协会院前急救分会.冬季运动严重创伤航空医学救援与转运专家共识［J］.中国急救复苏与灾害医学杂志，

2021,12(16):1333-1337.

[10] Parveez MQ, Yaddanapudi LN, Saini V, et al. Critical events during intra-hospital transport of critically ill patients to and from intensive care unit [J]. Turk J Emerg Med, 2020,20(3):135-141.

[11] Bender M, Stein M, Kim SW, et al. Serum biomarkers for risk assessment of intrahospital transports in mechanically ventilated neurosurgical intensive care unit patients [J]. J Intensive Care Med, 2021,36(4):419-427.

[12] Mohd Ismail MR, Baharuddin KA, Zainal Abidin ZE, et al. Study on the incidence ot adverse events during intra-hospital transfer of critical care patients from emergency department [J]. Med J Malaysia, 2020,75(4):325-330.

第四章
脊髓损伤的临床治疗

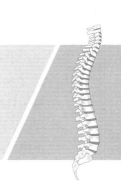

第一节　急诊救治

一、ICU救治流程

(一) ICU收治

1. 急诊检查

抢救现场进行的初步检查,不能充分判定脊髓损伤(SCI)的级别和严重程度。所以当患者到达医疗机构后,对已知或可疑的SCI患者应当立即进行影像学检查,放射检查对SCI的评估和诊断非常重要,应包括颈椎系列平片,如侧位、前后位以及张口位。X线检查可判断是否存在椎骨前软组织水肿,椎体前、后面是否成一直线,骨性椎管是否成角以及是否存在骨折。张口位平片可诊断枢椎(C2)骨折、寰椎骨折(C1外侧突移位)。若患者有极轻度的不全脱位或出现持续性颈痛但未发现骨折,应怀疑韧带损伤。动态屈伸活动的放射线检查,有利于发现继发于韧带损伤后的颈椎不稳定,但此项检查仅限于清醒合作的患者。由于肌肉痉挛将限制不全脱位而掩盖颈椎不稳定,因此X线检查应该在损伤数天肌肉痉挛缓解后进行。CT检查对于显示椎管骨性结构有较好的作用,可用于进一步评估骨折或不全脱位。若患者具有神经系统症状或体征,但放射线没有显示骨性异常,应做MRI检查。MRI可以极清晰地显示脊髓和软组织结构,对于鉴别髓内挫伤和椎间盘突出或血肿导致的脊髓压迫很有价值,但不能清晰地显示骨性结构。脊髓造影在SCI中的作用尚有争议。若患者有明显的不完全神经功能障碍,却没有相应的骨质异常,又无条件进行 MRI 检查,可考虑行脊髓造影。其他检查为确诊或排除完全性 SCI,可应用体感诱发电位,然而有意识障碍的患者极少应用。

2. 二次评估

二次评估对 SCI 的伤情和预后判断至关重要。目前美国脊柱损伤协会(American Spinal Injury Association,ASIA)评分系统是已证实有效并且应用最广泛的急性 SCI 神经学评估工具(评估方法见相关章节),能够快速看到神经功能级别和损伤的严重性。

3. 收治管理

(1) 经过相关检查再次评估,被认定为严重损伤、病情不稳定、SCI 合并多器官损伤、需要生命支持等非急需即刻手术的患者。

(2) 根据 SCI 的机制,大多数 SCI 发生在颈椎活动区,颈髓内含有下运动神经元和传导运动与感觉功能的长纤维束,一旦损伤,可发生不同程度的神经系统功能障碍。此外,颈髓还具有极重要的呼吸功能和交感神经功能,一旦发生创伤,可并发致命的呼吸和循环衰竭。低血压、缺氧等继发性变化和脊髓再损伤能造成神经系统功能障碍进一步加重。鉴于以上特点,所有颈椎损伤的患者均应由具有经验丰富的 ICU 医生来协助专科医生治疗。有学者研究结果表明,受伤 12 h 内进入 ICU,67% 的患者得到改善;受伤后 12~48 h 入 ICU,59% 患者得到改善;受伤 48 h 后入 ICU,50% 患者得到改善。

(二) ICU 治疗

SCI 的最佳救治必须从事故现场开始。脊髓原发性损伤后,很容易受到二次打击,所以救治的最重要目标之一就是预防继发性损伤,包括立即以沙袋或颈托行脊椎制动,迅速纠正低氧、低血压、休克或低体温。由于常伴发弛缓性膀胱和胃肠道失弛缓症,应该早期放置鼻胃管和导尿管。神经退行性病变患者,应进行持续神经功能检测,以便得到及时治疗。将患者生理功能维持在最佳状态,使神经功能得以最大恢复。

1. 呼吸管理

SCI 的患者在 ICU 留住期间,常发生呼吸功能障碍,这可能是由于膈肌疲劳或水肿与缺血所致的上行神经传导功能损伤导致,需给予适当的呼吸支持。不稳定 SCI 的患者在行气管内插管时,应使用纤维支气管镜引导下经鼻气管插管。早期高位SCI的患者,肺通气不足比较常见,尤其在夜间,可能是由于CO_2刺激呼吸的功能受损或膈肌疲劳导致,需要辅助通气。在ICU治疗的早期,通气不足和气道分泌物清除障碍是SCI常见的并发症,它们会导致呼衰,这是SCI急性和慢性阶段的主要死亡原因。研究表明,给予SCI患者有效的机械通气可以将其存活率从33%提高到84%。SCI后,瘫痪的腹部肌肉使患者不能有效咳嗽,从而导致气道分泌物清除障碍。目前有两种手动辅助咳嗽的技术,一种是标准的抽吸气,其只能清除右侧主支气管内分泌物;另一种是依据患者的最大通气量和机械通气,通过腹带压紧腹部从而有效清除气道分泌物,该方法更为安全、有效。因为左肺有保留分泌物的倾向,导致从左肺清除分泌物的难度增加,使得SCI患者经常在左下肺发生肺不张或肺炎。恢复呼吸功能的方法有增强呼吸、咳嗽反射和呼气反射。但机体频繁变化的呼吸频率及呼吸肌运动增加了呼吸功能恢复的难度。气管插管、造口术、膈神经电刺激呼吸等有创方法可以提高患者的呼吸能力。研究显示,对四肢瘫痪的患者采用膈肌运动调控的方法可以减少气道正压的依赖性,有助于保留嗅觉和味觉,减少膈肌萎缩,更好地保护膈神经通路。气管造口术对于需要长时间机械通气的患者有很大好处,但长时间气道损伤会导致气管狭窄和其他并发症。早期气管造口术(插管1～7 d)可以缩短机械通气时间和留住ICU时间,减少气管肉芽肿、同心性气管狭窄等气管插管所致的严重并发症。

2. 循环管理

SCI患者(脊柱损伤在T_6或更高位置)会使交感神经系统的控制能力下降,导致低血压(仰卧位和直立位),自主反射性心律失常(包括持久心动过缓)和神经源性休克。另外患者通带不会主诉疼痛,需要防止漏诊如肝撕裂伤或骨盆骨折等内出血情况。低血压和休克对SCI患者的危害最大,其可导致脊髓缺血及不可逆的继发性损伤。避免低血压的方法有:①在转运过程中捆绑患者腹部,压缩下肢及口服米多君等保证足够的脊髓灌注;②在SCI急性期监测心脏和血流动力学参数;③在SCI急性阶段(脊髓损伤1周后)维持MAP>85 mmHg;④治疗神经性休克和心律失常;⑤治疗急性自主神经反射异常。升高血压能否对脊髓损伤有效仍存在争议。研究表明,全脊柱损伤患者使用血管加压药比部分脊柱损伤患者效果更好。SCI常并发心动过缓,此

时在应用选择性 α 受体激动剂（如去氧肾上腺素）前加用血管活性药物（多巴胺和去甲肾上腺素）会更有效。多巴胺对内脏有氧活动有毒害作用。最近的一项报道指出，升压会引起其他的并发症，如增加脑血流量，使颅内压升高，进而出现脑水肿。对于并发脑损伤的患者，升压会导致脑血流自主调节功能紊乱。SCI 后如不解决低血压问题会出现危险，而进行升压治疗又会增加发生颅内压升高和脑水肿的风险，因此美国神经外科医生协会、神经外科医生联合会和周围神经协会建议，只将升压治疗作为治疗 SCI 患者的一种选择。在脊髓休克恢复期，反射性高血压、出汗、竖毛反应或罕见的心动过缓、心搏骤停（自主神经反射异常）都有可能发生。这些反应常在插尿管、吸痰或进行结直肠操作等疼痛刺激下突然发生。高血压危象可危及生命，治疗时应去除突发刺激，并给予起效快的静脉抗高血压药物。为防止严重的持续性高血压发作，可预防性给予酚苄明。

（三）入住后常见并发症的预防处理

SCI 患者的共同特征是病情危重、复杂、变化快、各种侵入性操作多。常见 SCI 患者的并发症多为气道/气管导管堵塞、肺部感染/呼吸肌相关肺炎（VAP）、静脉血栓栓塞症（VTE）、自主反射亢进等。

1. 气道/气管导管堵塞

主要原因是 SCI 后呼吸肌麻痹，主要表现为排痰不畅、痰痂形成，甚至气道内出血。堵塞部位不同症状也会不同，轻者影响氧合或出现肺不张，重者可发生窒息，解决的办法是加强护理，及时翻身拍背、吸痰，加强气道湿化，对于痰痂位置较深无法自行排出或吸出的可经纤维支气管镜介入治疗，必要时用呼吸机支持来改善通气。

2. 肺部感染/VAP

呼吸道感染是 SCI 患者更严重的并发症，肺炎是 SCI 患者死亡的主要原因，在完全 SCI 中发生率达 60%～70%，在非完全 SCI 中发生率为 20%～30%。插管时间每增加 1 d，肺炎发生率将增加 1%～3%。

VAP 是患者接受机械通气 48 h 后并发的肺实质感染。约 30% 的 VAP 发生在机械通气后 5 天以内。死亡率高达 33%～50%（为未发生 VAP 患者死亡率的 5～7 倍）。引起 VAP 因素较多，包括患者自身年龄、基础疾病严重程度及患者的免疫状态；医源性的主要是患者口咽、上呼吸道、上消化道及气囊上方黏液的细菌定植，然后通过人工气道误吸进入肺内。预防 VAP 方法主要包括：①床头抬高 30°～40°；②及时吸出气管导管套囊上的分泌物，阻止"黏液糊"的产生，减少误吸；③呼吸机管路 7 d 更换 1 次；④有效吸痰；⑤尽早停用应激性溃疡预防药物；⑥口腔用复方氯己定含漱液冲洗每 2～6 h 一次；⑦深静脉血栓预防等。总之，VAP 主要预防措施是最大限度控制和减少呼吸机的使用，合理应用抗生素，预防条件致病菌在鼻咽部、口腔的定植。增加机体免疫力，严格洗手和无菌操作，降低感染环节，增加宿主的廓清机制，切断外源性传播途径，限制应激性溃疡防控等综合性措施，可有效降低 VAP 的发生。

3. 防治深静脉血栓形成和肺栓塞

静脉血栓形成是 SCI 患者发病和死亡的主要原因。危险因素主要是肌肉麻痹和活动受限导致的血流淤滞、瞬时凝血因子和血小板聚集异常导致的高凝状态及内皮损伤。SCI 深静脉血栓的发生取决于患者的预防措施。有预防措施的静脉血栓发生率为 6%～14%，无预防措施的发生率为 50%～100%。肺栓塞的总体发生率为 8%～14%。损伤后 2 周内发生率最高，早在损伤后 72 小时就可观察到相关症状。深静脉血栓可导致肺栓塞和死亡，因此预防措施至关重要。预防方案包括使用间歇性加压装置、弹力袜、华法林、肝素或低分子量肝素。在某些情况下，可能需要使用下腔静脉滤器。如果无明显出血倾向，可立即进行抗凝治疗。除非有低分子肝素的明确禁忌证，如活动性出血、血小板减少症，肝素可作为预防深静脉血栓形成的预防用药。

4. 防治自主反射亢进

SCI 患者有时会表现有自主神经反射异常，主要症状为 SCI 平面以上部位的皮肤潮红、出汗，鼻黏膜充血阻塞，剧烈的头痛、寒战、发冷、焦虑不安、恶心、想小便等症状，也有短暂的视物模糊，口腔金属味、头晕、头昏等症状。原因是迷走神经的兴奋导致心动过缓，而损伤水平以下的外周血管的收缩产生高血压和立毛现象。阵发性的高血压，可以高达 250/200 mmHg。高血压发作时可以引起呼吸短促、胸痛和心功能的衰竭。如果出现自主神经反射异常，应迅速让患者坐起，松解衣物，还需要给患者插入并留置导尿管，检查导尿管是否通畅。如果血压仍然偏高，应考虑直肠问题，必要时应使用甘油灌肠;检查并排除上述所有可能的诱发因素。给患者服用硝苯地平等降压药，起效比较快，可避免脑血管出现意外等更严重的后果。

二、注意事项

SCI 早期诊断的关键在于高度警惕隐匿的骨折或韧带损伤。对于意识状态有变化的患者，最好应预先假设存在不稳定颈椎损伤，然后依靠放射影像学加以排除。

SCI 的许多并发症均需立即治疗，因此及时诊断非常重要。脊髓（$C_3 \sim C_5$）节段发出膈神经受损，所引起的肺通气不足或呼吸功能受累通常较易诊断，并需即刻行辅助通气。虽然呼吸功能障碍在高位 SCI 后初期并不明显，但在进入 ICU 后的前几天内呼吸状况会逐渐恶化，原因可能是继发于原发性呼吸肌疲劳或上行性脊髓束水肿或缺血。SCI 后还可能出现神经源性休克，这是由于累及下行投射至 $T_1 \sim L_2$ 的交感神经纤维，引起低血压、心动过缓以及低体温。男性还可能由于副交感神经冲动不受控制，而出现阴茎持续异常勃起。尽管神经源性休克低血压可被快速静脉内输注胶体与晶体液纠正，不会出现血容量不足（如皮温较高和脉搏缓慢），但仍建议使用血管活性药物如多巴胺或多巴酚丁胺维持血压和灌注，此外还需要进行中心静脉压、心脏功能以及体温监测。初步复苏以后，应进行系统的神经系统检查，以明确 SCI 的节段和严重程度。检查内容包括肌张力检查、感觉功能检查、反射检查（包括腹壁反射、提睾反射、球海绵体反射），以及直肠与直肠周围检诊、全脊柱触诊（检查时应小心地轴位翻身，以保持脊柱成直线）。

完全性 SCI 的定义为损伤平面以下运动与感觉功能完全丧失。医生不要被脊髓总体反射（spinal mass reflex）所迷惑，肢体对疼痛的反射性收缩并不代表真正的运动功能，却会误导损伤分类，将其错判为不完全性损伤。

虽然既往主张在 SCI 后立刻静脉给予甲泼尼龙，然而现在仅仅是选择之一，而非推荐。过去几年对原始数据的严格分析以及临床试验并未显示该药有明显的疗效。一些临床医生希望使用皮质类固醇药物来加速局部神经根的恢复，但应当权衡可能出现的并发症后再做决定。

在神经修复与再生科学发展之前，SCI 仍是难以解决的问题，被视为一种慢性疾病。但是，近年来在 SCI 的急性阶段、治疗阶段，各种紧急措施得到了高度重视。SCI患者脊柱固定、呼吸道和心血管的管理是首要考虑的因素,但神经的二次损伤和系统性并发症也很重要,通过在ICU的密切监护可以防止这些问题的发生。尽管人们对SCI的认识不断深入,但要想真正有效地治疗SCI,还需要经过漫长的探索和研究过程。

第二节　手术治疗

SCI后常伴随着骨折块或椎间盘组织对脊髓的压迫,引发一系列继发性变化,如局部出血、水肿、循环障碍和神经传导紊乱。为了减轻压迫、降低缺血风险并恢复脊柱稳定性,专家普遍认同早期手术治疗的重要性。早期手术除了解除压迫外,还有助于启动康复训练、减少并发症、缩短住院时间和降低医疗费用。

SCI的治疗手术主要包括以下三个方面:①神经减压。SCI患者通常伴有脊柱骨折或脱位。手术时,医生会清除或复位突出的椎管骨块,创造有利于神经恢复的环境。这一步骤旨在最大限度地减轻脊髓受压,为神经细胞再生提供良好条件。②脊柱序列恢复或重建。手术后的目标之一是为神经提供更宽敞的康复空间。医生会对骨折和脱位的脊髓进行复位,创造更舒适的恢复环境。这有助于避免进一步的神经损伤,并为神经细胞再生提供适当支持。③内固定加强。通过内固定方法,可以有效减轻神经压迫,帮助恢复脊柱序列。内固定不仅有助于维持骨折的稳定性,还便于患者尽早参与功能性康复训练。这一步骤有助于提升患者的生活质量和康复进程。

一、手术目的

(一) 缓解神经压迫

SCI患者可能出现椎间盘突出、脊柱骨折等情况,这些情况可能导致对脊髓的神经压迫,进而影响神经传导功能。手术的核心目标之一是通过移除或减轻压迫源,从而降低脊髓受损的风险,有助于改善神经功能。

(二) 稳定脊柱

SCI患者脊椎骨折或断裂可能导致脊柱不稳定,增加脊髓再次受损的可能性。手术可以通过植入支撑或融合装置来稳定脊柱,减少进一步的损伤风险,从而为康复创造更有利的环境。

(三) 修复或重建受损部位

在特定情况下,手术可以尝试修复或重建脊髓受损的部位。这可能涉及神经吻合、干细胞移植等高级技术,以促进受损神经组织的再生,有望恢复一定程度的神经功能。

(四) 改善症状和功能

尽管手术未必能够完全治愈 SCI,但它可以显著改善患者的症状和功能。通过减轻神经压迫和稳定脊柱,手术可以帮助患者减轻疼痛、恢复部分运动能力和感觉,提升生活质量。

(五) 预防并发症

SCI 患者可能面临多种并发症风险,如神经源性肺炎、深静脉血栓形成等。手术干预可以降低这些并发症的风险,从而减少患者术后面临的健康风险。

二、手术时机

过去,人们通常将脊髓神经损伤视为由即时的初发暴力所致,一旦受损即难以修复。然而,大量实际案例表明手术治疗能够有效改善神经损伤的结果,甚至在损伤发生数年后仍能取得一定疗效。因此,从最大程度改善神经功能的角度出发,应该考虑进行早期手术治疗,并且越早越有益。

目前的研究显示,在 24～72 h 内对 SCI 患者进行手术治疗有助于康复,尤其是在最初的 24 h 内进行手术的效果更佳。有学者提出在 12 h 内甚至更早进行手术治疗,更有利于神经功能的恢复。然而,每位患者的情况并不相同,手术决策应考虑多种因素,包括损伤的类型、严重程度以及患者整体的健康状况。

虽然早期手术治疗可能会带来更好的神经恢复效果,但医生需要在治疗的利与弊之间做出权衡,并与患者及其家属进行充分沟通,以做出最合适的决定。尽管早期手术治疗可能存在一些风险,但专业医生应根据最新的研究成果和临床经验,决定最佳的治疗时机。

总体而言,手术治疗在 SCI 的康复中扮演着关键的角色,早期手术治疗可能有助于提高神经功能的恢复概率。然而,每个案例都需要进行个性化的评估,医生应综合考虑多种因素来确定最佳的治疗时机。

三、手术适应证

关于SCI的手术治疗适应证,大多数学者认为应该综合考虑伤后患者的全身情况、神经功能状态、脊髓受压程度、脊柱稳定性以及是否伴有其他部位损伤等多重因素。一般来说,手术治疗的决策需要根据以下几个方面进行综合评估。对于绝对指征来说,需要立即选择手术治疗的情况包括伴随进行性神经功能恶化,同时出现明确的脊髓受压、脊柱不稳定或骨折脱位伴有不完全性SCI的患者。这些患者可能需要在24h内,甚至更早进行手术治疗,以减轻压迫并稳定脊柱,从而最大限度地保护脊髓。相对指征方面,手术治疗的考虑因素包括骨折脱位可能压迫脊髓但神经功能正常或出现完全性SCI的情况,以及神经功能逐渐好转或脊柱严重不稳定的患者。这些患者可以在伤后72h内考虑手术治疗,以稳定脊柱并促进康复。对于部分伤势较重、不适合进行早期手术治疗的患者,可以适度推迟手术,但这种延迟通常应限制在1周之内,过长的推迟可能导致复位困难。然而,如果患者伤后出现进行性神经功能恶化,但没有明确的脊髓受压或脊柱不稳定迹象,此时手术治疗可能并不适用,因为手术可能无法提供明显的益处。

总体而言,SCI的手术治疗适应证应当基于患者的病情,根据伤情、神经功能、脊柱稳定性等多方面因素进行综合判断。临床医生应该根据最新的临床指南和研究成果,以及个体患者的特点,来决定最适合的手术治疗时机。

四、手术方法

SCI是一种严重的神经系统疾病,往往会导致患者的运动、感觉和自主神经功能受损,甚至完全丧失。过去,SCI被认为是无法逆转的,然而,随着医学技术的进步和对神经再生的研究不断深入,手术治疗在SCI的康复中扮演着愈发重要的角色,手术治疗方法涵盖了从减轻压迫、脊柱稳定到脊髓修复的多个方面。

(一) 颈髓损伤手术方法

手术入路主要有前路、后路及前后联合入路三种。

1. 前路手术

颈椎前路减压内固定手术是一种在局限性颈髓腹侧压迫病例中常用的治疗方法,如单、双节段颈椎间盘突出症以及孤立性后纵韧带骨化等情况。这种手术入路在神经外科领域具有显著的优势,借助高倍显微镜的运用以及神经外科医师的精细操作,带来多项优点:①手术能够明确地辨认受压部位硬脊膜的膨出情况,实时检验减压效果,确保手术的准确性和疗效。②利用高倍显微镜,手术术野清晰,止血更为彻底,术中损伤较小,出血量减少,从而有效降低了术中和术后并发症的风险,确保了手术的安全性和可靠性。③能够更好地改善、恢复和维持颈椎的生理曲度,通过矫正颈椎前柱的连续性和稳定性,为颈髓功能的恢复提供了良好的条件。

然而,对于多节段(3个以上)的减压手术,选择颈椎前路入路应更加谨慎。这是因为在这种情况下,手术视野的显露难度增加,颈部的牵拉力增强,手术时间相应延长,同时也可能引发硬脊膜和邻近神经的损伤等并发症。同时,多节段的固定手术也可能加速邻近椎间隙的脊柱退变以及增加植骨融合失败的风险。因此,在进行颈椎前路减压内固定手术之前,应该进行仔细的评估,并明确需要减压的节段。术前应结合 MRI 图像显示的颈髓损伤节段以及患者的神经损伤情况来决定是否需要手术切除突出的椎间盘。手术应该针对性地解除压迫颈髓的部位,避免不必要的手术范围扩大,以减少并发症的风险。

总之,颈椎前路减压内固定手术是一种有效的治疗方法,能够在局限性颈髓腹侧压迫的病例中改善神经功能。然而,在手术选择和术前评估时,医生需要综合考虑患者的具体情况,做出谨慎的决策,以确保手术的成功和安全。不同的减压和融合方式可以根据不同的病例选择,例如颈前路椎间盘切除+椎间融合钢板内固定术(图 4-2-1)或颈前路椎体部分切除+钛笼植入钢板内固定术(图 4-2-2),每种方法都有其适应证,以便提供更加个性化的治疗方案。

2. 后路手术

对于存在多节段颈髓背侧压迫的病例,颈后路减压手术是更为适用的治

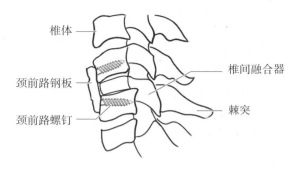

图 4-2-1 颈前路椎间盘切除＋椎间融合钢板内固定术

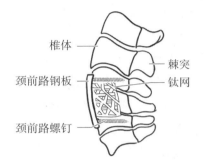

图 4-2-2 颈前路椎体部分切除＋钛笼植入钢板内固定术

疗方法(图4-2-3)。这种手术方法能提供较好的神经组织显露,有利于有效减压脊髓内压力,并能够同时针对多个节段进行减压,因此在临床实践中得到广泛应用。

颈后路减压术的核心技术手段包括椎管扩大成形和椎板切除术。在执行椎板切除术时,需要特别注意保持关节囊的完整性,避免剥离C_2和T_1棘突上的附着肌肉,以维护术后颈椎的稳定性。手术中的切除

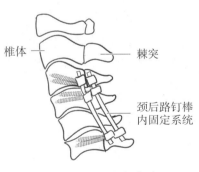

图 4-2-3 颈后路手术

范围应以受损的节段为中心,避免过度损失结构,导致颈椎不稳定和畸形的产生。主要适应证包括椎板骨折、黄韧带肥厚等导致脊髓背侧压迫,以及多个节段颈髓前侧压迫、长段后纵韧带钙化等情况。

除了进行颈髓骨性减压,还需要关注脊髓内的减压。在某些情况下,可

能需要实施脊髓内减压手术,例如存在完全四肢瘫痪或进行性不完全四肢瘫、MRI 显示脊髓内出血信号、MR 纤维束示踪表现出白质纤维束中断等情况。在执行脊髓切开手术时,应当在脊髓损伤早期肿胀时实施,然而要注意损伤区域与正常脊髓的分界可能不太清晰,因此减压需谨慎进行,以达到减压的目的。手术后,应使用适当尺寸的生物膜对硬脊膜进行减张性缝合。

另一种可选的手术方法是颈后路椎管扩大成形术,其中单开门式椎管扩大成形术在临床上应用较为广泛。该手术方法的基本原理是,在不破坏颈椎后方结构的前提下,通过扩大椎管来减轻脊髓背侧的压迫,并利用"弓弦"原理使脊髓向后移动,从而避开前方的压迫,以达到间接减压的效果。这种手术方法要求患者颈椎保持一定的生理曲度,无反弓现象,且当症状主要表现在一侧肢体时效果更佳。然而,该手术对外科医生的技术要求较高,不当操作可能导致术后的再关门现象、门轴断裂等,进而增加脊柱不稳定或加重现有的不稳定性,并增加植骨不融合等并发症的风险。

综上所述,对于存在多节段颈髓背侧压迫的患者,选择适当的手术方法至关重要。颈后路减压手术能够为患者提供有效的减压效果,但手术技术和术后并发症的风险也需引起足够重视。在术前,应根据患者的具体情况,确保手术的安全性和成功性。

3. 前后联合入路

在多节段颈髓压迫合并颈椎不稳定性损伤的情况下,除了颈椎管狭窄因素外,部分患者还可能存在前方单节段或双节段、相邻节段或跳跃性节段的前纵韧带损伤、节段性不稳定等问题。在这种复杂情况下,应该考虑采用前后联合入路减压手术,即在前路和后路同时进行手术(如图 4-2-4 所示)。这种方法能够确保脊髓得到充分的减压,同时保持脊柱的稳定性。

前后联合入路减压手术属于复杂的手术方式,其手术创伤较大,对患者的耐受性提出较高要求。因此,在选择手术适应证时必须十分谨慎。这种手术适用于那些通过单一的前

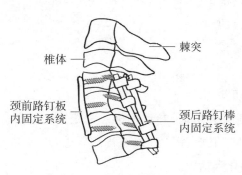

图 4-2-4 颈椎前后联合入路

路或后路手术难以实现完全减压,或者减压后无法维持脊柱稳定性的患者。同时,手术医生需要综合考虑患者的整体情况,包括患者的年龄、健康状况、颈椎损伤的严重程度等因素,以决定是否采用前后联合入路减压手术。

考虑到前后联合入路减压手术的复杂性,术前必须进行详尽的评估和规划。手术过程中,应充分考虑脊髓减压和脊柱稳定性的要求,以确保手术的安全性和有效性。术后的康复也需要特别重视,患者可能需要较长时间的康复期,以确保手术效果能够持续稳定。

总体而言,前后联合入路减压手术在特定情况下是一种非常有效的治疗方法,适用于多节段颈髓压迫合并颈椎不稳定性损伤的复杂病例。然而,由于手术的复杂性和高风险性,医生在临床实践中必须充分评估和选择患者,以确保手术的安全和成功。同时,术后的康复和随访同样至关重要,以确保患者能够获得最佳的治疗效果和生活质量。

(二)胸、腰椎 SCI 手术方法

手术入路主要包括前路、后路,以及在极少数情况下采用的前后联合入路。这些手术的主要目的都是为了彻底减压、恢复椎体高度和牢固固定以利于修复受损伤的脊髓。前路和后路各有其优点和适应证。前路手术注重椎管减压、神经压迫的解除,具有生物固定稳定性和良好的长期疗效。然而,该手术对医疗设施和医护人员的要求较高,不易在基层医院推广。后路手术创伤较小,操作相对简单,术后并发症较少,但可能伴随椎体高度丧失的隐患。

1. 后路手术

后路椎弓根螺钉内固定术目前是治疗胸腰椎脊髓损伤最常见的方法(图4-2-5)。后路手术的适应证包括:后部韧带复合体受损椎体骨折,伴随椎板骨折,导致硬膜囊撕裂和压迫马尾神经腰椎骨折脱位,同时涉及关节突关节绞锁压缩性骨折,其中伤椎前缘的压缩程度小于50%爆裂性骨折,其中椎管被占据的程度小于50%。

(1)椎管减压:在治疗胸腰椎骨折的后路手术中,椎管的减压方法分为直接

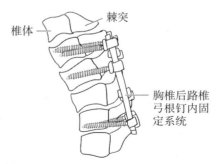

图4-2-5 胸椎后路椎弓根螺钉内固定术

减压和间接减压。直接减压方法包括开窗减压、半椎板减压和全椎板减压，具体选择哪种方法取决于椎管的占位情况。另一方面，间接减压方法通过内部固定和后部韧带复位来间接增加椎管的容积。不论是采用直接减压还是间接减压，都对治疗胸腰椎 SCI 产生积极的疗效。然而，值得注意的是，间接减压的效果受到骨折碎片的宽度和高度的限制。研究表明，当椎管内的骨折碎片宽度大于椎管横径的 75%，且高度占伤椎后壁高度的 47% 以上时，间接减压无法使骨折碎片复位。

近年来，微创技术的发展拓宽了椎管减压的方式。例如，通过经椎弓根下方入路减压联合椎体钛网重建技术，能够针对胸腰椎不完全爆裂性骨折取得确切有效的治疗效果。该方法既可以直接切除椎管内骨块减压，又能重建受损的椎体，尤其对于伴有神经损伤的胸腰椎爆裂性骨折，还可以采用微创辅助通道下减压技术。在处理椎管占位情况时，如果椎管被占据的程度小于 50%，通常采用单侧开窗减压和后部韧带复位的方法。但如果椎管占位程度超过 50%，则一般选择双侧开窗减压和植骨手术。此外，还可以结合经皮螺钉内固定，这种综合方法不仅有效减压椎管，还可以保持椎体的高度和位置对齐，减少脊柱后凸畸形的风险。

（2）内固定节段选择：短节段固定是治疗胸腰椎骨折的主要方法之一。通过只固定少数几个椎体，可以在短期内取得令人满意的临床效果，并减少功能性脊柱单位的受损。然而，需要注意的是，由于椎体的数量有限，长期内可能会出现固定的失效情况，而且骨密度可能会逐渐下降。相比之下，长节段固定不仅可以还原脊柱的解剖结构，减少椎体高度的损失，还能通过减轻骨折椎体的应力来预防局部后凸畸形的发生。然而，长节段固定的缺点在于可能限制了腰椎的活动度。为避免这一问题，有研究者提出在伤椎处插入椎弓根螺钉，通过支撑前柱并减少每个椎弓根螺钉的应力，从而提高生物力学的稳定性。同时，一些研究也探讨了植入自体骨以及异体骨、骨水泥等来强化骨折椎体，从而减轻椎体高度的丧失。

（3）植骨融合：后路手术中常用的方法包括后柱横突间融合、上下关节突间融合、椎板间融合以及椎间融合。在治疗中，通常会采用后路经椎间孔椎间融合术或 360° 融合术。脊柱融合的目的是维持脊柱的生物稳定性，防止内固定器失效。在各种融合方式中，椎间融合是一种较优的方法，因为它符合人体生物力学特点。另外,新兴的方法如全内镜下经椎间孔椎间融合术在治疗单节段腰椎退行性疾病方面表现出微创、精准、成本低等优点。

2. 前路手术

相对于后路手术而言,胸腰椎骨折的前路手术复位和固定较为复杂,手术创伤也相对较大。然而,随着 MRI 和 CT 检查的普及,一些情况下尽管 X 线片显示骨折复位良好,但通过进一步的影像学检查,如 MRI 和 CT,可以发现在椎管前方可能仍存在小的骨块或椎间盘组织突出,继续压迫脊髓,导致神经功能恢复不佳。研究也表明,在一些接受后路手术治疗的患者中,尽管术后 X 线片显示骨折复位效果良好,但通过 CT 观察,发现椎管内的骨块并未完全复位,脊髓仍受到压迫。

因此,对于脊柱骨折并合并脊髓损伤的治疗,必须综合考虑多个因素。前路手术的优势在于能够直接减压椎管前方,特别适用于椎板骨折引起的压迫。一些研究表明,与后路手术相比,前路手术可以更有效地恢复神经功能。然而,在制定手术方案时,必须全面考虑伤情的多个因素,包括骨折的范围、移位程度、类型、脊髓神经损伤的程度、影像学结果、病程持续时间、患者的年龄以及其他可能存在的并发损伤。并不是每一种手术方法和固定器械都适用于所有情况,医生需要根据患者的个体情况,综合考虑前路和后路脊柱外科手术技术,并选择最适合的治疗方案,以获得最满意的治疗效果。

五、SCI 后遗症期功能重建术

(一)上肢与手功能重建

目前,在中枢神经损伤无法再生的情况下,临床上采用代偿性功能重建手术。该手术通过移植正常肌肉、肌腱或具有基本功能的肌肉至失去功能的部位,以改善上肢功能。这样的手术在解决患者上肢功能问题的同时,如果患者因此能够自主导尿,也顺便解决了维持生命所面临的实际问题。

对于颈髓损伤 C_5 以下的患者,特别是有肱桡肌功能的患者,重建手术是一种适应的治疗方法,而其中以 C_7 行重建手术最为安全且效果显著。值得一提的是,代表性的重建手术方案有多种选择。

1. 伸肘功能重建

将三角肌代替三头肌实现伸肘功能,因为三头肌对于保持轮椅和床上体位至关重要。当患者有功能残余的三角肌时,可以进行三角肌转位手术,将其移植至三头肌位置进行肘关节重建。术后患者满意度较高,这个手术称为 Moberg 法,可以使肘关节更加稳定。

2. 前臂旋前功能重建

手的旋前位是手部最关键的功能位之一,能够实现手的转动和灵活性,是日常生活中进行各种动作和活动的必备功能。对于那些仍保留有腕关节背屈功能的患者,进行前臂旋前功能重建是至关重要的治疗手段。通过前臂旋前功能重建手术,能够重新建立患者手部的旋前功能,使其能够自如地完成握持、转动、拧开瓶盖、使用钥匙等日常动作,从而提高生活自理能力和社交功能。

3. 腕关节背屈功能重建

通常采用肱桡肌移植来替代失去功能的腕屈肌。手术前需要对患者进行详细的评估和检查,确保患者的肘关节能够自动伸展,前臂能够取得旋前位,这是手术成功的前提条件。对于颈三头肌瘫痪者,情况较为复杂。在进行肱桡肌转移之前,需要先行三角肌代替三头肌,以确保转移后能够充分发挥肱桡肌的功能。这个步骤是十分重要的,因为如果不先行三角肌代替三头肌,转移后肱桡肌的功能可能会受到限制,手部背屈功能的恢复效果会受到影响。

4. 手指运动功能重建

通常采用肱桡肌和腕屈肌作为手指功能的动力源。手术分为两期进行,首先进行伸肘位固定术,即将肱桡肌和腕屈肌固定在手指的关节处,以保持手指伸直的姿势。这个步骤是为了确保手指在手术期间能够保持伸直状态,为后续屈肌转移手术做好准备。第二期手术是屈肌位的转移术,即将肱桡肌和腕屈肌移植至手指的屈曲肌腱位置,以恢复手指的屈曲功能。手术后,患者需要进行康复训练和功能锻炼,以加强手指肌肉的功能和灵活性。

5. 拇指侧对掌力重建(钥匙控)功能重建

这项手术的目标是恢复手的控力,使患者能够进行拿取钥匙等物品的动作,提高日常生活的便利性和自理能力。术中需要精确地定位并移植肌肉和肌腱,以确保拇指和示指之间的侧方控力得以恢复。为防止拇指指腹与示指桡侧过度屈曲,医生需要在手术中进行相关的固定,确保手指在手术后保持正确的屈曲角度。这对于手指功能的恢复至关重要,可以避免术后手指屈曲过度或不足的情况。

6. 拇指对掌功能重建

将瘫痪的环指屈指浅肌腱转位至外展拇短肌,利用腕横韧带作为滑车。使用肱桡肌或旋前圆肌作为动力肌,转位至环指屈指浅肌腱,也可使用腕屈肌、腕伸长肌或对掌拇肌。

7. 手指握力重建

通常选择使用肱桡肌或腕伸长肌腱,并将其转位至第2~5屈指深肌腱位置。通过将这些肌腱转位至握持肌腱,可以使手指的屈伸功能得以恢复,从而实现握持力的重建。此外,还可以选择使用旋前圆肌或腕屈腕肌作为动力肌,帮助手指完成握持动作。

8. 手功能重建与功能性电刺激相结合

手功能重建与功能性电刺激相结合是现代手外科领域的一项创新性治疗方法。通过经皮植入电极和使用8通道刺激器,能够实现对手部神经肌肉的精确刺激,从而恢复或增强手指、手掌和手腕的功能。该方法主要是将电极植入受损的手部神经肌肉区域,然后使用外部控制单位来调节和控制电刺激的强度和频率。这些电刺激信号可以模拟神经传导,激活受损的神经和肌肉组织,促进神经再生和肌肉收缩,从而重建手部功能。功能性电刺激系统通常可以分成多个功能组,每个功能组对应手部的不同动作和功能。通过刺激不同的神经和肌肉组织,可以实现手指的伸屈、手掌的握持、手腕的屈伸等各种手部动作,从而帮助患者恢复手部的灵活性和功能。

这项手术的优势在于可以实现对手部功能的定向重建,而且操作相对简便。相比传统手术方法,功能性电刺激可以减少手术创伤和康复期,并且避免使用患者自体肌腱移植等复杂手术步骤。此外,电刺激系统还可以通过外部控制单位进行调节和个性化定制,以满足患者特定的功能需求。

然而,功能性电刺激也有其局限性。首先,适应证的选择非常重要,某些严重的神经肌肉损伤或功能丧失,可能不适合功能性电刺激治疗。其次,患者的主动参与和积极配合康复训练也是取得成功的关键。术后的康复治疗和功能性训练对于手部功能的恢复同样至关重要。

9. 手术辅助器具植入

在一些特殊情况下,手术辅助器具的植入可能是功能重建的一种选择。这些辅助器具可以是外骨骼装置、机械支架等,旨在增强患者的手部功能和动作能力。外骨骼装置可以支持患者的手部运动,增加肌肉力量,帮助完成日常活动。机械支架可以辅助手指运动,帮助患者进行握持和操作。手术辅助器具植入需要综合考虑患者的实际需求和手术风险。一些患者可能会获得较好的效果,但也需要适应器具的使用和康复过程。

总的来说,上述重建手术方案对于上肢功能的恢复至关重要。在选择手术方案时,需根据患者的具体情况选择合适的方法,旨在恢复上肢功能,提高患者的生活质量。

(二) 下肢功能重建手术

SCI 患者的下肢功能重建手术是指通过外科手术的方法,尝试改善 SCI 患者下肢运动和感觉功能,以提高他们的生活质量和功能独立性。这些手术旨在恢复下肢肌肉力量、协调性和灵活性,促进患者的行走能力,减少对助行器或轮椅的依赖。

1. 肌腱转移

肌腱转移是一种常见的 SCI 患者下肢功能重建手术,旨在改善患者的运动功能和生活质量。在 SCI 导致肌肉瘫痪或功能障碍的情况下,肌腱转移手术可以通过重新定向肌腱的位置和功能,实现下肢运动的增强和改善。通常选择与原本受损的肌肉功能类似的肌腱,然后将其从原来的位置切除,并重新植入到受损的肌肉或骨骼上。通过这种方式,肌腱转移可以实现以下目标。

(1) 重建功能:通过将健康的肌腱植入到受损区域,使得患者能够恢复或增强下肢的运动功能。例如,对于膝关节屈曲功能受损的患者,可以将其他肌腱转移至膝关节,以改善屈曲动作。

(2) 改变力线:通过改变肌腱的位置,可以调整肌肉的力线,从而提高肌肉的力量和协调性。这有助于改善患者的运动控制和动作执行效率。

(3) 平衡肌群:在 SCI 患者中,受损的肌肉往往失去了对抗肌群的平衡,导致运动困难。通过肌腱转移,可以平衡肌肉的力量,使得患者的运动更加平稳和灵活。

(4) 减轻肌肉萎缩:由于长期的肌肉失用,SCI 患者的下肢肌肉可能会出现萎缩。通过肌腱转移,可以增加肌肉的负荷和使用,有助于减轻肌肉萎缩的程度。

2. 肌肉移植

肌肉移植是 SCI 患者下肢功能重建中的一种重要方法,旨在弥补因损伤而导致的肌肉丧失或功能受损,从而改善患者的运动能力和生活质量。这种手术是复杂的,需要精确的手术技术和全面的术前评估,但在合适的患者中,它可以取得显著的效果。在肌肉移植手术中,一般选择一处健康的肌肉,通常是具有类似功能的肌肉,然后将其从原来的位置切除,并移植到受损的下肢部位。通过这种方式,肌肉移植可以实现以下目标:

(1)增强肌肉力量:由于 SCI 导致肌肉丧失或功能受损,患者的下肢运动能力可能受到限制。通过肌肉移植,可以将健康的肌肉移植到受损的部位,从而增强肌肉的力量,改善下肢的运动功能。

(2)恢复运动控制:SCI 患者常常失去对下肢运动的控制,导致动作不协调。通过肌肉移植,可以改变肌肉的力线和作用,使得患者能够恢复对下肢运动的控制,使运动更加协调和流畅。

(3)改善姿势和平衡:肌肉移植可以改变下肢的姿势和平衡,使得患者在坐姿、站立和行走时更加稳定和舒适。

(4)减轻肌肉萎缩:由于长期的肌肉失用,SCI 患者的下肢肌肉可能会出现萎缩。通过肌肉移植,可以增加肌肉的负荷和使用,有助于减轻肌肉萎缩的程度。

3. 神经移植

在一些情况下,神经移植可能被用来恢复下肢的运动和感觉功能。通过将健康的神经连接到损伤的神经或肌肉上,可能有助于恢复神经传导和肌肉功能。王岩等对 19 例 $T_2 \sim T_8$ 完全性脊髓损伤、Frankel A 级患者利用保留血供的尺神经转位与股神经和闭孔神经吻合,重建屈髋、伸膝及髋内收功能,经过后期康复训练,81.3%的患者可实现行走功能,提高了生活质量,患者对术后效果的满意度达 90%。

4. 骨关节手术

在 SCI 患者中,可能存在下肢畸形或不稳定的情况,通过骨关节手术进行矫正和稳定,可以改善行走能力和姿势。重建手术可以涉及以下几个方面。

(1) 骨折复位与内固定：在 SCI 患者中，可能存在下肢骨折，特别是在骨折愈合不良或非联合的情况下。在功能重建手术中，医生会将骨折部位进行复位，并使用内部固定物（如钢板、螺钉或钉子）来稳定骨折，促进骨折的愈合和骨骼的稳固。

(2) 关节重建手术：SCI 患者可能存在关节畸形、关节脱位或关节退化等问题。在功能重建手术中，医生可以进行关节重建手术，通过修复或替换受损的关节结构，使关节恢复正常的运动范围和功能。

(3) 关节置换手术：部分 SCI 患者存在严重的髋关节损伤或退化，可能需要进行关节置换手术。关节置换手术通过人工关节置换来恢复关节功能，减轻疼痛，并改善患者的行走能力和姿势。

下肢骨与关节的功能重建手术并非适用于所有 SCI 患者，治疗方案应根据患者的具体情况进行个体化制定。

5. 神经刺激

这种手术涉及将电极植入患者的神经系统，通过神经刺激来促进下肢的运动和感觉恢复，从而提高患者的行走能力和日常生活质量。神经电极植入手术通常可以分为以下两类。

(1) 神经电极植入与神经刺激：在这种手术中，电极通常植入神经根的特定位置。电极与外部激活设备相连，通过向神经系统发送电信号，实现对特定神经区域的刺激。这种神经刺激可以帮助促进下肢神经传导，增加神经活动，从而改善下肢运动功能和感觉。

(2) 脊髓电极植入：对于 SCI 导致下肢瘫痪的患者，脊髓电极植入可能是一种有效的手术方法。在此手术中，电极通常植入脊髓的特定位置，通过电刺激来激活脊髓中受损的神经元。这种神经刺激可以模拟脊髓中缺失的神经信号，从而促进下肢的运动和感觉恢复。

随着技术的不断进步，神经电极植入手术在 SCI 患者的康复中扮演着越来越重要的角色。通过神经刺激促进下肢功能恢复，患者可以更好地控制下肢肌肉，增强肌肉力量，改善行走能力和平衡，以及提高日常生活的独立性。

SCI 患者的下肢功能重建手术是一种复杂且风险较高的手术，结果可能因个体差异而有所不同。术前评估和充分的术后康复是手术成功的重要因素。因此，患者和医生需进行充分的讨论和决策，制定最合适的治疗方案。此外，手术后的康复治疗也至关重要，包括物理治疗、康复训练和生活方式的调整，以帮助患者最大限度地恢复下肢功能和提高生活质量。

（三）SCI 后膀胱功能重建

SCI 严重地影响患者的生命安全和生活质量，因为它剥夺了许多患者的运动系统、消化系统、泌尿系统以及性功能。对于神经源性膀胱的 SCI 患者，可能出现肾功能衰竭、尿路感染和尿路结石等泌尿系统并发症，其中肾功能衰竭在这些患者中是远期死亡最常见的原因之一。治疗神经源性膀胱有多种方法可供选择，包括抗胆碱能药物、选择性骶神经根切断术和骶神经根前根电刺激术等。其中，抗胆碱能药物的应用可以减少神经源性膀胱患者的肾积水，改善膀胱的顺应性，从而在一定程度上改善泌尿系统的状况。然而，这种治疗方法在长期效果上并不理想，反流、血清肌酐升高、肾瘢痕和膀胱或肾结石的发生率与未接受抗胆碱能治疗的患者组相似。随着时间的推移，药物依赖性也可能逐渐显现出来。另一种治疗方式是骶神经根前根电刺激术，其效果相对显著。该方法通过在骶神经根前根旁植入刺激电极，通过电磁场感应的方式直接刺激骶神经根，从而诱发逼尿肌的收缩，引发排尿。然而，随着时间的推移，可能会出现电极和导线连接出现问题的情况，需要进行重新修复手术。此外，这种治疗方法的高昂价格也限制了其在临床中的普及应用。目前临床上开展的膀胱功能重建手术主要有以下几种。

1. 膀胱扩大成形术

膀胱扩大成形术是一种在 SCI 之后重新建立下尿路排尿的外科手术。最佳的手术适应证为：神经源性的低顺应性膀胱。在这个手术中，需要对膀胱进行扩大，并重建膀胱的解剖结构，以提高膀胱的容量和顺应性。这有助于减轻膀胱内的压力，改善膀胱排尿功能，并减少尿液滞留和感染的风险。对于神经源性膀胱的治疗，膀胱扩大成形术被认为是一种有效的手术方法，具有 80% 以上的治疗有效率。

2. 经尿道膀胱颈切开术

经尿道膀胱颈切开术是一种常用于治疗神经源性下尿路梗阻的外科手术。在神经源性下尿路梗阻病例中，由于膀胱颈或近端尿道的阻塞，正常的尿液排泄受阻，导致尿液无法顺畅流出，从而引发排尿困难、尿液滞留和尿失禁等症状。经尿道膀胱颈切开术的主要目标是通过切除膀胱颈或近端尿道的阻塞部分，以恢复正常的尿液排出，从而改善患者的排尿功能。该手术最早由 Emmett 于 1945 年首次进行，适应证主要是基于经尿流动力学检测结果，即确证膀胱颈或近端尿道存在真正的阻塞，而排除外括约肌功能障碍。尽管经尿道膀胱颈切开术被证实是一种有效的治疗手段，但在手术过程中仍然存在一定的并发症风险，包括膀胱损伤、出血、感染、尿道狭窄和尿失禁等。因此，在实施手术前，医生会对患者进行全面的风险评估，以确保手术的安全性和有效性。酚妥拉明试验是一种常用的诊断手段，它对预测经尿道膀胱颈切开术的效果具有一定的帮助。该试验可以评估膀胱颈的括约功能，帮助医生判断患者是否适合接受这种手术。

3. 外括约肌切断术

外括约肌切断术最早由 Ross 于 1958 年首次提出。该手术的适应证包括对于那些表现为良好的无抑制性收缩、残余尿量增多以及保守疗效不佳的患者。主要应用于降低男性尿道下裂和尿道狭窄患者的膀胱出口阻力，尤其适用于出现膀胱收缩同时伴有外括约肌过度收缩的情况。外括约肌切断术的目标在于切断外括约肌，从而减轻或消除膀胱出口的阻力。外括约肌是位于膀胱出口的肌肉，它在正常排尿过程中能够自主地收缩和放松，调控尿液的排出。然而，在某些情况下，外括约肌可能会过度收缩，导致膀胱出口阻塞，影响尿液的正常排放。这种手术是不可逆的破坏性手术，通过切断或剥离外括约肌来使其失去功能，从而降低膀胱出口的阻力。手术可以在腹部或会阴部进行，具体的操作方式和方法会因患者的个体情况而有所不同。据报道，外括约肌切断术可以使 70%～90% 的患者的排尿功能得到改善。对于那些在保守治疗下疗效不佳的患者，外括约肌切断术可能是一种有效的治疗选择。然而，与所有手术一样，外括约肌切断术也可能伴随着手术风险和并发症，例如出血、感染、尿道狭窄等。在进行手术前，医生会对患者进行全面的评估和风险评估，以确保手术的安全性和有效性。

4. 逼尿肌成形术

一种治疗方法是将腹直肌的内侧半部（接近耻骨联合处）切断并重新安置在膀胱的后侧，然后进行缝合。这一手术利用腹直肌的收缩和向前的压力，来增强膀胱的排尿功能。在进行这种手术后，通过手动压迫膀胱有助于促进排尿。经过临床治疗,发现在54例患者中,无反射性神经源性膀胱问题的患者在治疗后的效果令人满意。另一种方法是采用带有血管和神经供应的背阔肌肌瓣进行游离移植,然后将其包裹在膀胱周围。研究结果表明,这种带有神经支配的背阔肌肌瓣可以替代功能不良的逼尿肌。在经过临床治疗的11例患者中,有10例在治疗后9个月内能够实现自主控制的排尿,其中有8例无须再次使用导尿。

腹直肌内侧半切断转位术和背阔肌肌瓣移植是针对神经源性膀胱功能障碍的重要外科手术方法。这些手术旨在改善膀胱的排尿功能,提高患者的生活质量。

(1)腹直肌内侧半切断转位术:该手术适用于反射性神经源性膀胱功能障碍的患者。采用将腹直肌内侧半切断,并缝合到膀胱侧后位,利用腹直肌收缩和前鞘向后压迫的力量增加膀胱的排尿功能。在采用此术式后,患者可以通过用手压迫膀胱来辅助排尿。据报道,该手术在54例反射性神经源性膀胱患者中获得了满意的效果。

(2)带神经支配的背阔肌肌瓣移植:采用背阔肌肌瓣作为游离移植,并包裹膀胱,以替代无功能的逼尿肌。这种手术利用背阔肌的神经支配,使肌瓣具有生理功能,可代替逼尿肌的作用。据临床研究,该手术在11例患者中,有10例在9个月后成功实现控制性排尿,其中8例患者无须再进行导尿。

这两种手术都属于创新性的外科治疗方法,对于那些神经源性膀胱功能障碍导致的排尿问题,提供了有效的解决方案。然而,值得注意的是,每位患者的情况是独特的,手术治疗方案应该根据患者的具体情况进行个体化设计。在选择手术治疗方案时,医生会综合考虑患者的病情、症状、身体状况以及手术的风险和益处,以确保患者能够获得最佳的治疗效果和康复结果。

5. 膀胱神经再支配手术

侯春林等医生采用了一种创新的方法,通过利用截瘫平面以下的健康反射来建立一个称为"腹壁反射-脊髓中枢-膀胱"的人工反射通路。这个方法涉及将脊神经前根(位于截瘫平面上)与支配膀胱的骶神经连接起来。当腹壁皮肤受到适当的刺激时,神经冲动将通过这个人工反射通路传递,导致膀胱神经重新被控制,引发膀胱逼尿肌的收缩,从而实现排尿。此外,还利用脊髓损伤平面下仍然健康的膝反射,重新建立了一个称为"膝反射-脊髓中枢-膀胱"的人工反射通路。当膝腱受到敲击时,这个通路会导致膀胱逼尿肌的收缩,从而促使排尿。该方法于 1998 年首次在临床实践中应用,8 例截瘫患者接收了手术重建,其中包括 3 例 S1 - S2 的吻合和 5 例 S1 - S3 的吻合。结果显示,这一方法取得了满意的临床疗效。

这种手术方法为截瘫患者恢复排尿功能提供了一种创新的治疗方案。通过建立人工反射弧,利用患者体内尚存的神经回路,使得膀胱能够在特定刺激下产生逼尿肌收缩,从而实现控制性排尿。这对于改善患者生活质量和减轻膀胱排尿功能障碍带来了显著的积极影响。

第三节　药物治疗

SCI 是一种严重的创伤性疾病,对患者的身体和心理健康产生广泛影响。该疾病不仅造成严重的神经功能障碍,还给患者的家庭和社会带来沉重负担。治疗 SCI 一直是医学领域的一大挑战。近年来,SCI 的基础研究在国内外范围内蓬勃发展,人们对 SCI 的损伤机制和病理变化有了更加深入全面的认识。SCI 的致伤原因多种多样,而其复杂性也进一步得到了认识。在临床实践中,治疗 SCI 的药物不断涌现,种类繁多。近期的研究揭示了许多治疗 SCI 的药物的潜力,每种药物都有其独特的治疗作用和优缺点。这个领域的研究与探索正在帮助我们更好地了解如何应对 SCI 这一复杂的挑战,寻找更有效的治疗方法。

一、西药

当前,针对 SCI 的药物治疗旨在改善受损脊髓区域的微环境,保护残存的神经元,减缓甚至抑制神经细胞的凋亡和坏死,以促进脊髓神经功能的恢复。经过深入研究,现已明确了在 SCI 患者神经功能恢复方面显著有效的药物,主要包括甲泼尼龙和单唾液酸四己糖神经节苷脂。与此同时,钙通道拮抗剂、神经营养因子等其他药物也被证实在 SCI 的治疗中具有一定的疗效,并逐步在临床实践中得到应用。

（一）甲泼尼龙（methylprednisolone，MP）

1. 作用机制

MP可以抑制炎症反应，减少炎性介质的释放和炎症细胞的浸润，因而可以减少炎性损伤和细胞凋亡。MP还可以抑制免疫系统的活性，减少免疫细胞的活化和炎症介质的产生，减轻SCI后的免疫反应，并降低免疫介导的损伤。此外，MP可以减少氧自由基的产生和氧化应激，从而保护细胞免受氧化损伤，这对于减轻SCI后的细胞损伤和凋亡具有重要意义。

2. 用法

急性脊髓损伤研究会（NASCIS）在1987年提出了MP的治疗方案，该方案建议在SCI后的早期阶段（8 h内）开始使用大剂量MP。治疗方案为：在第1 h内，给予患者剂量为30 mg/kg的MP，以15 min的时间进行静脉滴注；随后，每隔45 min给予每小时5.4 mg/kg的维持剂量，持续治疗23 h。这一方案已经经过大量的临床应用，并且证实了其在改善SCI患者的感觉和运动功能方面具有确切的疗效。因此，目前该方案已成为SCI后应用MP治疗的标准参考方案。

3. 不良反应

不同人对MP的反应可能会有所不同，而且不良反应的严重程度可能因剂量和治疗持续时间而异。主要的不良反应包括：①免疫系统抑制，MP可以抑制免疫系统的正常功能，增加感染的风险。②胃肠道问题，可能引起胃肠道不适，如消化不良、腹痛、恶心、呕吐和胃溃疡。③骨骼问题，长期使用可能导致骨密度减少，增加骨折的风险。④高血压，MP可能引发高血压。⑤高血糖，它可以导致血糖升高，尤其是在糖尿病患者中。⑥体重增加，一些人可能会在使用MP时体重增加。⑦情绪和睡眠问题，可能引起情绪波动、焦虑、失眠等心理和睡眠问题。⑧皮肤问题，可能导致皮肤问题，如皮肤变薄、易受创伤、瘀血和痤疮。⑨增加食欲，一些人在使用期间可能会增加食欲，导致体重增加。⑩其他可能的不良反应，包括视力问题、肌肉萎缩、月经不规律以及潜在的心血管问题。

（二）神经节苷脂（ganglioside，Gg）

Gg是一种复合的糖脂，广泛存在于哺乳动物大脑细胞，在中枢神经系统中的含量尤为丰富。目前临床上用于SCI治疗的单唾液酸四己糖神经节苷脂(GM-1)是从神经节细胞分离的一种鞘糖脂。

1. 作用机制

主要为稳定膜的结构与功能,保护细胞内酶的活性,并能对抗兴奋性氨基酸毒性,减少脂质过氧化反应,保护细胞膜 Na^+-K^+-ATP 酶活性,防止细胞内钙离子的积聚,还可以修复细胞膜缺损,调控多种因子,阻断神经细胞的凋亡。

2. 用法

每日 20～40 mg,一次或分次肌注或缓慢静脉滴注。在急性期每日 100 mg,静脉滴注;2～3 周后改为维持量,每日 20～40 mg,一般 6 周。

3. 不良反应

除了可能出现皮疹、皮肤瘙痒、寒战、发热、头晕、心跳加快、血压升高和静脉炎等症状外,还有报道称可能出现眼睛充血、视物模糊等症状。这些症状的出现时间通常在使用药物后的 5 min 到 12 d 之间。如果发现上述症状,应立即停止使用 GM-1,并考虑使用地塞米松注射液进行抗过敏治疗,同时进行吸氧。对于出现静脉炎的患者,可以使用冰袋冷敷进行处理;对于出现眼睛充血和视物模糊的患者,可以考虑使用富马酸依美斯汀滴眼液进行针对性治疗。

近年来,陆续有报道指出使用 GM-1 可能会导致严重的药物不良反应,其中包括:

(1) 过敏反应和过敏性休克。GM-1 是从猪脑提取制得的生物提取物,由于其生产纯化过程复杂,可能含有高分子物质和部分溶剂残留。此外,患者本身的敏感体质和病情也可能增加不良反应发生的风险。多种因素的综合作用可能导致患者在用药过程中出现过敏反应或过敏性休克。因此,在使用该药物时,应充分认识到可能引发严重过敏反应的潜在风险,并进行有效的药物监测。一旦发现不良反应,应立即停止使用该药物,并积极采取相应处理措施。

(2) 吉兰-巴雷综合征。该综合征的病理特征是周围神经和神经根脱髓鞘和炎性细胞浸润,是一种常见的自身免疫病。临床上主要表现为急性、感染性、对称迟缓性肢体瘫痪、腱反射减弱或消失以及脑脊液中蛋白质和细胞的分离。该综合征的主要临床症状包括肢体无力、肢体感觉异常和脑神经受损等,严重情况下可能导致吞咽困难和呼吸衰竭。患者出现这种并发症时预后较差,通常需要进行长期治疗。因此,在使用该药物时应避免长期使用,并应密切关注整个用药过程,并监测停药后可能出现的不良反应。

(三) 阿片受体拮抗剂

1. 作用机制

SCI 后内源性阿片肽的过量释放作用于心血管系统可引起血压下降,致使脊髓血流减少,从而造成脊髓细胞缺血坏死,其抑制呼吸作用可导致呼吸暂停甚至休克。阿片肽受体拮抗剂代表药物为纳洛酮,它直接作用于神经细胞,可降低内啡肽含量,维持离子平衡,改善脊髓血流情况,减少组织缺血坏死,促进神经功能的恢复,还能提高 SCI 后肌肉的兴奋性。

2. 用法

李明等推荐急性 SCI 患者入院 15 min 内通过外周静脉注射纳洛酮 $5.4\ \mu g/kg$,暂停 45 min 后以 $4\ \mu g/(kg \cdot h)$ 维持 23 h,可改善 SCI 患者的神经功能。

3. 不良反应

不良反应少见,偶可出现嗜睡、恶心、呕吐、心动过速、高血压和烦躁不安。

(四) 钙离子通道阻滞剂

1. 作用机制

主要包括:①抑制神经元兴奋性:钙离子通道阻滞剂可以通过减少钙离子进入神经元而抑制神经元的兴奋性。这对于控制过度兴奋的神经元,如在脊髓损伤后可能出现的神经元兴奋性增高,有重要作用。通过减少神经元的兴奋性,它们可以减轻或控制痉挛、疼痛和抽搐等症状。②减少痉挛和肌肉症状:脊髓损伤后,患者可能经历肌肉痉挛,这是由于神经元异常兴奋引起的。钙离子通道阻滞剂可以通过抑制异常兴奋性神经元的活动,减少肌肉痉挛和痉挛引起的不适。③控制痉挛和神经性疼痛:一些特定的钙离子通道阻滞剂,如非洛地平对于控制下肢痉挛和神经性疼痛可能有效。它们通过干扰神经元内的钙离子通道来减轻这些症状。

2. 用法

焦洪新等推荐在脊髓损伤手术减压固定术后第 4 天起使用尼莫地平 6 mg 加在葡萄糖水或糖盐水 500 ml 中静脉滴注。开始时 30 滴/分,20 分钟无特殊不适应改为 60 滴/分。若首次无反应,次日取药 8 mg 加葡萄糖水 500 ml 中静滴,每天一次,10 天为一个疗程。中间间歇 2 天后再进行第 2 个疗程及第 3 个疗程。后改口服尼莫地平片 40 mg,每日 3 次(120 mg/d),口服一个月。若脊髓功能及排尿功能不良者继续上述剂量口服。可长期口服,直至小便自我控制功能完全恢复。

3. 不良反应

但值得警惕的是,尼莫地平作用于心血管系统会产生明显的降血压作用,因此在应用过程中需要注意监测血压、补充血容量,配合应用血管收缩药物等,以免引起低血压。常见的不良反应还有:肝炎、皮肤刺痛、胃肠道出血、血小板减少,偶见一过性头晕、头痛、面潮红、呕吐、胃肠不适等。

(五) 渗透性利尿剂

采用高渗性药物可以增加排尿量,能排除脊髓损伤后组织细胞外液过多水分,常用的有 20% 甘露醇、呋塞米、50% 葡萄糖,可选择性应用,不必全部使用。

1. 作用机制

甘露醇能暂时排除 SCI 组织的细胞外液中过多的水分,对脊髓功能的恢复是有利的。另外一种在临床上得到应用的脱水剂为甘油,其进入人体后,一部分在肝脏内转化为葡萄糖,可提供一定热量;另有一部分由肾脏排出,促进利尿,从而减轻 SCI 处水肿。

2. 用法

成年人在急性 SCI 的早期(越早越好,最好是损伤 6 h 内)给予 20% 甘露醇 250 ml 静脉滴注,每 6~8 h 1 次,连用 2~3 d,然后改用 21 d,持续 5~7 d。呋塞米,20 mg,静脉滴注,每天 1~2 次,连续 6~10 天。50% 葡萄糖,60 ml 静脉推注,每 4~6 小时 1 次。

3. 不良反应

甘露醇不良反应包括:①电解质紊乱。甘露醇使用可能导致电解质紊乱,特别是钠和钾的浓度变化。低钠血症和低钾血症是可能的并发症。②寒战、发热;③排尿困难;④血栓性静脉炎;⑤甘露醇外渗可致组织水肿、皮肤坏死;⑥过敏反应。虽然不常见,但某些人可能对甘露醇过敏,表现为皮疹、瘙痒、荨麻疹等过敏症状。⑦头晕、视物模糊;⑧高渗引起口渴;⑨长期或大剂量使用甘露醇可能对肾脏产生不利影响,导致肾功能受损。可出现尿量减少,甚至急性肾功能衰竭。因此,在使用甘露醇时需要密切监测肾功能。

(六) 其他

1. 自由基清除药

在 SCI 发生后,大量的自由基会产生,同时内源性抗氧化剂的量会减少,这会导致细胞膜对脂质过氧化反应变得非常敏感,从而受到损害。这种损害会导致细胞膜的通透性和完整性遭到破坏,甚至可能导致细胞死亡。因此,通过清除自由基并抑制脂质过氧化反应,可以减少神经细胞和血管内皮细胞的氧化损伤,从而减轻受损神经组织的水肿,延缓神经元的死亡,并减轻神经功能障碍的发生。

2. 神经营养因子

神经营养因子是一类在神经系统的发育、生存和功能维持中具有关键作用的重要蛋白质分子。在 SCI 的治疗中,神经营养因子通过以下药理作用机制发挥着重要作用。

(1) 促进神经细胞生存和再生:神经营养因子能够促进受损部位附近神经细胞的生存和再生。它们通过刺激神经元的生长、分支和突触形成,有助于重建受损部位的神经通路和功能。

(2) 促进轴突生长和导向:在受损的神经轴突中,神经营养因子能够促进轴突的生长和导向。这有助于重建神经通路,使轴突重新连接受损处,从而恢复神经传导功能。

(3) 减轻炎症反应和抑制细胞凋亡:神经营养因子具有抗炎作用,可以减轻 SCI 后的炎症反应。此外,它们还能够抑制神经细胞的凋亡(细胞死亡),从而保护和维持受损神经细胞的生存。

(4) 促进神经元功能恢复:神经营养因子对神经元的功能恢复起到重要作用,包括感觉和运动功能。它们可以增强受损神经元的电生理活性,促进突触传递以及神经元网络的重新建立。

3. 米诺环素(minocycline,MC)

米诺环素是一种四环素类抗生素,它在治疗脊髓损伤中具有显著的潜力。其独特之处在于其能够有效地穿越血脑屏障,直接作用于中枢神经系统。通过多种作用机制,米诺环素发挥着重要作用。

(1) 降低兴奋性毒性：米诺环素通过降低神经元的兴奋性毒性，有助于减轻脊髓损伤后的过度兴奋反应，从而有利于神经功能的恢复。

(2) 抑制小胶质细胞活性及增生：该药物能够抑制小胶质细胞的活性和过度增生，从而减少炎症反应和细胞损伤，为神经再生提供有利条件。

(3) 减少线粒体细胞色素 C 的释放：米诺环素有能力降低线粒体细胞色素 C 的释放，这有助于减轻细胞损伤和凋亡，从而保护受损神经元的存活。

(4) 改善下肢运动功能和减轻神经性疼痛：研究发现，米诺环素能够改善下肢运动功能，同时减轻神经性疼痛，这对于提高患者的生活质量具有重要意义。

国外的动物实验和研究也支持了米诺环素在脊髓损伤治疗中的潜力。例如，与传统治疗相比，米诺环素在神经保护方面的效果被认为更为显著。临床研究还显示，在使用米诺环素进行治疗时，患者的预后有明显改善，而且未观察到与米诺环素相关的不良反应。因此，我们可以预期，在脊髓损伤治疗中，米诺环素将持续展现出其卓越的疗效和潜能。

4. 促红细胞生成素（crythropoictin，EPO）

EPO 作为一种组织保护剂，在保护多种类型的细胞免受细胞毒性损伤方面表现出显著的潜力。受保护的细胞包括内皮细胞、神经细胞、心脏细胞以及其他类型的细胞。在基础研究领域，实验动物 SCI 后给予 EPO 治疗，在损伤后的第 1 周内可产生显著的神经保护作用。重组人 EPO 应用广泛，具有良好安全性，已有学者开展临床研究探索其潜在的抑制运动神经元凋亡和神经功能缺损的作用。

最近一项多中心研究对 EPO 与甲泼尼龙在脊髓损伤治疗中的耐受性和疗效进行了评估。研究结果显示，接受 EPO 治疗的患者呈现出临床症状的改善，这为 EPO 在脊髓损伤治疗中的应用提供了进一步的支持。这表明 EPO 可能在提供神经保护、改善患者症状方面发挥积极作用。

二、中药

（一）丹参及丹参制剂

作为一种中药，丹参含有多种生物活性成分，具备多重药理效应，主要包括以下方面。

1. 促进血液循环

丹参能够加强纤溶作用,促使纤维蛋白原分解为二磷酸果糖,降低纤溶酶原激活物的抑制物,从而展现出抗血栓的特性。此外,它也能扩张微血管,有助于加速血丙二醛的排出,从而改善微循环的障碍。

2. 抗氧化和减轻炎性反应

丹参能够抑制脂质过氧化反应,同时降低核因子-KB 的活性表达。这些作用有助于抑制急性 SCI 后的继发性损伤,减轻由核因子-KB 介导的炎性反应。

3. 保护神经细胞

丹参通过扩张痉挛的血管,改善微循环,进而保护血管壁和细胞膜,预防生物膜溃变,抵御神经细胞缺氧,提高受损组织的血流灌注。这些保护机制主要涉及抗氧化作用、减少自由基损伤以及减少钙离子内流等。

总体来说,丹参的作用并不能逆转已受损的神经细胞,但它主要起到保护尚未受损或濒临损伤的神经细胞,避免进一步的继发性损伤。在与神经生长因子联合治疗 SCI 时,丹参能够与神经生长因子协同作用,更有效地改善血液流变学指标、氧化物歧化酶活性和丙二醛含量,为急性 SCI 的治疗提供帮助。此外,丹参治疗后还能显著改善全血黏度、纤维蛋白原和红细胞聚集指数等指标,这也进一步证实了丹参在急性 SCI 治疗中的效果。

(二) 川芎

川芎在 SCI 的治疗中呈现出一定的潜在疗效,其有效成分称为川芎嗪。现代研究揭示了川芎嗪可能在促进 SCI 修复方面的机制可能涉及以下几个方面。

1. 促进血液循环

川芎嗪有助于改善血液循环,确保 SCI 受损区域获得足够的血液供应,从而维持周围神经细胞和组织的正常功能。

2. 调节白细胞介素

川芎嗪的作用包括调节白细胞介素水平,这些细胞因子在免疫调节中发挥重要作用,有助于减少炎症反应,促进受损区域的愈合。

3. 细胞内外离子调控

川芎嗪对细胞内外离子的调控具有重要意义,有助于维持细胞内外环境的平衡,从而有利于神经细胞的正常功能。

4. 促进神经丝蛋白表达

川芎嗪能够增加神经丝蛋白的表达,这是神经细胞结构的重要组成部分,有助于推动神经细胞的再生和修复。

5. 下调内皮素

川芎嗪可降低内皮素水平,内皮素在炎症和血管收缩方面具有重要作用,其下调有助于减轻受损区域的炎症反应并保持血管功能。

6. 促进神经营养因子表达

川芎嗪的作用有助于促进神经营养因子的表达,这些分子对神经细胞的生长和修复至关重要。

7. 维护脊髓立体功能

川芎嗪有助于维护脊髓功能的三维结构,确保神经传导正常进行。

8. 抑制细胞凋亡

川芎嗪能够抑制细胞凋亡,有助于减少细胞死亡,从而促进受损区域的再生和修复。

国内众多学者的研究结果验证了川芎在促进 SCI 修复方面的潜力。然而,目前这些研究主要限于动物实验,尚未有确凿的临床疗效证据作为支持。因此,仍需进一步深入研究川芎嗪在治疗 SCI 方面的确切疗效和安全性。

(三) 三七

众所周知,三七具有化瘀止血、消肿止痛的功效。研究表明,三七所含的有效成分,尤其是三七总皂苷,在预防和治疗 SCI 的继发性损伤以及促进早期修复过程中具有重要作用。具体而言,它的作用机制涵盖以下方面。

1. 改善微循环

三七总皂苷能够改善微循环,促进血液流动,确保受损区域获得充足的血液供应。这有助于支持神经细胞及其周围组织的功能恢复。

2. 调节钙离子内流

三七总皂苷有能力调节细胞内外的钙离子水平,维持细胞内外的稳定环境,从而积极影响神经细胞的正常功能。

3. 抗脂质过氧化

三七总皂苷具备抗脂质过氧化的特性,有助于减少脂质过氧化反应,从而降低氧化损伤对细胞的不良影响。

4. 抑制自由基生成

三七总皂苷可以抑制自由基的产生，减轻自由基对细胞的损伤，进而保护神经细胞免受进一步的伤害。

5. 减轻细胞损伤和凋亡

三七总皂苷有助于减轻细胞损伤和凋亡的发生，推动损伤细胞的修复和再生过程。

6. 增加神经生长因子和脑源性神经营养因子的表达

三七总皂苷的作用可以促进神经生长因子和脑源性神经营养因子的表达。这些因子对于神经细胞的生长和恢复起着至关重要的作用。这些研究结果强调了三七在SCI治疗中的潜在价值，尽管目前主要集中在基础研究层面。然而，这些发现为将来更深入的临床研究提供了有希望的指导，以进一步明确三七总皂苷在SCI治疗中的确切作用和安全性。

(四) 其他

黄芪、龟板、防己等单味中药以及补阳还五汤、防己黄芪汤等中药复方都具有一定的促进SCI恢复的作用。这些中药通过多方面的研究，已经得到相关证实。

综合前述内容，SCI可由多种损伤机制引起，因此对其治疗需从多种不同作用机制入手进行研究。目前在临床治疗SCI方面，除了MP和GM-1被广泛应用并证实其有效性外，其他药物治疗仍大多处于实验性阶段，需要进一步深入研究才能应用于临床实践。同时，中医药治疗SCI的研究不断开展，展现出了潜力。在这方面，可考虑将中医药与西医药物联合应用来治疗SCI，或相互结合使用，以共同促进SCI后神经功能的恢复。这种中西医结合的研究理念有可能为治疗SCI提供新的途径，但同样需要进一步深入的研究和临床实践来验证其可行性。

总体而言，SCI的治疗仍然是一个复杂且具有挑战性的领域，需要持续的科学研究和医学实践的支持。医学界应该加强合作，不断探索新的治疗方法，并在确保安全性和有效性的基础上，为SCI患者提供更好的治疗和康复方案。

第四节 高压氧治疗

高压氧(hyperbaric oxygen，HBO)治疗已广泛应用于多种疾病，如一氧化碳中毒、烧伤、坏疽、放射性损伤等，取得了显著的临床效果。近年来，高压氧在治疗 SCI 方面的潜力引起了医学界和患者的广泛关注。SCI 是一种严重的中枢神经系统损伤，常常导致长期甚至永久的运动、感觉和自主功能丧失，给患者及其家庭带来巨大的身体和心理负担。因此，寻找一种安全、有效的治疗手段一直是医学界探究的焦点。研究表明，HBO 可使患者体内的氧气浓度显著升高，以改善氧供给不足，增加组织和细胞的氧含量，从而促进 SCI 的康复过程，因此 HBO 可能为 SCI 患者提供一种有效的治疗手段，有望帮助患者实现更好的康复和生活质量。

一、治疗原理

(一) 基本原理和作用机制

HBO 是一种医疗手段，通过让患者在高氧浓度和高气压的环境中呼吸纯氧气，以促进体内氧的溶解和输送，从而产生一系列生物学效应。其基本原理和作用机制如下。

1. 提供高浓度氧气

HBO 使患者在高浓度氧气环境中呼吸，通常是纯氧气。这增加了患者体内氧的浓度，从而有效满足组织的氧需求。SCI 会导致局部缺氧，HBO 提供了额外的氧气，有助于维持损伤区域的氧供应，促进受损神经组织的修复和再生。

2. 增加氧的溶解度

在高气压环境下，氧在液体中的溶解度显著增加。HBO 通过增加氧的溶解度，使氧更容易溶解于血液和体液中。这有助于氧的有效输送到受损组织和器官，提高组织的氧供应，促进细胞代谢和修复过程。

3. 减轻缺氧状态

SCI 可能导致局部缺氧，进而影响受损区域的正常功能和康复。HBO 通过提供高浓度氧气和增加氧的溶解度,减轻局部缺氧状态,有助于恢复受损组织的功能和结构。

4. 抗炎和抗氧化作用

HBO 具有抗炎和抗氧化的作用。氧气在高压下进入细胞和组织后,可以抑制炎症反应,减少炎性介质的产生。此外,HBO 还可以减少氧自由基的生成,减轻氧化应激,从而降低细胞和组织的损伤。

5. 促进血管生成

HBO 可能促进血管生成,即血管新生。这对于受损组织的修复至关重要,因为新生血管可以提供更多的氧气和营养物质,加速受损区域的康复过程。

6. 增强免疫功能

HBO 可以增强免疫功能,提高机体抵抗力,有助于抵御感染和疾病。SCI 可能导致免疫功能下降,易受感染。HBO 通过增强免疫细胞的功能,提高免疫系统的反应性,有助于保护患者免受感染的侵害。

综上所述,HBO 在 SCI 中发挥着多重作用,这些作用共同协助 SCI 患者的康复过程,改善神经功能和生活质量。然而,HBO 应在专业医生的指导下进行,并且需根据患者的具体情况和病情制定个性化的治疗方案,以确保治疗的安全和有效性。

(二) 生物学效应

HBO 在 SCI 中的生物学效应是一个复杂而多样的过程,它涉及多个方面的生理和分子机制。虽然在某些方面的作用机制还需要进一步研究和确认,但已有的研究表明 HBO 可能对 SCI 的康复和恢复产生积极的影响。以下是 HBO 对 SCI 的生物学效应的一些主要方面。

1. 氧供应改善

HBO 可提供高浓度的氧气供给体内,增加 SCI 区域的氧供应。这有助于改善缺氧状态,促进受损神经组织的生存和恢复。

2. 抗炎作用

急性 SCI 通常伴随着炎症反应,导致细胞损伤和神经组织进一步受损。HBO 被认为可以减轻炎症反应,抑制炎症介质的释放,从而有助于控制炎症反应的程度。

3. 血管新生和修复

HBO 可能促进新血管的生成和血管修复，提高 SCI 区域的血液供应，有利于神经组织的再生和康复。

4. 细胞凋亡抑制

HBO 被认为可能减少 SCI 区域的细胞凋亡，防止神经细胞过度死亡，从而保护神经组织的完整性。

5. 氧化应激减轻

SCI 后，细胞内的氧化应激水平可能升高，导致细胞损伤和炎症加剧。HBO 可能通过减轻氧化应激反应，降低细胞损伤和炎症水平，有助于 SCI 的修复。

6. 神经再生促进

HBO 被认为可能促进神经细胞的再生和轴突伸长，有助于 SCI 区域的神经连接和功能恢复。

值得注意的是，虽然 HBO 在 SCI 治疗中具有潜在的生物学效应，但其具体作用机制尚未完全明确，且其疗效仍存在争议。因此，HBO 在 SCI 中的临床应用仍需要进一步的研究和临床实践来验证其有效性和安全性。综合来看，HBO 在 SCI 的治疗中可能是一个有前景的研究方向，但在实际应用中还需要更多深入的研究来明确其确切作用和最佳治疗方案。

二、临床应用

（一）发展历程

在 20 世纪后期，HBO 开始引起医学界对 SCI 治疗的关注。有研究表明，HBO 可以改善 SCI 区域的氧供应，减轻炎症反应，促进血管新生和修复，并可能对 SCI 的恢复产生积极影响。然而，SCI 的治疗是一个复杂的过程，HBO 在其中的作用机制尚不完全清楚。虽然有一些临床研究和案例报道支持 HBO 在 SCI 中的潜在效果，但也有一些研究对其效果提出了质疑。

因此，HBO 在 SCI 治疗中仍处于研究阶段，需要更多临床试验和科学研究来进一步验证其疗效和安全性。虽然 HBO 在 SCI 领域的前景仍不确定，但它为 SCI 治疗提供了一个研究方向，未来的研究和发展可能进一步揭示 HBO 在 SCI 治疗中的潜在价值。

(二)治疗时机

HBO治疗时机在SCI紧急救治中具有重要意义,这一点被绝大多数学者所强调。早期应用HBO治疗可以抑制脊髓完全横断的大鼠脊髓水肿,并促进下肢运动功能的恢复。有研究指出,在伤后的最早3h内进行HBO,有助于大鼠脊髓完全横断损伤后肢运动功能的部分恢复,同时降低血钙、磷含量,对脊髓完全横断损伤大鼠具有保护和治疗作用。此外,HBO治疗还能影响大鼠脊髓完全横断损伤后的骨转换,促进骨形成,抑制骨吸收。

在SCI治疗中,许多专家强烈建议尽早采用HBO。最好的时间窗口是在受伤后的数小时内,特别是在伤后6~12小时。在这个关键时期内,进行多次HBO治疗,至少应该进行2次,也可以考虑进行3次或更多次。然而,现实情况是,由于一些地区的SCI救治水平有限,而且有时HBO治疗设施和条件有限,因此对于大多数SCI患者,特别是那些伤势严重、伴随多重损伤或者呼吸和循环不稳定的患者,很难在伤后的数小时内开始HBO治疗。

因此,我们建议在早期急救时,应积极考虑将患者转移到具备HBO治疗条件的地区或医疗机构。对于那些位于拥有HBO治疗设施的地区,应尽早开始HBO治疗,以提高治疗效果。高压氧疗法是一种安全且可能有效的治疗方法,因此应尽量在SCI的不同阶段考虑和安排HBO治疗,以帮助患者恢复神经功能和改善康复前景。

(三)临床试验与治疗效果

HBO在SCI中的应用仍处于研究和实践阶段,临床上已认可其作为SCI的辅助治疗手段。一些临床试验和病例研究显示,在HBO下,SCI患者可能在某些方面有所改善,例如神经功能、感觉和运动恢复等。这些研究表明HBO可能对减轻急性炎症反应、促进神经组织修复和血管新生、降低细胞凋亡等方面具有一定的生物学效应。

然而,HBO对SCI的疗效和安全性尚未形成一致的共识。治疗效果的差异可能受多种因素影响,如治疗时机、治疗剂量、患者的损伤程度和个体差异等。因此,HBO在SCI中的应用仍需要进一步的科学研究和临床试验,以评估其疗效、确定适用范围,并确保安全性。对于SCI患者,及时和综合的治疗方案,包括手术、康复和药物治疗等,仍然是主要的治疗选择。

因此,虽然HBO在SCI中的应用前景有望,但在推广和应用上仍需谨慎。医生应该根据每位患者的具体情况，综合考虑治疗效果和安全性，进行个体化的治疗决策。未来，继续开展更多临床试验和深入的研究，有望进一步揭示 HBO 在 SCI 康复中的作用和潜力。

三、安全性及副作用

HBO 虽然在某些疾病的治疗中显示出一定的潜在益处，但它也存在一些副作用和安全性问题需要引起重视。

（1）氧中毒：在 HBO 中，患者暴露在高浓度的氧气环境中，长时间的高氧暴露可能导致氧中毒。氧中毒可能导致氧自由基的过度产生，损伤细胞和组织，从而加剧炎症和损伤。

（2）气压相关问题：HBO 的气压通常比正常大气压高，这可能对患者的耳朵、鼻窦等造成不适和压力伤害。在治疗过程中需要注意平衡气压，以减少潜在的不适。

（3）耳损伤：HBO 可能对内耳和中耳造成损伤，引起听力损失、耳鸣和头晕等症状。

（4）火灾和爆炸风险：HBO 涉及氧气的使用，因此存在火灾和爆炸风险。必须严格控制氧气的使用和操作，避免氧气泄漏或聚集。

（5）个体差异：不同患者对 HBO 的耐受性和反应可能存在差异。一些患者可能对 HBO 更敏感，容易出现不良反应。

（6）其他副作用：HBO 还可能引起其他一些副作用，如恶心、呕吐、头痛、视觉障碍等。

为了确保 HBO 的安全性，以下措施可能是必要的。

（1）严格控制氧气浓度和气压，以避免氧中毒和气压相关问题。

（2）对患者进行全面的评估，了解患者的健康状况和潜在风险。

（3）严格遵守 HBO 的操作规程和安全指南。

（4）监测患者的生命体征和症状变化，及时发现并处理可能的不良反应。

（5）在治疗过程中保持适当的通风和换气，确保治疗环境的安全。

（6）做好火灾和爆炸防范措施，保障氧气的安全使用。

综合来看，HBO 在 SCI 治疗中可能有潜在益处，但在应用时需要谨慎并注意安全性问题。医生和医疗团队应严格遵循相关的操作规程和安全指南，确保治疗过程的安全性和有效性。

四、治疗展望

HBO 在 SCI 领域的发展前景是一个备受关注的话题。尽管目前 HBO 在 SCI 中存在一些挑战和局限性,但随着科学技术的不断进步和临床研究的深入,HBO 在 SCI 领域的发展前景仍然值得期待。

随着更多大规模、多中心、随机对照的临床试验的进行,关于 HBO 在 SCI 中的效果和安全性的证据将不断积累。这将为 HBO 在 SCI 治疗中的应用提供更加可靠和全面的科学依据。通过更多的研究和实践,可能能够确定 HBO 在 SCI 治疗中的适用范围和最佳治疗策略。明确哪些类型的 SCI 患者可能从该治疗中受益,以及最佳的治疗时机、持续时间和剂量等。

通过深入研究 HBO 的作用机制和生物学效应,可能能够优化治疗方案,提高治疗的效果和安全性。例如,针对不同类型的 SCI,可以个体化制定治疗方案,以达到最佳的康复效果。HBO 可能作为综合治疗方案的一部分,与其他治疗手段如手术、康复和药物治疗相结合,形成多学科综合治疗体系,以达到最佳的康复效果。

总体而言,随着 HBO 在 SCI 领域的不断深入研究和实践,我们可以期待 HBO 在 SCI 治疗中发展的前景。然而,需要强调的是,HBO 作为一种特殊的医疗手段,其应用仍需谨慎,医生和医疗团队需要充分了解其安全性和适用性,确保治疗的有效性和安全性。未来的研究和实践将继续推动 HBO 在 SCI 领域的发展,为 SCI 患者提供更好的治疗选择和康复机会。

第五节　干细胞移植与基因治疗

一、干细胞移植治疗 SCI

(一)概述

治疗 SCI 一直是骨科和神经外科医师面临的挑战。曾经,许多学者相信成年哺乳动物中枢神经系统一旦受损,轴突和神经元是无法再生的。尽管目前有多种治疗 SCI 的方法，包括手术、药物、低体温、高压氧等，取得了一定的进展，但这些方法只能在不同程度上减轻 SCI 带来的病理生理改变，而未能解决促进轴突和神经元再生这一根本问题。然而，近年来随着细胞生物学、分子生物学和组织工程学等学科的发展，出现了许多新的方法来促进轴突和神经元再生，这使得医学界对于 SCI 修复治疗有了新的认识，并为临床治疗 SCI 开辟了新的途径，其中最为引人瞩目的是干细胞移植技术。

干细胞移植是一种新兴的治疗 SCI 的方法，其概念是通过将干细胞移植到受损的脊髓区域，促进修复和再生，从而恢复脊髓功能。SCI 是一种严重的中枢神经系统疾病，常常导致患者的运动、感觉和自主排尿等功能丧失。传统的治疗方法往往难以取得明显的康复效果，因此，干细胞移植治疗成为引人瞩目的研究方向。

干细胞是一类原始细胞，具有自我更新和分化成多种细胞类型的能力。在干细胞移植治疗 SCI 中，常用的干细胞来源包括：①胚胎干细胞（embryonic stem cells，ESCs）。来自早期胚胎的干细胞，具有广泛的分化潜能，可以分化成各种细胞类型。②成体干细胞（adult stem cells）。存在于成年人体内的干细胞，主要在特定组织中进行自我更新和分化。③诱导多能干细胞（induced pluripotent stem cells，iPSCs）。通过重新编程成体细胞而获得的具有多向分化潜能的干细胞。干细胞移植治疗 SCI 的机制是，移植的干细胞可以分化成神经细胞和胶质细胞，填补受损的脊髓区域，并形成新的神经连接。此外，干细胞还能释放生长因子和细胞因子，促进神经细胞的再生和生存，并抑制炎症反应，有助于减少 SCI 后的继发损伤。

在临床应用中，干细胞移植治疗 SCI 的方法包括直接注射干细胞到受损脊髓区域、通过支架或基质材料将干细胞植入 SCI 部位，以及通过静脉输注方式将干细胞输送到全身，利用其间质性和系统性效应。然而，干细胞移植治疗 SCI 仍处于研究阶段，尚存在一些挑战和问题。其中包括干细胞的来源选择、移植途径和剂量的优化、免疫排斥等。此外，干细胞的安全性和长期效果也需要进一步地研究和验证。

总体而言，干细胞移植治疗为 SCI 患者带来了新的治疗选择和康复希望。然而，仍需要进一步深入地研究和临床实践，以确保干细胞治疗的安全性和有效性。

(二)用于治疗 SCI 的干细胞种类和研究现状

理想的用于治疗 SCI 的干细胞应具备以下特点。①多向分化潜能：干细胞应具有多向分化潜能，即能够分化成多种不同类型的细胞，包括神经元、胶质细胞等。这样，它们能够在 SCI 部位分化成所需的细胞类型，实现脊髓的再生和修复。②自我更新能力：理想的干细胞应该能够进行自我更新，不断分裂产生新的干细胞，以保持其数量和活力，确保持续的治疗效果。③缺乏免疫原性：干细胞应该是缺乏免疫原性的，即在移植到患者体内时不会引发免疫排斥反应。这样可以避免移植后的排斥现象，提高治疗的成功率。④安全性：干细胞治疗应该是安全的，不会引发严重的副作用或并发症。相关研究需要对干细胞的安全性进行充分评估和验证，确保治疗过程的安全性。⑤可获取性：理想的干细胞应该能够方便地获取，例如来源于患者自身或捐赠者的组织，或者采用合适的干细胞培养技术来大规模获取干细胞。⑥长期效果：治疗的效果应该是持久的，而不是一时的。干细胞治疗应该能够促进 SCI 的长期恢复和功能改善。

1. 胚胎干细胞(embryonic stem cells，ESCs)

ESCs 作为全能干细胞，源自哺乳动物早期胚胎囊胚的内细胞群或胚胎原始生殖嵴，经过体外培养后获得，具有多种分化潜能。这些细胞在胚胎的早期发育阶段形成，在胚胎的最初几天内逐渐成型。ESCs 具备以下主要特征。①自我更新能力：ESCs 具有无限的自我更新能力，可以持续进行分裂，生成更多的干细胞，以维持其数量和活性。②多向分化潜能：ESCs 具有多向分化潜能，意味着它们可以分化成几乎所有类型的细胞，包括神经元、心脏细胞和肌肉细胞等。这使得它们在组织修复和再生医学方面具有巨大的潜力。③未分化状态：ESCs 保持未分化状态，没有特定的细胞功能或特征。这使得它们可以被引导分化成不同类型的细胞，以满足特定治疗需求。ESCs 的这些特点引起了医学研究和治疗领域的广泛关注。科学家们希望通过研究 ESCs，了解细胞发育和分化的机制，探索新的治疗方法和疾病治疗策略。

ESCs 移植治疗 SCI 的作用机制是复杂而多方面的，主要包括：①细胞替代。ESCs 具有多向分化潜能，可以分化成各种细胞类型，包括神经元和胶质细胞。移植到受损脊髓区域后，ESCs 可以成功分化为功能性神经元，填补损伤部位的缺失，增加受损区域的细胞密度，从而促进神经传导和功能的恢复。

②炎症调节。SCI 后会引发炎症反应，导致进一步的细胞损伤和神经退行性变。ESCs 移植可能通过释放生长因子和细胞因子来调节炎症反应，减轻炎症程度，促进受损区域的再生和修复。③神经保护。ESCs 移植可能通过促进神经细胞的存活和减少凋亡来提供神经保护作用。ESCs 能够释放神经营养因子，为受损神经细胞提供支持，减少进一步的细胞死亡。④神经再生。ESCs 移植可能通过促进轴突再生和神经元连接来增强受损脊髓的再生能力。它们可能释放出一些分子信号，吸引轴突生长，协助受损神经细胞建立新的连接。⑤免疫调节。ESCs 移植可能对免疫系统产生调节作用，减轻免疫排斥反应，促进移植物在 SCI 区域的存活和功能恢复。

然而，ESCs 的临床应用面临取材于人类胚胎的伦理难题，因此受到许多国家和地区的监管和限制。为了解决这一问题，诱导多能干细胞（induced pluripotent stem cells，iPSCs）技术近年来得到发展，通过重新编程成人体成年细胞，使其获得类似 ESCs 的特性。iPSCs 技术避免了胚胎破坏的伦理困境，成为一种有希望的替代性干细胞来源。

综上所述，ESCs 作为一类具有自我更新和多向分化潜能的未分化细胞，在医学领域具有广泛的应用前景。然而，由于伦理和道德等问题，ESCs 的研究和应用受到限制。在此背景下，iPSCs 技术的发展为干细胞研究提供了新的方向。随着科学技术的不断进步和伦理法规的完善，胚胎干细胞研究有望为医学领域带来更多的突破和创新，以期最终改善人类健康和生活质量。

2. 神经干细胞（neural stem cells，NSCs）

NSCs 是一类多能干细胞，最早于 1992 年由 Reynolds 和 Weiss 等学者成功从成年小鼠的纹状体中分离出。这些细胞在体外培养条件下，展现出持续的增殖能力，同时保持其作为干细胞的独特特性，即使经过 40 到 50 代的传代，这些特性依然保持不变。在特定的诱导因素的作用下，NSCs 可以分化为多种细胞类型，其中包括星形胶质细胞、少突胶质细胞和神经元等。目前的研究表明，NSCs 在胚胎发育过程中广泛分布于中枢神经系统的各个区域，涵盖大脑皮层、侧脑室、室管膜下层、海马、纹状体、中脑、脊髓和嗅球等。此外，成年动物中的大脑皮层、海马齿状回、室管膜下层、纹状体、脊髓中央管室管膜区以及嗅球等区域同样也能找到这种具有干细胞特性的细胞类型。近期的研究还进一步证实了人类中枢神经系统中同样存在着这种神经干细胞。

目前获取NSCs的方法主要有以下几种途径。①ESCs：最早来自早期胚胎的内细胞团，能够分化为多种不同类型的细胞，其中就包括神经干细胞。但是，胚胎干细胞的获取过程涉及胚胎的破坏，引发了伦理和道德方面的争议，也受到了法律法规的限制。②iPSCs：这是一种通过基因转导技术，将成体细胞（比如皮肤细胞）重新编程为类似ESCs的多能干细胞。iPSCs具备与ESCs相似的特性，可以分化为NSCs及其他类型的细胞，且避免了涉及胚胎破坏的伦理问题，因此被认为是一种更加具备伦理和法律可行性的方法。③成体NSCs：这些细胞存在于成年人的中枢神经系统（如大脑、脊髓等）中，能够自我更新并分化为神经元和胶质细胞等。成体NSCs可以通过脑组织或脊髓组织的捐赠者获得。不过，由于这些细胞数量有限，且其提取和扩增过程相对较为复杂，因此在临床应用中存在一定的限制。

NSCs在SCI的神经修复中扮演着重要角色。一旦移植到损伤部位，NSCs不仅填充损伤区域，还可以分化为神经元和胶质细胞，代替受损细胞。具体来说，NSCs会分化为各种类型的神经元，包括中间运动神经元和感觉神经元。这些新生神经元会生长出轴突，穿越损伤区域，并与下游神经元建立突触连接。这些轴突可以生长到相当远的距离，有助于恢复脊髓中断的神经通信通路。此外，NSCs还促进下行性运动神经轴突和上行性感觉神经轴突的再生，这些再生的轴突与NSCs分化出的神经元建立功能性的突触连接，有助于重建脊髓神经信号传导通路的连续性。NSCs的分化不仅限于神经元和胶质细胞，它们还可以向其他非神经细胞方向分化。例如，它们可以分化为少突胶质细胞，帮助形成髓鞘以维持神经信号传导的稳定性。此外，它们还可以填充损伤区域的间隙，维持损伤区域的连续性。部分分化为星形胶质细胞的NSCs甚至可以迁移到脊髓的其他部位，与内源性星形胶质细胞连接，并参与突触功能的调节。需要注意的是，NSCs的分化过程需要较长时间，可能会持续数年。在这个过程中，轴突再生的数量和距离会出现高峰期，但随着时间的推移，数量可能会减少。这表明与哺乳动物神经系统的发育相似，轴突再生过程会经历功能性筛选和剔除的过程。

这种轴突再生的重塑机制有助于NSCs移植后建立起功能性的神经环路，从而减少副作用的发生，为治疗奠定了基础。

NSCs移植入SCI部位后具有多种作用，主要包括：①细胞替代和再生。

NSCs 拥有多向分化的潜力,能够分化成神经元和胶质细胞等功能性细胞。一旦移植到 SCI 部位,这些 NSCs 可以分化为新的神经细胞,填补受损区域的缺陷,推动 SCI 区域的组织再生。②促进轴突再生。NSCs 能够释放生长因子和分子信号,吸引轴突生长,有助于受损的神经细胞建立新的连接。这对修复受损的神经连接、改善神经传导功能非常有益。③炎症调节。SCI 会引发炎症反应,加剧细胞和组织损伤。NSCs 移植能够通过释放生长因子和细胞因子来调节炎症反应,减轻炎症程度,促进受损组织的修复和再生。④神经保护和细胞存活。NSCs 能够释放神经营养因子和生长因子,保护受损神经细胞,促进它们的存活并减少细胞凋亡。⑤免疫调节。NSCs 移植可能对免疫系统产生调节作用,减轻免疫排斥反应,促进移植细胞在 SCI 区域的存活和功能恢复。⑥创造有利环境。NSCs 移植可以创造出一个有益于神经再生和修复的微环境,提供生长因子、细胞外基质和支持细胞等因素,从而促进受损组织的修复过程。

需要指出的是,不同类型的 NSCs、不同程度的损伤以及移植时机等因素可能会影响 NSCs 治疗 SCI 的效果。因此,对于 NSCs 治疗 SCI 的实际应用,仍然需要进一步的临床观察和科学研究,以期取得更加明确和有效的治疗效果。这种研究将有助于为未来的神经损伤治疗提供更有力的支持。

3. 骨髓间充质干细胞(bone marrow mesenchymal stem cells,BM-MSCs)

BM-MSCs 源自骨髓基质系统的非造血干细胞,起源于中胚层,拥有多潜能分化和自我更新的能力。在体外培养条件下,它们能持续增殖并保持干细胞特性。BM-MSCs 具有广泛的分化潜能,可以分化成骨细胞、软骨细胞、脂肪细胞等多种细胞类型。相较于其他干细胞,BM-MSCs 具备以下优势:①获取方便;②扩增便利;③储存便捷;④能减少轴突脱髓鞘,降低轴突再生抑制分子的含量,引导轴突生长。此外,值得重视的是,目前尚无关于同种异体或自体移植 BM-MSCs 的不良反应报道,且异体移植显示出良好的耐受性。这些优势使得 BM-MSCs 在组织工程和再生医学领域具有广阔的应用前景,对于 SCI 等多种疾病的治疗具有重要意义。

BM-MSCs 在治疗 SCI 方面的可能病理生理机制包括以下几点。①分泌神经营养因子:BM-MSCs 能分泌多种营养因子,如脑源性生长因子、血管内皮生长因子、神经生长因子等,这些因子在神经保护中扮演重要角色。

②抑制炎症反应:通过上调抗炎因子(如转化生长因子β1)和下调趋化因子及细胞因子(如白细胞介素1β、白细胞介素6、肿瘤坏死因子α),BM-MSCs能有效抑制SCI引发的炎症反应。③基因表达作用:BM-MSCs能表达一些神经元基因和转录因子,诱导分化成神经外胚层细胞,促进可能向多巴胺能神经元分化的路径。其多向分化的基因表达能够填充SCI囊性变区,改善局部神经元功能。④轴突再生及神经通路重建:BM-MSCs在慢性期和亚急性期可通过减少瘢痕组织释放的轴突生长抑制因子,促进轴突功能恢复;同时,在损伤部位表达多种与细胞黏附相关的因子,这些神经修复因子有助于轴突生长和细胞迁移;此外,BM-MSCs还能分泌膜型基质金属蛋白酶1和膜型基质金属蛋白酶2,这有助于降低硫酸软骨素浓度,促进轴突再生和神经通路的重建。⑤免疫调节作用:BM-MSCs对B淋巴细胞产生免疫抑制效应,为轴突再生提供有利环境,促进血管新生,增强抗凋亡基因表达,抑制细胞毒性T细胞和自然杀伤细胞增殖。⑥外泌体微囊的生成:BM-MSCs能生成外泌体微囊,其中含有多种生物活性分子,如脂质、蛋白质、生长因子受体和微RNA等。这些外泌体微囊可以调节BM-MSCs的治疗效应,其内含微RNA能够转移至毗邻神经细胞,引发神经轴突重建,进而促进功能恢复。

尽管BM-MSCs在治疗SCI方面展现出巨大潜力,但在临床应用中仍需面对一些挑战和问题,包括以下几点。①有效移植:BM-MSCs的有效移植是一个难题,因为移植后这些细胞需要准确定位并留在受损的脊髓区域。大部分移植细胞往往在短时间内排出体外或迁移到其他部位,从而降低了治疗效果。②适当分化:BM-MSCs的准确分化至关重要,然而如何确保这些细胞精确分化为所需的神经元和胶质细胞,而非其他细胞类型,仍然是一个挑战。③免疫排斥:尽管BM-MSCs来源于患者自身或同种异体供体,但在某些情况下,患者的免疫系统仍可能对移植细胞产生排斥反应,降低了移植细胞的存活和治疗效果。④缺乏一致的治疗方案:目前针对BM-MSCs治疗SCI缺乏统一的治疗方案,包括移植剂量、移植时机、移植途径等。这使得临床效果的比较和评估变得更加复杂,因此需要进一步的研究来明确最佳的治疗方案。⑤长期疗效:虽然初期临床试验表明BM-MSCs在某些方面显示出一定的疗效,但其长期治疗效果仍需进一步观察和研究。长时间内BM-MSCs的稳定性和持久性需要更多验证。

综合而言，虽然BM-MSCs在治疗SCI方面前景广阔，但其在临床应用中仍需克服上述困难和问题。进一步的基础研究和临床试验将有助于更清晰地了解其治疗机制和最佳应用策略，从而提高治疗效果，确保治疗的安全性和持续性。未来，随着科学技术的不断进步，我们有望更好地利用BM-MSCs来促进SCI患者的神经修复和功能恢复。

4. 脐血干细胞（umbilical cord blood stem cells，UCBSCs）

UCBSCs是新生儿脐带血中存在的一类重要干细胞，具备以下显著特点。①来源便利：脐带血在分娩后成为一种废弃物，获取过程简便，对新生儿和母亲不会造成任何损害。相对于其他类型的干细胞，UCBSCs的获取更为便利。②多能性：UCBSCs包含多种干细胞类型，其中最突出的有造血干细胞和间充质干细胞。间充质干细胞能分化为多种不同类型的细胞，包括骨细胞、软骨细胞、脂肪细胞等，因此在组织工程和再生医学领域具有广泛应用前景。③低免疫原性：UCBSCs的免疫原性相对较低，植入体内时很少引发免疫反应。这特性使得同种异体移植成为可能，即不同个体的UCBSCs可用于治疗患者而不触发排斥反应。④存储便利：脐血干细胞能在婴儿出生后立即采集并冷冻保存，形成脐血干细胞库。这种存储方式使得在需要治疗时，能够迅速使用自身或同种异体的干细胞，避免等待供体和排队等问题，为治疗提供了便利。

基于上述特点，脐血干细胞在SCI治疗中具备独特的优势。目前对于UCBSCs在治疗SCI方面的作用机制有以下理解。①组织修复和再生：UCBSCs的多能性使其能够分化为不同细胞类型，包括神经元、星形胶质细胞、少突胶质细胞等。当这些细胞移植到SCI部位时，它们能够促进受损组织的修复和再生，增加神经元和胶质细胞的数量，从而有助于恢复脊髓功能。②分泌生长因子和细胞因子：UCBSCs能分泌多种生长因子和细胞因子，如神经营养因子和神经生长因子等。这些分子有助于促进神经细胞生长和再生，改善SCI区域的微环境，创造有利于神经再生的条件。③免疫调节作用：UCBSCs的低免疫原性有助于抑制炎症反应和免疫反应，减少损伤部位的炎性损伤，促进组织修复和再生。此外，UCBSCs还能调节免疫系统平衡，减少自身免疫反应，缓解自身免疫性SCI症状。④血管生成和营养支持：UCBSCs还能促进新血管的生成，增加血液供应，为SCI部位提供更多氧气和营养物质,有助于损伤区域的修复和再生。

然而,尽管 UCBSCs 治疗 SCI 潜力巨大,但在临床应用中仍面临一些挑战和限制,需要进一步的研究和临床实践来完善和验证其疗效。随着科学技术的不断发展,UCBSCs 有望为 SCI 患者带来更好的神经修复和功能恢复效果。

5. 嗅鞘细胞(olfactory ensheathing cells,OECs)

在成年哺乳动物的中枢神经系统损伤后,局部微环境的影响导致轴突无法再生,然而同属中枢神经系统的嗅感觉神经细胞却展现出终身的增殖和更新能力。这一现象与一种特殊的胶质细胞——OECs 紧密相关。OECs 与嗅神经密切相连,从鼻腔嗅上皮到大脑嗅球细胞,沿着感觉神经纤维的全程。OECs 具有施万细胞和星形胶质细胞的特性,其表型更接近施万细胞。OECs 具备两个独特的特点:①它同时存在于外周神经系统(类似施万细胞)和中枢神经系统内(类似星形胶质细胞)。②在成年哺乳动物中,嗅上皮具有持续产生感觉神经元的能力。虽然这种神经发生能力的具体机制尚不明确,但 OECs 通过施万细胞样功能促进轴突再生,以及星形胶质细胞样功能存在于中枢神经系统。这些独特特性使 OECs 成为治疗脊髓损伤的理想选择。

随着嗅球 OECs 的获取、分离和纯化技术的不断改进,我们已成功培养出胚胎鼠、新生鼠和成年鼠的嗅球 OECs 和嗅黏膜 OECs。在这方面,进行了大量的基础研究,并取得了令人满意的进展。1994 年,Ramon 首次尝试将 OECs 移植技术用于轴突再生,并发现将成年动物的嗅球 OECs 移植到损伤部位后的 3 周,能促进背根神经节轴突朝正确方向再生入脊髓。在动物实验研究基础上,国内的黄红云等率先将 OECs 应用于临床 SCI 治疗。他们通过体外培养人胚胎来源的 OECs,并将其注入晚期 SCI 患者的损伤部位。治疗结果显示患者的脊髓功能有显著改善。

OECs 移植治疗 SCI 的主要机制包括以下几点。①神经再生和连接重建:OECs 是成年哺乳动物中唯一能进行神经再生的细胞类型。移植到 SCI 部位后,OECs 能分化成神经元和支持细胞,促进受损神经纤维的再生和连接重建。这有助于修复受损神经通路,促进神经传导功能的恢复。②神经营养因子分泌:OECs 能分泌多种神经营养因子,如神经生长因子、脑源性神经营养因子等。这些因子有助于促进受损神经细胞的存活和再生,并创造有利于神经恢复的微环境。③抑制炎症反应：SCI通常伴随炎症反应，导致更多神经细胞的损伤。OECs移植能通过释放抗炎因子和抑制炎症细胞的活化，减轻炎症反应，保护周围神经组织免受炎症损伤。④脊髓局部微环境修复：OECs移植能促进损伤部位的局部微环境修复。它们能促进血管新生和支持组织修复，改善SCI区域的血液供应和营养情况，提供更有利的恢复环境。⑤抑制瘢痕形成：SCI后常会形成瘢痕组织，阻碍神经再生。OECs移植有助于减少瘢痕组织的形成，促进损伤部位的纤维化和修复。

6. 皮肤干细胞

皮肤干细胞是存在于皮肤组织中的一类原始干细胞，具有自我更新和多向分化的能力。皮肤干细胞主要包括表皮干细胞、毛囊干细胞和毛乳头的皮肤前体细胞，而其中具有神经干细胞分化潜能的是毛囊细胞和前体细胞。皮肤源性的干细胞较其他组织干细胞更容易获得，并且能够在体外快速增殖、没有免疫排斥反应，皮肤源性的神经干细胞研究成果为SCI的细胞移植和基因治疗带来了更多的希望。皮肤干细胞在SCI治疗中的应用仍处于实验室研究和临床试验阶段。虽然还面临着一些困难和挑战，但它具有广阔的应用前景。

(三) 干细胞移植方法和途径

1. 脊髓内移植

将干细胞直接注入SCI部位。这是最直接的方法，可以使干细胞在损伤区域释放生长因子和细胞信号，促进脊髓修复和再生。

2. 脊髓蛛网膜下腔移植

将干细胞注入脊髓蛛网膜下腔。这种方法可以让干细胞通过脑脊液流到SCI部位，减少对脊髓的创伤。

3. 静脉内移植

将干细胞通过静脉输注到患者体内。这种方法适用于全身性疾病或损伤，可以使干细胞通过血液循环到达需要修复的组织。

4. 骨髓移植

通过骨髓移植引入干细胞，适用于血液系统疾病和造血系统恢复。

5. 脑室内移植

将干细胞注入脑室内，使其通过脑脊液到达SCI部位。

6. 外周神经移植

从患者自身的外周神经中提取干细胞,再移植到 SCI 部位,用于促进神经再生。

7. 胚胎植入

使用胚胎干细胞进行移植,但这种方法在伦理和法律上面临一些限制。

8. 组织工程支架移植

使用组织工程的方法,将移植细胞种植在高分子材料的支架上,然后再移植到 SCI 部位。组织工程支架可以作为细胞在脊髓内生长的支持基质,同时能够隔离胶质瘢痕的侵入,另外,支架还能够为细胞在脊髓内生长提供相关的营养因子,促进轴突再生并引导轴突穿越胶质瘢痕。

总体来说,干细胞移植的方法和途径取决于疾病或损伤的类型、患者的状况以及治疗的目标。

(四)移植效果影响因素

1. 移植细胞的类型

不同类型的干细胞在治疗 SCI 时具有不同的效果。例如,神经干细胞、骨髓间充质干细胞、嗅鞘细胞等都有不同的特点和功能,可能对 SCI 的修复产生不同的影响。

2. 移植细胞数量

移植的干细胞数量会影响治疗效果。过少的细胞数量可能无法达到足够的治疗效果,而过多的细胞数量可能导致细胞过度增生或其他不良反应。

3. 移植时间

在 SCI 后,干细胞的移植时间也是一个关键因素。早期的移植可能有助于促进伤后组织修复和再生,而过晚的移植可能无法逆转已发生的损伤。

4. 移植位置

干细胞移植的位置也会影响治疗效果。将干细胞移植到受损的脊髓区域附近可能更有利于修复受损组织。

5. 免疫排斥

干细胞移植后,患者的免疫系统可能会对移植细胞产生排斥反应,影响治疗效果。因此,选择合适的移植来源,如自体移植或适当的免疫抑制治疗,是关键的考虑因素。

6. 患者的年龄和健康状况

患者的年龄和整体健康状况也会对治疗效果产生影响。年轻和较健康的患者可能对干细胞治疗有更好的反应。

7. 合并症和并发症

患者可能伴随有其他病症或并发症，这些都会影响干细胞治疗的效果。

8. 移植后的后续护理和康复

干细胞移植后的后续护理和康复对治疗效果也十分重要，包括康复训练、药物治疗等。

（五）展望

干细胞移植治疗 SCI 是一项具有巨大潜力的前沿医学技术，虽然目前仍处于研究和实验阶段，但已经取得了一些令人鼓舞的成果。未来对于这一领域的展望是非常乐观的。

1. 治疗效果的持续改善

随着干细胞研究的深入和技术的进步，我们可以期待治疗效果的不断改善。通过更精确的干细胞类型选择、更优化的移植方法以及后续的康复治疗，将有望实现更好的 SCI 修复效果，帮助患者恢复功能和改善生活质量。

2. 多种干细胞的联合应用

不同类型的干细胞在 SCI 治疗中可能具有不同的优势和作用机制。未来可能探索多种干细胞的联合应用，以期通过协同作用促进 SCI 的修复和再生。

3. 个体化治疗方案

随着医学技术的发展，未来的干细胞移植治疗可能会更加个体化。根据患者的具体情况，选择最适合的干细胞来源和治疗方案，提高治疗的针对性和效果。

4. 临床试验和标准化治疗

目前已经进行了一些干细胞移植治疗 SCI 的临床试验，但仍需进一步完善治疗的标准和规范。未来可能会建立更严格的临床试验设计和治疗标准，以确保治疗的安全性和有效性。

5. 利用基因编辑技术

基因编辑技术的不断发展可能为干细胞治疗提供新的可能性。通过编辑干细胞的基因,可以增强其修复功能、增加其存活率,并降低免疫排斥反应,这将进一步提升治疗效果。

综上所述,干细胞移植治疗 SCI 的展望非常广阔,它有望成为未来 SCI 治疗的重要手段之一,为患者带来更好的康复和生活质量。然而,要实现这一目标,还需要继续进行深入的基础和临床研究,加强合作和共享经验,共同推动干细胞治疗技术的进步和应用。

二、基因治疗 SCI

(一) 基因治疗 SCI 概念

基因治疗是一种向患者体内引入或修复特定基因,以纠正异常基因功能或增强正常基因功能,从而治疗疾病的方法。基因治疗已经应用于多种遗传性疾病以及一些某些非遗传性疾病患者。

近几年,基因治疗的含义和方法有了全新的变化。其在中枢神经系统疾生中的应用也有了快速的发展。在 SCI 中,神经细胞和轴突遭受严重损伤,导致传导功能丧失,使患者出现感觉和运动功能障碍。许多学者通过应用转基因技术,将特定的基因导入到患者受损的脊髓组织中,以促进神经细胞的再生和轴突的延伸,从而恢复脊髓的功能。这种治疗方法被认为有潜力成为治疗 SCI 的革命性疗法,但目前仍处于早期研究阶段,需要进一步的实验室研究和临床试验来证实其安全性和有效性。

(二) 基因治疗 SCI 策略

基因治疗是一种利用基因工程技术来治疗疾病的方法,其策略可以根据疾病的特点和治疗目标而定。在 SCI 的基因治疗中,主要的策略包括以下几种。

1. 基因传递

通过载体(如病毒或质粒)将特定的基因导入患者的细胞中。这些基因可以编码生长因子、神经营养因子、修复蛋白等,以促进脊髓细胞的再生和功能恢复。

2. 基因编辑

利用 CRISPR - Cas9 等基因编辑技术,直接修改患者体内的基因序列,纠正 SCI 中存在的遗传缺陷或修复有害的基因突变。

3. 基因调控

通过调节特定基因的表达水平,调整 SCI 中的细胞信号通路和基因表达模式,以促进神经细胞的再生和轴突的延伸。

4. 基因表达调控

利用 RNA 干扰技术,抑制特定基因的表达,减少其对 SCI 的不良影响。

5. 基因修饰

对患者的干细胞进行基因修饰,使其具备更强的再生能力和治疗潜力,然后再移植到受损的脊髓部位。

这些策略可以单独应用,也可以联合使用,以提高治疗效果。基因治疗是一项复杂的技术,需要对基因的功能和调控机制有深入的了解,同时还要解决潜在的安全性和效率问题。目前,基因治疗在 SCI 等领域仍处于研究和开发阶段,需要进一步的实验室研究和临床试验来验证其可行性和安全性。

(三)基因治疗 SCI 的临床应用及挑战

基因治疗 SCI 的临床应用仍处于早期阶段,尚未实现广泛的临床应用。然而,一些初步的临床试验和研究结果显示,基因治疗 SCI 具有一定的潜力和希望,但也存在一些挑战和问题。

一些早期的小规模临床试验表明,基因治疗 SCI 可以改善患者的神经功能和生活质量。例如,一些研究中使用基因编辑技术成功修复了 SCI 患者体内的有害基因突变,取得了一定的治疗效果。其他研究中也发现,通过导入编码生长因子或神经营养因子的基因,可以促进神经细胞的再生和功能恢复。

然而,需要指出的是,目前的研究还远没有达到完善和成熟的阶段。在进行基因治疗 SCI 时,仍然面临许多挑战和问题。

1. 安全性问题

基因治疗涉及对患者体内基因的修改,必须确保治疗过程的安全性,避免潜在的不良反应或遗传变异。

2. 治疗效果持久性

基因治疗的效果需要长期持续,而不是一时性的,因此需要确保治疗的持久性和稳定性。

3. 个体差异

每个患者的基因组和病情都可能存在差异,因此需要个体化的治疗方案,以提高治疗效果。

4. 临床试验和监管

基因治疗是一项复杂的技术,需要进行大规模的临床试验来验证其安全性和有效性,并需要受到严格的监管和审查。

虽然目前还存在许多挑战,但基因治疗 SCI 的潜力是巨大的。随着技术的不断发展和临床实践的推进,相信将来会取得更多的突破和进展,为 SCI 患者提供更有效的治疗方法。

第六节　临床治疗中常见问题

一、不同脊髓损伤平面对呼吸肌有何影响?

脊髓损伤平面越高、损伤越严重,呼吸功能下降的程度也越明显(表 4-6-1)。对于脊髓损伤位于 C_2 节段及以上的患者,膈肌功能完全丧失,肋间肌、斜角肌和腹肌失去神经支配,无法自主呼吸,需要长期依靠呼吸机辅助呼吸。损伤到 $C_3 \sim C_4$ 节段的患者,在急性期需要呼吸机辅助呼吸,膈肌功能部分存在,辅助呼吸肌也受到损伤,容易疲劳。损伤到 $C_5 \sim C_8$ 节段的患者,膈肌功能基本正常,但肋间肌和腹肌无力,咳嗽时效果不佳。损伤到 $T_1 \sim T_5$ 节段的患者,膈肌功能正常,部分肋间肌功能保留,能进行轻微的咳嗽。损伤到 $T_6 \sim T_{10}$ 节段的患者,用力咳嗽能力减弱,膈肌、肋间肌和腹直肌功能基本存在,咳嗽能力还可以。损伤到 $T_{11} \sim T_{12}$ 节段的患者,能够进行有效咳嗽,膈肌、肋间肌和腹肌功能基本正常。而损伤到 L_1 节段及以下的患者,呼吸肌功能基本正常,但可能有些功能性下降。

表 4-6-1　不同节段脊髓损伤对呼吸功能的影响

脊髓损伤节段	对呼吸功能的影响
C_2 及以上	膈肌功能完全丧失,肋间肌、斜角肌和腹肌失去神经支配,无法自主呼吸,需要长期依靠呼吸机辅助呼吸。

(续 表)

脊髓损伤节段	对呼吸功能的影响
$C_3 \sim C_4$	膈肌功能部分存在,辅助呼吸肌也受到损伤,容易疲劳。在急性期需要呼吸机辅助呼吸。
$C_5 \sim C_8$	膈肌功能基本正常,但肋间肌和腹肌无力,对呼吸功能的影响相对较轻。
$T_1 \sim T_5$	膈肌功能正常,部分肋间肌功能保留,能进行轻微的咳嗽。
$T_6 \sim T_{10}$	膈肌、肋间肌和腹直肌功能基本存在,咳嗽能力还可以。
L_1 及以下	呼吸肌功能基本正常,但可能有些功能性下降。

因此,损伤平面越高,呼吸肌损伤越严重,患者罹患呼吸系统疾病的概率就越大。针对不同位置胸椎脊髓损伤导致的呼吸功能障碍,康复计划应根据个体情况进行评估和治疗,以为患者提供最佳的康复方案。可能包括使用呼吸辅助设备和进行呼吸肌肉锻炼等措施,以促进呼吸功能的康复,并改善患者的生活质量。

二、脊髓休克表现？如何判断预后？

脊髓休克是指在严重脊髓损伤后产生的受损害水平以下的脊髓神经功能立即、完全丧失。可根据以下特征判断是否发生脊髓休克。

损伤水平以下的运动功能丧失,表现为肌力低下的弛缓性瘫痪,各种脊髓反射包括病理反射的消失以及排尿排便功能的丧失。

全身各主要器官系统功能均可发生一系列改变,主要表现为低血压或心排出量下降、心动过缓、低体温、呼吸功能障碍、膀胱能力低下造成尿潴留等。

脊髓休克是脊髓损伤后产生的一个暂时的或过渡的状态,可于伤后立即开始,持续数小时至数周,但也可能持续数月。脊髓休克时间长短与损伤程度及部位、患者年龄有关。

脊髓休克的存在既可能预示脊髓功能永久丧失,也可能预示着脊髓功能的暂时丧失。脊髓休克结束后,脊髓功能可有不同的预后。如果最初脊髓功能的完全丧失是因脊髓休克引起,而脊髓组织结构并未产生不可逆的损伤,则脊髓功能可完全或接近完全恢复正常;如果脊髓结构发生部分损伤可表现部分恢复,即不完全性脊髓损伤;如果脊髓休克是因脊髓结构横贯性完全损伤引起,则不可能恢复,即表现为完全性损伤。在脊髓休克期中,脊髓可因脊柱不稳定而受到再次损伤,从而使原本可以恢复的脊髓功能不能恢复,而这一损伤加重的临床过程又可因脊髓休克的存在而被掩盖。

三、如何处理 SCI 并发症?

SCI 可能会导致多种并发症,其中一些是短期内出现的,而其他一些则可能在长期内逐渐发展。常见的 SCI 并发症以及相应的处理方法包括以下几点。

1. 呼吸功能障碍

SCI 可能导致呼吸肌群受累,造成呼吸功能受损。严重的 SCI 可能需要机械通气来辅助呼吸。

2. 神经源性休克

SCI 后可能出现神经源性休克,导致血压骤降和心率下降。治疗包括保持患者平卧、输液支持和血压控制。

3. 压力性损伤

通常发生在患者的躯干、骶尾部、坐骨、肩胛骨、足跟等部位,特别是骨隆起的部位容易受到压迫。处理压力性损伤的方法包括:①保持皮肤清洁干燥,定期更换体位,减少压力。②使用特殊的床垫和坐垫,减轻压力。③注意皮肤护理,及时处理皮肤损伤,避免感染。④加强营养,保持水平衡,促进伤口愈合。⑤鼓励患者进行主动体位变换和适度运动,避免长时间固定姿势。

4. 膀胱和肠道功能障碍

主要表现为尿失禁、便秘等症状。治疗包括膀胱训练、肠道调理和定期排空。

5. 感染

由于免疫系统可能受损,SCI 患者易发生尿路感染、呼吸道感染等。处理方法包括使用抗生素治疗,并加强感染预防措施。

6. 静脉血栓形成

因长期卧床,容易出现静脉血栓形成。预防措施包括以下几点。①早期康复和主动活动:尽早开始 SCI 康复训练,包括主动肢体活动和床上康复运动,可以促进血液循环,降低深静脉血栓的风险。②使用抗凝剂:在 SCI 患者中,使用抗凝剂(如肝素)可以减少血液凝结的倾向,预防深静脉血栓的形成。③弹力袜和加压设备:穿着弹力袜或使用机械加压设备(如气压治疗),可以帮助促进下肢血液循环,减少深静脉血栓的发生。④保持足够水分摄入:保持充足的水分摄入可以帮助稀释血液,减少血液凝结的风险。⑤避免长时间坐卧不动:尽量避免长时间保持同一姿势,特别是坐卧不动,应该经常活动肢体,改变体位,防止深静脉血栓的形成。总之,预防 SCI 后的下肢深静脉血栓需要综合多种措施,这些措施可以降低深静脉血栓的风险,提高患者的康复效果。

7. 肌肉痉挛和疼痛

处理方法包括药物治疗(如肌肉松弛剂、抗痉挛药物和镇痛药物),物理治疗(如按摩、拉伸、热敷和冷敷),以及康复训练(如肌肉强化和功能性运动)。

8. 精神和心理问题

SCI 可能对患者的心理和情绪造成影响。提供心理支持和康复服务是重要的治疗手段。

处理并发症的方法应根据患者的具体情况进行个体化制定,并由医疗团队综合评估和指导。预防并发症的重要性不可忽视,定期的康复评估和监测,以及良好的患者教育和自我管理也是有效应对并发症的关键。

四、SCI 患者面临哪些社会和心理问题?

1. 心理调整和情绪问题

SCI 对患者的生活产生了深远的影响,可能引发情绪问题,如抑郁、焦虑、愤怒、失落感等。面对身体功能的改变和日常生活的挑战,患者需要适应新的生活情境,可能需要心理支持和咨询来帮助他们处理情绪问题,并建立积极的心态。

2. 社交和人际关系问题

SCI 患者可能面临社交和人际关系的困难。身体功能的改变和依赖他人的程度增加,可能导致与他人的互动减少或存在障碍。患者需要适应新的社交环境,重新建立和维护人际关系,并学会寻求社交支持和参与社区活动。

3. 职业和教育问题

SCI 可能对患者的职业和教育产生重大影响。某些职业可能无法继续从事，教育进程可能受到延误。患者可能需要重新评估职业和教育目标，并进行职业咨询和康复训练，以寻求新的职业和教育机会。

4. 自我身份和自尊心问题

SCI 患者可能面临自我身份和自尊心的挑战。身体功能的改变和社会角色的变化可能导致患者对自己的身份感和自尊心产生负面影响。患者需要逐步适应新的身份，重新定义自己，并发展积极的自我形象和自信心。

5. 日常生活挑战

SCI 对日常生活活动产生了巨大的影响。患者可能面临如轮椅使用、个人卫生、饮食、排泄控制等方面的挑战。他们需要适应新的生活方式，学会使用辅助装置和技术，并接受康复训练和指导，以提高独立性和生活质量。

处理这些社会和心理问题需要综合的康复团队，包括心理学家、社工人员、康复医师和社区支持机构的支持和合作。提供心理支持、康复咨询、职业咨询、社交技能培训和社区参与等综合的支持措施可以帮助 SCI 患者应对并克服这些问题，提高他们的生活质量和心理健康。

五、促进运动和感觉功能恢复方法有哪些？

在 SCI 的康复过程中，运动和感觉功能的恢复是重要的目标。以下是一些常见的方法和技术，用于促进 SCI 患者的运动和感觉功能恢复。

1. 康复训练

定期进行康复训练，包括物理治疗、运动疗法和作业治疗等。这些训练可以帮助患者增强肌肉力量、改善平衡和协调能力，提高日常生活技能。

2. 医学辅助装置

使用医学辅助装置，如拐杖、助行器、轮椅等，帮助患者行走和移动，减轻对肌肉和关节的负担。

3. 药物治疗

一些药物，如神经保护剂、神经营养剂和抗痉挛剂等，可能对促进神经功能恢复有一定的帮助。

4. 刺激疗法

电疗法、磁疗法和超声疗法等刺激疗法可能有助于刺激神经再生和促进神经传导。

5. 心理支持

提供心理支持和心理辅导，帮助患者应对 SCI 带来的心理压力，积极面对康复过程。

6. 营养支持

保持良好的饮食和营养状况，有助于促进神经细胞的生长和修复。

7. 实验性疗法

一些实验性疗法，如基因治疗和干细胞治疗，目前还在研究阶段，但可能为 SCI 治疗提供新的希望。

需要强调的是，SCI 的治疗是一个综合性的过程，需要医生、康复师、心理咨询师等多学科的团队合作。每位患者的情况不同，治疗方案应因人而异，根据具体情况制定个性化的康复计划。

六、脊柱内固定术后可做核磁共振检查吗？

SCI 后进行椎管减压植骨内固定手术是一种常见的治疗方法，但患者在术后可能会有疑虑，是否可以进行 MRI 检查。事实上，现代的内固定手术常使用钛合金材料，相比以往的材料，钛合金确实可以在一定条件下进行 MRI 检查。

钛合金作为一种生物相容性较好的金属材料，被广泛用于内固定手术中。相较于传统的不可磁性材料，如不锈钢、钛合金在 MRI 检查中具有更好的适应性。它可以在 MRI 的磁场中产生较小的干扰，因此 MRI 图像的质量可能会受到一定程度的影响，出现伪影或干扰。这意味着在进行 MRI 之前，医生需要评估钛合金内固定装置的特性和位置，并采取适当的 MRI 参数，以最大限度地减少金属干扰，获得准确的影像。

参考文献

[1] 焦洪新, 刘思杰, 张宝玉, 等. 尼莫地平治疗脊髓损伤后排尿功能障碍[J]. 中国骨伤, 2000(13):574.

[2] 李明, 叶晓健, 余科炜, 等. 纳洛酮治疗急性脊髓损伤的临床观察[J]. 中国矫形外科杂志, 1997, 4(4):280-281.

[3] Rouanet C, Reges D, Rocha E, et al. Traumatic spinal cord injury: current concepts and treatment update [J]. Arq Neuropsiquiatr, 2017, 75(6):387-393.

[4] Kim YT, Caldwell JM, Bellamkonda RV. Nanoparticle-mediated local delivery of

Methylprednisolone after spinal cord injury [J]. Biomaterials, 2009, 30(13):2582-2590.

[5] 王岩,张国强,张雪松,等. 带血供尺神经转位重建截瘫患者下肢功能[J]. 中国脊柱脊髓杂志,2007,17(4):290-293.

[6] 赵继戀,张玉海,王金铭. 膀胱腹直肌间置术治疗无反射性神经膀胱[J]. 中国脊柱脊髓杂志,2000(102):84-86.

[7] Stenzl A, Ninkovic M. Restoring voluntary urinary voiding using a latissimus dorsi muscle free flap for bladder reconstruction [J]. Microsurgery, 2001, 21(6):235-240.

[8] 侯春林,衷鸿宾,张世民,等. 建立人工膀胱反射弧恢复脊髓损伤患者排尿功能的初步报告[J]. 第二军医大学学报,2000,21(1):87-89.

[9] 吴文茂,于德水. 甲泼尼龙治疗急性脊髓损伤的临床疗效分析[J]. 中国实用医药,2022,17(17):128-131.

[10] 蒋昇源,邓博文,刘港,等. 川芎嗪与丹参酮ⅡA对脊髓损伤的保护作用及机制[J]. 现代中西医结合杂志,2023,32(9):1176-1182.

[11] 王新涛,孙大伟. 创伤性脊髓损伤的重症监护治疗进展[J]. 中国中西医结合急救杂志,2017,9(5):552-555.

[12] 秦英智. 关注长期机械通气患者的程序化管理[J]. 中华危重病急救医学,2013,25(3):130-131.

[13] 黄小孙,刘传芳. ICU上颈椎损伤患者的生存率与临床特征的关系研究[J]. 中国急救医学,2017,37(8):724-727.

[14] 刘趁心,孟冰. 急性重度颈脊髓损伤患者临床特征分析及远期死亡危险因素初探[J]. 中国脊柱脊髓杂志,2019,29(3):247-251.

[15] 朱旭辉,李江. 重症颅脑损伤合并脊髓损伤40例临床诊治体会[J]. 中国乡村医药,2013,20(2):16-18.

[16] 高亮,陈宋育. 美国神经重症学会预防神经重症患者静脉血栓栓塞指南的解读[J]. 中华神经创伤外科电子杂志,2016,2(5):261-270.

[17] 陆慧芬. ICU高位颈脊髓损伤患者的护理[J]. 家庭医药,2016,7:246-247.

[18] 赵明钢,张阳德. "5.12"汶川大地震重症伤员特征与分阶段救治[J]. 中国现代医学杂志,2008,(16):2287-2290.

[19] 徐帅,李增炎. 急性脊髓损伤转ICU的原因及结果分析[J]. 河北医科大学学报,2014,35(1):19-23.

第五章
脊髓损伤的康复护理

第一节　康复护理基本要求

一、康复护理学的内涵

(一) 概述

康复护理学是以康复医学和护理学理论为基础,研究促进伤、病、残患者的生理、心理康复的护理理论、知识、技能的一门学科。在康复计划的实施过程中,由护士配合康复医师和治疗师等康复专业人员,对康复对象实施基础护理和各类康复护理专业技术,目的是改善患者功能,提高患者的生活能力、生活质量及生存质量。

(二) 与临床护理学区别

康复护理学是一门研究伤病者与伤残者身体、精神康复的护理理论、知识、技能的科学。通过各项护理评定以及对患者各项功能障碍的处理及预防,以实施相应的护理措施,帮助患者康复为目的,以最大限度恢复患者功能、减轻残障为最终康复目标。临床护理旨在帮助患者恢复或减轻日常生活能力的下降,特别是当他们的疾病状况较为严重时,康复护理则要求患者尽可能保持功能正常,以减少由于功能障碍而带来的生活自理能力的影响。

在临床护理中,我们采用的是代替式护理方法,而康复护理则更侧重于自我照顾,主要关注提升患者的功能,从被动服务转变为主动参与。帮助患者逐渐由"替代式护理"向"自我护理"转变。通过减少健康患者的功能障碍，尽量地推动或完善他们各个方面的机能问题，并防止或优化继发性的各种问题。这样做旨在实现最大程度的功能提升，增强患者的生活自理能力，提高其生存质量，使他们重新回到家庭和社会中去。

二、康复专科护理与临床一般护理异同点

（一）相同点

1. 基础护理

包含一般护理评估（体温、脉搏、血压、压力性损伤、跌倒坠床等）。

2. 查对制度

根据临床诊疗医嘱，严格执行查对制度，完善各类检查，正确给予相关治疗、规范合理用药及相关护理措施。

3. 分级护理

依据患者病情，定时巡视病房，观察患者病情变化，给予相应的护理措施，并做好相应的护理记录等。

4. 健康宣教

宣教是一项持续性护理工作，从患者入院起至患者出院后随访，包含合理饮食、用药、治疗、按时随访等。

（二）不同点

1. 护理目的

除了以提供基础护理和减少病患痛苦、推动健康为主要目标外，康复专科护理的核心职责是协助病患降低功能障碍的程度，预防功能残疾的产生，尽可能恢复病患的生活自理能力，并帮助他们尽快融入社会。

2. 护理对象

康复护理的主要对象是伴有功能障碍的残疾者或慢性疾病患者，必须有针对性地为患者提供专科护理服务，尊重患者，不能有任何歧视性行为发生。

3. 护理内容

除常规一般基础护理内容外，我们需要密切关注患者在康复训练过程中残障程度的变化，并详细认真做好记录，并将这些数据汇报给相关的工作人

员。康复训练是综合性的,需要多种多样的技术手段,包括理疗、针灸、物理治疗、推拿等,并且需要护士们不断积极参与,建立起有效的沟通渠道,密切观察患者的症状,及时反馈给专业的医生,从而使得整个治疗过程更加顺利,更有效地实现康复目标,以确保康复进程的一致性和连贯性。

4. 护理技术

相关的康复护理技术包括基础护理常规操作,体位摆放、呼吸功能训练和痰液排出护理训练、吞咽训练以及肠道和膀胱的护理等。

与疾病相对应的康复护理:如糖尿病患者康复护理技术、神经护理康复技术、骨科康复护理技术、重症康复护理技术等。

三、康复护理专科特色

传统的护理模式是一种"替代式护理",其理念在于我为患者提供高品质的服务,而康复护理模式更注重于"参与式"护理、"主动"护理或者"自我"护理,始终以"患者为中心"的细微服务。

在保证患者安全的条件下,护士通过监督与指导,鼓励并引导患者及其家属积极参与到康复过程中来。在此期间,护士会在特定的时段适时介入康复护理,利用言语或者身体上的支持为患者提供所需的援助。同时,在临床医生或治疗师的指导下,护士给予协助实施相关的康复治疗,让患者能够独立地进行基本的康复训练,以防止出现二次损伤导致的功能减退。这样可以有效降低疾病或伤害造成的残疾情况,如果缺乏有效的康复治疗或合适的康复护理,可能会引发新的功能障碍发生。

通过提供有效的康复护理指导,帮助康复医生和治疗师实施相关的康复措施,例如体位转移、体位的摆放、肢体的主动训练、膀胱的功能再训练、与患者进行有效的言语交流等。

针对有心理障碍的患者,应及时提供必要的心理支持,向患者解释疾病的状况、功能的变化以及改善的方法。鼓励患者积极主动参与康复治疗,并提供合适的心理咨询服务,及时向医生或治疗师报告康复过程中遇到的问题。从医生为患者做,过渡到患者自己做。

第二节 康复护理要点

一、急救护理

(一)迅速拨打急救(120)电话

(1)告知详细的地理位置,需要明确、精准,包括患者所在的具体地点,以及救护车进入的路线和位置,尤其是在夜晚时分,这样急救人员才能迅速且有计划地抵达现场。

(2)请详细描述患者性别、年龄、意识状态以及可能出现的症状,包括呼吸困难、胸痛、肢体功能障碍等,以便救护人员到达现场后能够及时发现并采取有效的治疗措施给予对症处理。

(3)请确认可以联络的电话号码,并保证其通畅无阻,以便救护人员能随时利用此电话深入了解受伤者的病况,同时也可提供必要的抢救建议。

(4)以上内容说清楚后,必须等待120指挥中心确认可以挂机之后才能进行挂机操作。然后在确保伤者安全的基础上,耐心等待120的到来。

(二)伤情评估与处置

1. 伤情评估

评估伤员是否存有合并伤,脊髓损伤伤员常常合并严重的颅脑损伤、胸腹部脏器伤、四肢血管伤等,可询问伤员或者周边知情人员,了解伤员受伤过程,以判断有无合并伤发生。如发现有异常情况发生,尤其是危及生命的病情变化,应立即汇报给予优先处理。脊髓损伤患者应该优先考虑治疗可能会危及生命的疾病,例如心搏骤停、呼吸困难、气胸、腹部内脏出血等。

对于脊髓损伤的伤员而言,最主要的致死因素是急性呼吸衰竭与血流动力学改变。在现场紧急救援过程中,需严密观察伤员的呼吸及血氧饱和度变化情况,并提供有效的咳嗽技巧以协助他们,定时给予翻身拍背,鼓励其咳痰,如伤员无法自行排痰时则必须立刻采取吸痰措施。尤其是 $C_4 \sim C_5$ 以上损伤的患者,为保持血氧饱和度在90%以上,应常规给予氧气吸入。为了确保伤员的呼吸道畅通,并维持正常的呼吸,应当准备好气管插管或气管切开包,以便在必要时进行手术。

2. 妥善固定

当脊柱外伤伤员同时合并有颅脑损伤或严重的四肢骨折时,应该停止对其进行任何活动,禁止随意搬动、坐起、行走或使其脊柱前屈、后伸,仅可左右轴向翻转,避免因受伤部位的移动而导致的二次损伤。对于颈椎损伤的伤员需妥善固定,可以用小沙袋或者折叠好的毛巾放在颈椎的两侧,防止头部转动,保持颈部中立位,以保证呼吸道通畅。

3. 正确搬运

对于可能存在脊柱骨折的受伤个体,应当根据病情特点,确保伤员脊柱保持在正常的生理曲线,实施多人协作。具体而言,搬运时应当重视搬运过程中的安全护理,严格按照搬运规范来进行操作。由 3~4 名医务人员同时把患者抬起,不得使用任何软质的担架,并做好相关的安全措施,搬运时应保持伤者的体位为一直线,让其双上肢贴于腰侧,双下肢并拢,通过系好安全带的方式使得他们在担架上的位置稳定。如果遇到楼梯或者是斜坡的情况,为了防止身体的滑动,我们可以在伤员的腋窝处捆绑一条安全带,以此来预防伤者滑落及在搬运过程中发生脊柱旋转、扭曲或伤者坠落等,造成二次损伤。

4. 转运途中护理

伤员被送上救护车后,立即给予生命体征监测及氧气的吸入。转运途中需对伤者进行二次评估,检查并询问其四肢的感觉和活动情况,并确保脊柱始终保持于中立位。并叮嘱驾驶员平稳驾驶,避免紧急刹车。

(1) 生命体征观察:在转移期间,要严密观察患者的意识状态、呼吸、心率、血压等生命体征变化,如发生病情变化应及时向医生汇报。

(2) 保持呼吸道通畅:为保持脊柱的稳定性,必须持续固定脊柱,以保证伤员呼吸道通畅。对于呼吸困难者要立即开放气道,颈椎损伤伤员在开放气道时禁止使用仰头抬颌法,防止造成或加重脊髓的二次损伤。及时清除呼吸道分泌物或异物,必要时给予吸痰,其中对于昏迷伤者更应高度重视预防窒息的发生,必要时给予气管切开。

(3) 保持各管路通畅:脊髓损伤者常携带各种管道,而这些管道维系着伤者的生命:例如静脉输液管、气管插管或气管切开套管、氧气管等,在转运途中需经常检查各管路固定及通畅情况,若气道因痰液堵塞应立即予以吸痰,以保持良好的通气状态。为保持各管路通畅,需防止各管道打折、弯曲、受压或滑脱,尤其是气管插管或气管切开套管的外固定,都应给予妥善的固定,这对伤者至关重要。

(4) 加强沟通:外伤导致的脊髓损伤尤其是上颈椎的损伤,患者在转运过程中随时会发生呼吸心搏骤停等意外,病情变化快且大多较重,心理方面也就随之出现各种复杂的情绪反应,表现为不同程度的心理障碍,例如焦虑、恐惧等,从而对疾病的治疗与恢复造成负面影响。因此,为稳定伤员及家属的心理状态,需提高交流质量,护士需要提前告知伤员及其家属关于转运的需求并解释清楚途中可能出现的潜在风险和紧急应对方案,以便减轻他们的不良情绪反应。

二、术前护理

1. 皮肤保护

在手术前,护理人员必须先确认患者的皮肤状况是否完好。术前应给予气垫床使用,并应将气垫床调至适合的软硬度,以保护受压处皮肤;为预防压力性损伤的发生,需定时协助患者翻身,并可为其准备两个三角枕用于减压使用;有效保护皮肤完整性也可降低术后感染的风险。

2. 观察要点

对于颈髓受损的患者,应注意呼吸是否有变化;对于胸部损伤的患者,需要警惕是否出现气胸;对于骶尾部受伤的患者,需要注意是否出现大小便失禁。

3. 肌力监测

在脊髓损伤后的1~2d内,需要密切关注脊髓受压的迹象,应每隔2~4h定时检查患者四肢肌力及感觉变化,并逐步过渡到每个班次检查一次,并定时记录患者四肢肌力及感觉的恢复情况。

4. 泌尿系统护理

为有效预防尿路感染,应鼓励患者多饮水;教导患者如何正确在床上排便,对于排便困难者,可按照顺时针方向进行腹部按摩,养成定时排便的良好习惯。

5. 功能锻炼

对于四肢的感觉和运动状况的监测,除了能及时察觉病症是否有所加重之外,还可以作为手术之后四肢感觉活动的参照标准。除双下肢深静脉血栓的情况外如患者四肢肌力存在,应该积极鼓励患者进行肢体的功能锻炼,以降低血栓形成的风险,从而确保手术能够尽快实施。

6. 术前备皮

在手术前,需要进行皮肤的准备工作。备皮的范围:从肩胛骨下边缘开始,一直到臀部裂口的顶部,两侧至腋中线。应由2人配合完成,在做皮肤准备的过程中,需要尽量保持头部的制动,并且要注意保护颈部,避免过度后伸或前屈,以防止脊髓受压的症状加剧。

7. 颈围选择

在手术前,应依据患者的具体状况选择适当的颈围,以备手术后使用。选择颈围的准则是:围领上缘抵下颌,下缘达胸骨,以避免颈部的过度伸展和弯曲,能使颈部固定于中立位置。

8. 心理护理

入院初期,伴随角色的突然转变,患者因担心术中意外、术后恢复、害怕疼痛和死亡,以及可能导致残疾或瘫痪的风险的发生,加之对家庭、经济状况的担心等,从而导致患者表现出焦虑、不安等情绪。患者在术前出现恐惧和焦虑会直接影响后期的手术效果,包括伤口愈合、致残率等,甚至可能导致患者产生抗拒治疗的负面情绪,从而引发多种并发症。因此,术前的心理护理显得尤为重要,以确保患者获得最佳的治疗结果。

手术前应预先完成心理评估和咨询服务,由有权威的医生或者手术者及护理团队告知患者的状况,阐明手术的必要性和重要性,对术中、术后相关治疗注意事项及相关后续处理方案,向患者及家属说明必要性、目的、意义等,防止患者清醒之后出现抵触情绪。通过建立起患者的自信心并对医护人员保持高度信任感,可以有效地平复他们的焦虑心情,做好相关的术前准备工作。

护士应及时了解患者不同时期的心理变化,准确评估,并将心理护理融入整个治疗过程中,提供适当正确的引导,帮助患者维护健康的心理状态,能够主动积极配合治疗和护理。对即将手术的患者及家人要主动交流沟通,关注患者的情绪变化,详细讲述手术的全部步骤,缓解患者的紧张、焦虑,从而达到最佳的护理效果。若检测到患者出现明显的术前焦虑和恐惧情绪,应采取相应的心理干预措施,以帮助患者对手术充满信心,勇敢面对手术的挑战。

三、术后护理

(一)体位

当患者从手术车转移到病床上时,为了确保患者的安全,特别是在运送高颈位手术患者时,需确保脊柱处于水平状态,颈部不能过度伸展或弯曲,以防止搬动导致脊髓受损。转移至病床后应立即给予平卧位,为防止压力性损伤的发生,应定时给予轴向翻身。

(二)术后观察

要密切监测患者的意识状态、肌力改变。同时,要严密观察呼吸的频率和方式。如果发现呼吸频率或方式有所变化,或者出现呼吸无力的情况,应立即向医生汇报。

(三)记录生命体征

为了确保患者安全,需严格监测患者生命体征变化,全麻术后需记录每小时生命体征,6 小时之后改为每 4 小时记录一次,直至 24 小时。

(四)脊髓功能的观察

1. 颈椎手术

为了确保安全,颈椎手术后应对患者的呼吸及四肢肌力状态进行密切观察。此外,术后患者如果出现患侧瞳孔缩小、眼睑下垂或眼球凹陷等症状即霍纳综合征,是无须进行处理的。

2. 胸椎手术

重点观察下肢肌力。

3. 腰椎手术

在进行腰椎手术时,应特别注意检查下肢肌力与肛周皮肤感觉。如果发现有任何异常,例如感觉障碍平面上升或四肢肌力减退,应立即通知医生并采取相应的治疗措施,应该考虑脊髓出血或水肿的可能性。

(五)饮食

手术患者在麻醉清醒返回病房后,如没有不适的感觉,可少量多次饮用温水,等肠鸣音恢复正常后,就能开始进食了。

(六)保持各引流管通畅

做好各导管的妥善固定,在翻身时要防止导管发生拖拽而导致脱落。

(七)康复训练

对于没有出现双下肢深静脉血栓的患者,为防止肌肉萎缩,尽早恢复肌肉功能,强烈建议患者积极接受康复功能锻炼。可以通过主动运动与被动运动来实现,对瘫痪的关节和肌肉实施被动运动,而对未瘫痪的部分肌肉实施主动运动。通过采取哑铃或拉簧这一类有效运动,不仅能够增强患者的手臂、胸背部的肌肉力量,而且还能够在床上锻炼腰背部肌肉,来强化脊柱后侧肌群的力量。

(八)心理护理

脊髓损伤患者在手术后,常常急切地希望了解疾病的相关情况、手术效果以及术后肢体功能情况,再加上手术切口的疼痛和身体无法自主活动,容易引发焦虑不安的情绪。因此,对于这些患者的术后心理护理应重点关注以下几个方面。

(1)当患者手术结束时,应尽快告知患者家属手术结果及脊髓损伤情况,使家属放心并可及时转告患者。等到患者苏醒,应立即告知手术是否顺利,向其传达有效信息,并给予鼓励与支持,避免患者产生紧张、焦虑等负面情绪。

(2)激励患者以乐观的心态面对生活,手术后的恢复过程通常为2周左右的时间,如果患者术后预后良好,他们的心理状态也会随之逐步提升。然而,对那些预期效果较差的患者,医护人员应于术前提前告知他们可能的结果,并提供必要的援助与鼓舞,使他们有勇气正视自己的处境,勇敢地接受事实,并且努力积极地对待人生。

第三节 不同时期康复护理措施

康复护理强调的核心原则是发病-治疗-术后的全过程护理,这能有效地提升远期疗效。相关的康复护理措施为术后护理(肢体功能锻炼、压力性损伤预防、肺部并发症预防、体位护理、膀胱功能锻炼、排便锻炼)、心理护理及科普宣教等,要求护理人员在整体康复理念的指导下,根据整个恢复进程来实施阶段性的护理工作。同时,护理人员也应该密切观察患者在接受护理过程中出现的症状转变与进展状况,以便适时调整护理策略以满足个体的需求。最关键的是给予患者人性化的关爱,具体表现在:亲切的态度、恰当的言辞、给患者提供温柔的手法、全方位的护理服务等,最终目标是增加他们的治疗自信心,从而强化护理的效果。

一、观察要点

1. 心理状态监测

评估患者情绪状态是否正面,是否存在焦虑、抑郁等问题,从而有效地预防自杀行为的发生。

2. 呼吸系统监测

检查是否出现体温上升、呼吸急促以及脉搏增快等症状,包括呼吸频率的变化、分泌物的量及稠度的改变等。

3. 运动系统的观察

是否有关节挛缩。

4. 心血管系统检查

是否存在心跳过缓,直立性低血压(如头昏、呕吐、多汗等)以及自主神经系统的过反射等情况。

5. 自主神经反射紊乱情况观察

例如头痛、皮肤红肿、血压升高和大量流汗等。

6. 深静脉血栓监测

检查是否存在单侧下肢肿胀、红色斑点,下肢温痛觉改变,突发性呼吸困难,心动过速等情况。

7. 压力性损伤观察

观察皮肤受压部位是否有发红、皮温升高、破损,床单位是否清洁、干燥等。

8. 泌尿系统观察

观察尿液颜色、性状,是否有异味等。

9. 排便规律

是否存在排便困难、大小便失禁、腹部疼痛或者腹胀等情况。

二、急性期康复护理

在脊髓损伤后的 6~8 周称为急性期，这个阶段主要是为了进入恢复期做准备，其中主要存在以下问题：脊柱骨折尚未稳定、咳嗽无力、呼吸困难，以及脊髓休克。护理质量会影响预后效果，如护理不当情况发生，会发生伤口裂开、感染等情况，延长住院时间，使患者和家属的心理负担加重。因此采取有效、合理、科学的护理措施具有重要意义。

（一）正确体位摆放

在急性期卧床的正确体位摆放，不只有助于伤口愈合，还能防止压力性损伤、关节挛缩和痉挛的产生。

1. 仰卧位

（1）上肢体位摆放：患者的上肢姿势应该是双肩向上抬起，防止其后缩，枕头在肩部下方的高度需要适中，双上肢放在身体两边的枕头上，肘关节应自然伸直，腕关节背屈 30°~45° 以维持功能位，手指应当自然屈曲，手掌可以握毛巾卷。

（2）下肢体位摆放：首先是让髋关节伸展，放置两个或更多的填充物在两腿之间，来维持髋关节轻度外展；其次要确保膝关节伸展，膝关节下可放小枕头，以防止膝关节过度伸展。双足底可垫软枕，以保持踝关节背屈，预防足下垂的形成，足跟下放小软垫，防止出现压力性损伤（图 5-3-1）。

2. 侧卧位

患者应将双肩向前，肘关节屈曲，上侧的前臂放于胸前的枕头上，下侧的前臂旋后放于床上，腕关节自然伸展，同时保持手指自然屈曲状态，并在背部安置一个枕头以提供支撑。下侧的髋和膝关节处于伸展

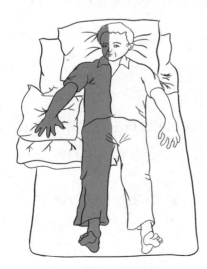

图 5-3-1　仰卧位

状态,上侧的髋和膝关节保持屈曲状态放置于枕头上,与下侧的腿分开,脚踝也同样保持自然的弯曲姿态,而在上方的脚踝处可以放置一个小小的柔软枕头来辅助固定(图5-3-2、图5-3-3)。

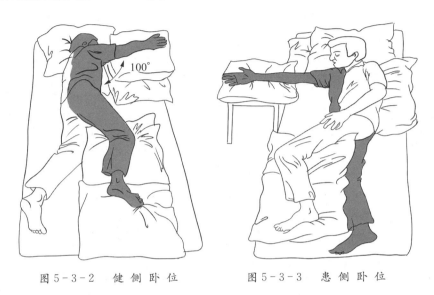

图5-3-2　健侧卧位　　　　图5-3-3　患侧卧位

注意事项:

(1) 在正确摆放体位的过程中,需要关注患者与床接触区域的平衡压力,避免产生压力性伤害。

(2) 在环境允许的情况下,逐步过渡到半卧位和坐位,或者逐渐提高床头,以缓解直立性低血压的发生。

(3) 在患者进行体位改变后,需要严密监控是否出现低血压的表现如:头昏、面色苍白、视物模糊以及身体虚弱等。

(4) 应准备各种大小不同的垫枕,用于辅助体位摆放的保持。对于预防因压力导致的皮肤破损,我们在有骨骼凸起的地方及周边使用垫枕来减轻压力。此外,为了避免被子对瘫痪者脚部施以过大的压力而引起足下垂,建议患者仰卧位时在足侧放置一个小支架,把床单放在支架上再覆盖住他们的脚。

(二) 关节被动活动

为了维持关节和组织的最大活动空间并预防关节变形、肌肉萎缩和收缩,我们需要积极地进行被动运动。在此阶段,即使患者的主动运动能力还未完全恢复,也需持续对受损部位的所有关节开展全范围被动运动,这有助于牵伸软组织并且维护关节的活动程度。从损伤初期起,每天至少应该进行一次这样的被动运动(图5-3-4),这样可以避免腿部水肿的情况出现。对于那些痉挛症状严重的患者来说,重复性的被动运动能够显著降低肌张力。如果已经形成了异生骨,则更需要坚持这种被动运动,否则会导致活动度的快速下降。随着下肢部分肌力功能的不断改善,仍然需要继续保持有效的被动运动,但是首先要把关节主动活动到最大的可能范围内,然后再被动活动到全范围。为了避免出现截瘫患者跟腱及下肢内收的挛缩,必须把双下肢外展让膝盖分离开来,同时重点牵伸跟腱(图5-3-5),以便于日后的站立行走练习。

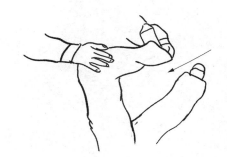
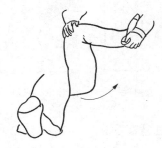

图5-3-4 关节被动运动

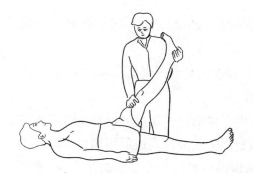
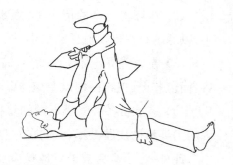

图5-3-5 腘绳肌牵张方式

(三)主动运动

对患者肢体残余肌力的强化训练,有助于提升身体运动性能和日常生活技巧,为他们重新融入社会打下基础。不同类型的肌肉以及各种肌力的训练方式是独特的,应按照逐步递进的原则,从被动运动过渡到主动运动,避免急躁行事,以防造成伤害。主动运动包括以下几种。

1. 助力运动

适用于肌力不足3级的肌肉群体。

2. 抗阻力运动

对于肌力超过3级的患者,必须进行抗阻力运动。可利用沙袋或滑轮来增加摩擦力,或采取渐进性抗阻力运动。

3. 等速肌力运动

当肌力超过3级时,可以通过使用等速肌力训练相关设备来进行训练,可较快提高肌力。然而,对抗阻力的运动和等速肌力的训练仍有一定限制,最佳的恢复时间是在早期或后期康复阶段。

(四)体位变换

脊髓损伤患者应根据病情需求定时变换体位,变化频率一般为每隔2~3h,如有需要可使用气垫床减压保护受压处皮肤,防止发生压力性损伤。在改变体位之前,需向患者及家属解释其目的和,以便获得理解和配合。在进行体位变换时,需要注意保持脊柱的稳定性(图5-3-6)。高颈髓损伤患者更换体位时,为防止造成脊柱的不对称性引起二次损害,需多人协助同时进行轴向翻身。翻身可由2~3人进行,在翻身的同时检查全身皮肤,观察有无压红、肤温升高、破损等情况发生,避免使用托、拉、拽等动作(图5-3-7,图5-3-8)。

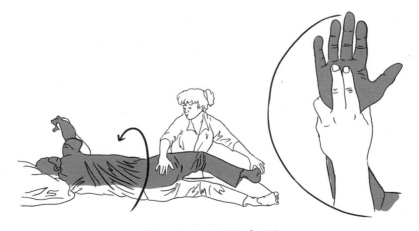

图5-3-6　协助翻身训练

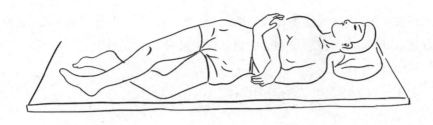

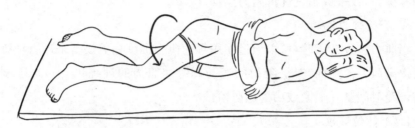

图 5-3-7　向健侧翻身

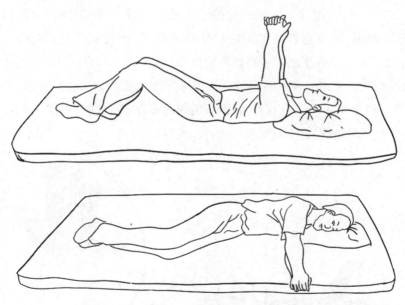

图 5-3-8　患侧翻身

（五）呼吸及排痰训练

脊髓损伤部位如为颈脊髓或高位胸段,则会影响呼吸肌的协调运动,患者在伤后可引起不同程度的呼吸功能障碍,从而导致呼吸衰竭。因此,为了改善这种情况,预防肺部感染发生,应协助该类患者进行咳嗽、咳痰能力训练并指导其腹式呼吸运动,必要时运用手法辅助咳嗽,以促进呼吸功能恢复。

1. 呼吸训练

深度呼吸练习对所有的患者都是必要的(图 5-3-9)。对于 T_1 以上的伤者来说,膈肌是唯一的受神经控制的呼吸肌,因此,应当尽可能多地激励患者使用膈肌最大限度来完成吸气的过程,而这种方法可以通过将手掌轻压紧靠胸骨下方的部分来实现这一点,如图所示(图 5-3-10)。为了让患者更好地控制膈肌吸气,护士应该在患者进行有效的呼气时,使用双手施加适当的压力,同时要尽量将双手分离,每次呼吸完毕后,护士应该及时调整手的位置,以便尽可能多地覆盖患者的胸部。

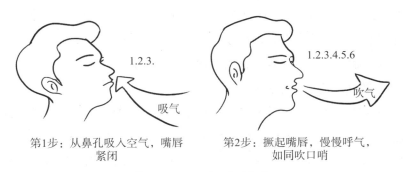

图 5-3-9 呼吸训练

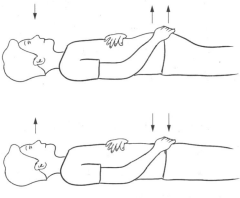

图 5-3-10 腹式呼吸训练

2. 辅助咳嗽

可分为单人辅助法及双人辅助法,此法对颈脊髓损伤患者十分重要,是指实施者通过双手替代腹肌的作用在膈肌下施加压力来帮助患者完成咳嗽动作。

(1) 单人辅助法:在患者咳嗽时,实施者借助躯体力量将双手张开放置于患者胸前下部和上腹部,均匀有力地向内上挤压胸廓,所施加的压力大小既要帮助患者把痰排出,又要避免造成骨折处疼痛,要视患者的具体情况而定。

(2) 双人辅助法:当患者病情严重或有肺部感染且痰液黏稠,可建议采用双人辅助法。操作者分别站于患者两侧,在患者咳嗽的同时,将前臂错开横压在胸壁上或张开双手放在患者靠近自己一侧的胸壁上、下部,手指向胸骨,同时挤压胸壁。

经辅助咳嗽训练后,可有效促进分泌物排出,此方法可协助治疗并有效预防肺部感染。患者可自行训练或在他人的协助下进行,在前期的 14 天内,建议每日锻炼 3～4 次,随着病情的变化之后可调整至每天 1 次。

(六) 膀胱和肠道功能的处理

脊髓损伤可能会导致神经源性膀胱的发生,这种情况会使得膀胱内的尿液无法被排空,从而形成不同程度的残余尿,为细菌的繁殖提供了良好的环境,最终可能会引发尿路感染。在脊髓损伤后的 1～2 周,临床上通常会采取留置导尿的措施,即每 3～4 h 开放一次尿管,并鼓励患者自行排尿,或者通过手按摩下腹部,帮助患者排出尿液。为预防尿液反流,需将引流袋放置于患者膀胱水平以下,避免因尿液逆行引起泌尿系统感染。应尽早拔除留置导尿管,改为间歇导尿。经过系统的膀胱训练后,残留尿量低于 100 ml 时可停止导尿,进而开始锻炼患者反射性排尿,促使患者自发性排尿反射的出现。

对于便秘患者来说,确保有足够的水分摄入可以使粪便软化。应按照医嘱进行膳食,多进食一些富含蛋白及热量且易消化的食物,并做到定时定量。此外,也可以借助一些如润滑剂、通便药或灌肠等方式来缓解症状,并制定一套科学的、规律的排便训练方案。如有需要的话,可戴上手套去帮助患者人工取便,教导他们正确地安排饮食,形成健康的排便模式。

三、恢复期康复护理

对于遭受脊髓损伤的患者而言,他们在接受大约 3 个月的全面医疗护理后,其身体机能和协调性的提升已经有所显现,包括转移能力、平衡功能等方面的进步,但他们仍然面临着一些挑战。此期的重点是肌肉挛缩、功能性活动障碍和日常生活能力无法自理。为了确保患者的康复进程顺利进行,康复护士需要与物理治疗师和作业治疗师密切配合,提供专业的指导和建议,以确保患者的练习不会偏离既定的康复方案指导。同时引导并协助患者能够独立完成某些必要的功能锻炼。

(一)增强肌力促进运动功能恢复

脊髓损伤患者在卧床或坐位时需要注重上肢肌力的训练,以便于更好地使用轮椅、拐杖或助行器(图 5-3-11)。

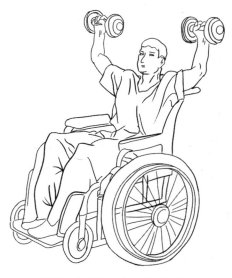

图 5-3-11 肌力训练

1. 0~1 级肌力

主要的肌力训练手段包括被动关节活动、肌肉电刺激及生物反馈治疗。

2. 2~3 级肌力

根据患者肌力状况来调整辅助的强度,并可进行主动、辅助及器械性运动。

3. 3～4级肌力

对患者可进行抗阻力运动的训练。

(二) 垫上训练康复护理

垫上训练主要是针对患者的躯干及四肢的灵活性、力量以及功能动作的训练。

1. 垫上翻身

患者取平卧位,头颈屈曲旋转,双手上举,做出有节奏的对称摆动,头部利用惯性从一侧转到另一侧,随后躯体从上至下顺势转成俯卧位;为提升首次旋转的成功率,可先在骨盆或肩膀的一侧下方放置软枕用来协助翻身;如果还是难以翻转,可以增加枕头的数量,来协助躯干和肢体的转动。对于四肢瘫患者来说,因其完全无法自主行动,需要在他人的帮助下才能够成功实现这个操作,也可以使用悬挂式装置或是拉索设备作为辅助工具。

2. 垫上胸肘支撑

通过在床垫上进行胸肘支撑的这种训练,可以强化前锯肌和其他肩胛肌的肌力,从而达到改善床上活动,促进头颈和肩胛肌的稳定。

3. 垫上双手支撑

这项训练更适用于截瘫患者,支撑动作是否能够有效实施取决于手支撑的位置、上肢肌力及平衡力,其上肢功能必须正常,方可进行垫上双手支撑训练。

在进行垫上训练时,患者应先完成利用双手支撑使臀部能够从垫上充分抬起的日常生活活动能力的基础训练。在训练时双上肢放置于身体两侧,头的位置应超过膝关节,身体要保持前倾以维持平衡,重心保持在髋前;手在髋关节稍前一点置于垫上,手掌、手指尽可能伸展;双侧肘关节伸直,双手向下支撑,把臀部从垫上抬起。如患者上肢长度不够,可另外加用一道拐,协助其上肢支撑臀部使其抬离床面。

4. 垫上移动

该移动包含瘫痪肢体移动、前方支撑移动和侧方支撑移动。为改善患者日常生活活动能力,可以通过使用吊环进行坐起和躺下的训练。具体操作步骤如下:首先,应该先利用吊环将自己的臀部抬高坐起,让躯干呈现前倾,然后将双手放置于身体两侧用力向下快速做支撑,躯干及下肢向前移动,此移动需反复训练。

(三)坐位训练康复护理

脊髓损伤的患者的平衡维持训练可以通过选择长坐位和端坐位来进行。这种方法不仅包括静态平衡训练,还可以在身体前后、左右和旋转运动中进行动态平衡训练。在训练过程中,应该逐渐从睁眼状态转换为闭眼状态。

1. 静态平衡训练

为能随时调整坐姿,护士可以在患者前方放置一面姿势镜,患者在镜前取坐位。当患者能够保持坐位平衡时,再指导其将双上肢从前方和侧方抬起到水平位(图5-3-12)。

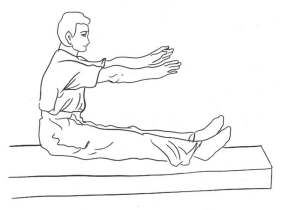

图5-3-12 平衡训练

2. 动态平衡训练

为帮助患者提升双上肢、腹背肌的肌力和耐力,护士可与患者进行传球、抛球的训练,同时此方法也能够提高患者的平衡能力。

(四)移动与转移动作训练

转移训练的目标是提高患者独立生活的能力,减少对他人的依赖。转移方式的选择需根据患者的肌力情况和关节控制能力来判定。主动转移的练习需在拥有足够的上肢肌力的前提下,仅需最小的辅助,即可使患者独立完成转移训练。对于需要别人帮忙的患者来说,应尽可能地采取缩短运动的阻力臂、分解操作步骤,同时鼓励患者积极参与其中,以减轻脊柱所承受的负担,从而避免肌肉、韧带、关节的损伤。

转移训练大致分为三种形式,即两脚不离地的躯干水平转移和躯干垂直转移、两脚离地的躯干水平转移。前者的移动需很强的肌力,后者的移动平稳。训练包括帮助转移和独立转移训练。

1. 帮助训练

转移训练时,护士的双足及双膝抵在患者的双足及双膝的外面,使患者躯干前倾伸展、髋关节屈曲、伸膝、双手可提起患者腰带或抱在患者臀下,同步完成站立动作。坐下时,使患者髋关节屈曲,护士双手由臀部移向肩胛,后使患者屈髋,臀部落到凳子上。可由1人帮助进行双足不离地的躯干垂直转移,或由2人帮助进行双足离地躯干水平移动。

2. 独立转移

除将下肢移到训练床上及躯干移动外,还有臀部在轮椅上移动。从轮椅到床的转移方法有以下几种。

(1) 向前方转移:在训练开始前,护士应先讲解、演示。随后协助患者完成转移训练:将轮椅靠近床边 30 cm,锁住轮椅,患者先将双下肢放在床上,再打开刹车靠近床边然后刹车,借助双上肢的支撑将身体移至床上完成转移(图 5-3-13)。

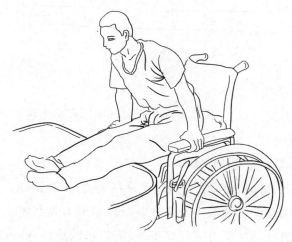

图 5-3-13 轮椅向前方转移

(2) 向侧方转移:将轮椅的一侧靠近床边,并去掉床这一侧轮椅的扶手,将双下肢放到床上,一只手支撑在轮椅的扶手上,另一只手支撑在床上,借助手部支撑的力量将臀部移至床上(图 5-3-14)。

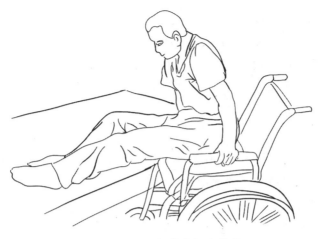

图 5-3-14　轮椅向侧方转移

（3）向斜向转移：先将轮椅斜向床边 30°后刹车，然后将双脚放置于地面，并与地面呈垂直，利用支撑动作将臀部移到床上，此种转移方法可以使双脚承受最大限度的负重，上述转移过程也可使用滑板辅助。如床与轮椅转移时将床与轮椅平行，前轮尽量向前，而后刹住轮椅，取下靠床一侧的轮椅扶手，架好滑板，放好双下肢，用双上肢支撑将臀部移到滑板上，相反将移到轮椅上（图 5-3-15）。

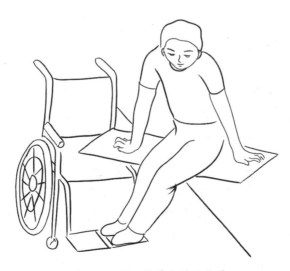

图 5-3-15　轮椅向斜方转移

(五）站立训练的康复护理

经过早期坐位训练后，在无直立性低血压等不良反应且病情较轻的前提下，患者即可在康复师的指导下进行站立练习。护理人员需定时对患者实施肢体关节活动及按摩，防止肌肉出现萎缩情况。训练需循序渐进，重点练习起立、站立。

先让患者进行足力训练，训练方式为坐起训练或依靠双杠站立等，将站立时间延长，使患者足下垂的情况予以矫正。在训练站立活动时应注意协助患者佩戴腰围以保持脊柱的稳定性。患者也可通过站起立床辅助站立训练，从倾斜20°逐渐增加角度，约8周后可达90°（图5-3-16）。T_{10}以下截瘫患者，可借助于矫形器及拐杖去实现功能性步行。若借助传动矫形器、电动矫形器和拐杖，甚至损伤平面更高的患者也能实现独立步行。

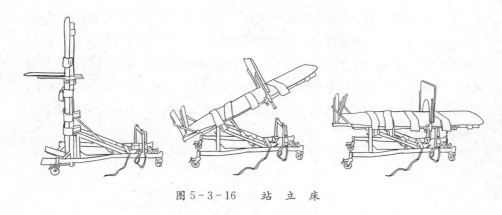

图5-3-16　站立床

（六）步行训练康复护理

在患者损伤后3～5个月且已完成上述相关训练后，接下来可以在矫形器的佩戴下完成步行训练。不同损伤部位及损伤程度的患者，步行能力恢复的程度也不一样。患者应尽早开始进行步行训练，可促进血液循环，有效预防下肢关节挛缩，减少骨质疏松的发生。训练时，要注意保护并协助患者，让患者可先在平行杠内站立站稳，然后再进行平行杠内的行走训练。可分别采用摆至步（图5-3-17）、摆过步（图5-3-18）、四点步（图5-3-19）、二点步（图5-3-20）等方法训练，平稳后移至杠外训练，用双拐来代替平行杠，方法相同。

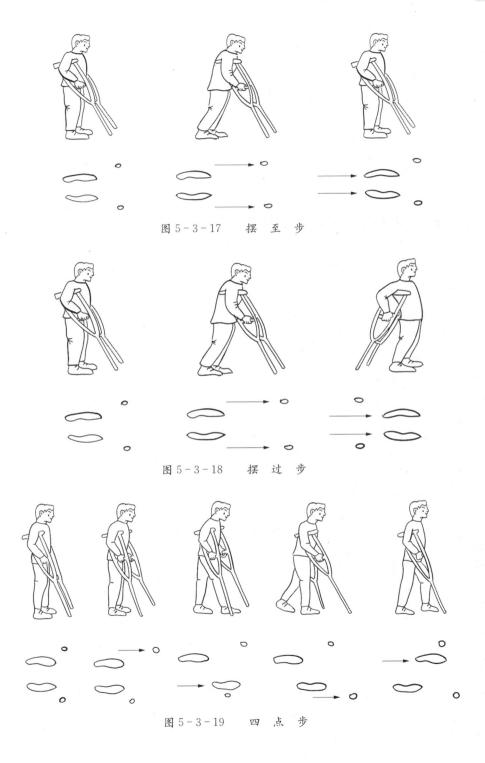

图 5-3-17 摆至步

图 5-3-18 摆过步

图 5-3-19 四点步

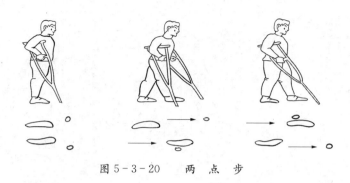

图 5-3-20 两 点 步

(七)日常生活活动能力训练(ADL)护理

ADL 训练主要包含平地转移、上下楼梯、床椅转移、修饰、穿衣、进食、如厕、洗澡、控制大小便等训练。在开始训练之前,需要帮助患者排空大小便,如患者携带尿管,便器等,则需确保它们被妥善正确安置固定好。训练之后,我们要密切关注患者的整体状况,并对其进行观察评估,一旦发现任何异常反应,立即通知康复医师调整训练计划。

1. 进食

患者在进食时,由于无法用手抓握,因此必须使用专门为其设计的自助餐具,以确保安全和便捷。这些餐具例如碗、盘等,应该经过特殊加工,具有防滑、防洒功能。

2. 梳洗

手功能受限的患者在梳洗中需要毛巾时,可将毛巾的中部套于水龙头上,后将毛巾两端合到一起,再向同一个方向转动,就能将水挤出(图5-3-21)。在刷牙、梳头时可将牙刷或梳子套在环套内,然后将环套套在手

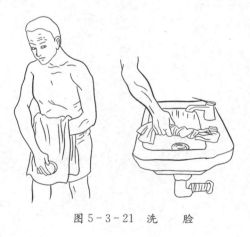

图 5-3-21 洗 脸

上使用。

3. 如厕

患者如厕一定要遵照轮椅转换的动作(图 5-3-22)。

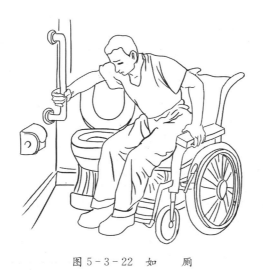

图 5-3-22　如　　厕

4. 更衣

训练用的衣服宜简单宽大。穿脱开襟衣服的步骤：将衣服前面朝上放于双腿，衣领对准自己，把它打开，然后把一只手伸进衣袖里，再把另一只手伸出来，接着，低头把衣服举起，把它垂落到肩膀上，身体前倾，让衣服沿着躯干和椅子之间的缝隙滑落。脱衣时先解开衣服的纽扣，让身体尽可能地向前倾，双手从衣领处向上拉，将衣服拉到头部，然后恢复躯干伸展的姿势，用一只手的拇指勾住另一只手的腋窝，将其从衣袖中抽出，再用同样的方式将另一只手抽回来（图 5-3-23、图 5-3-24）。

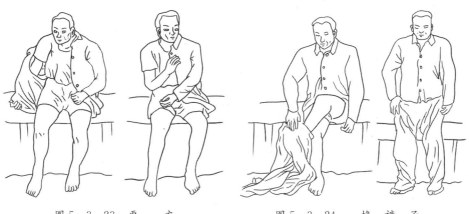

图 5-3-23　更　　衣　　　　　图 5-3-24　换裤子

5. 沐浴

建议采取长坐位,头颈部弯曲,身体向前倾斜,可以使用长柄的海绵刷轻轻地擦拭背部及远端肢体,并且要特别注意水温,以免烫伤皮肤(图5-3-25)。

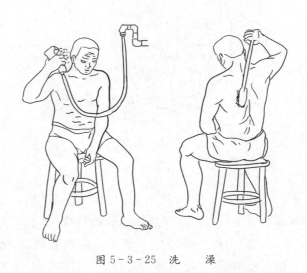

图5-3-25 洗 澡

6. 交流

在语言交流无障碍的前提下,由于手功能差,可能无法进行书信和电话的交流,需通过使用多种自助工具,帮助我们可以更好地与患者沟通交流,这些工具可以帮助我们提升患者的生活质量。

7. 家务

T_1以下脊髓损伤的患者有能力完成一定的日常工作,然而由于他们必须依靠轮椅,所以他们居住条件及居家环境必须给予相适应的改善。

8. 外出

主要是在轮椅和汽车之间的来回转移。

(八)假肢、矫形器、辅助器具使用的康复护理

康复护士通过物理治疗师和作业治疗师的帮助,了解和掌握矫形器的功能、操作技巧和注意事项,以便能够有效地协助患者完成特定动作。熟悉并掌握其性能、使用方法及注意事项,监督保护患者完成特定动作,发现问题及时纠正。在受伤后48 h内提供手功能位矫形器尤为重要,因为它们是颈髓损

伤患者所必需的。膝踝足矫形器也叫下肢矫形器，在 $L_1 \sim L_2$ 脊髓损伤平面患者使用效果较好。通过提供多样化的支持和帮助，利用各种辅助工具教会患者进行床轮椅转移或坐站转移等，帮助患者实现各种日常生活需求，如洗头、洗澡、换尿布、洗脚等。另外，我们还可以为患者量身打造专属的轮椅和拐杖，并且在操作过程中确保其安全。

（九）改善营养状况

为了获得充足的营养，应该按照规律的频率、数量来喝水，做到定时、定量。同时应该尽可能地选择低脂肪、低糖、低淀粉、低胆固醇以及易消化的膳食，少食多餐，而不是过度节制。

（十）心理康复护理

脊髓损伤患者由于身体的残障，形成了与他人不同的特殊群体心理，因此，心理健康的重要性就显得尤为突出。这种心理特征决定了心理康复的内容、方法及注意事项。为此，康复护士需要采取有效的心理治疗措施来缓解患者的负面情绪，如改善睡眠质量、提高自信、减少焦虑、抑郁、恐慌等神经症状，以更加积极乐观的态度去迎接未来的挑战，帮助患者建立良好的人际关系。通过建立和完善相互配合的机制，以及加强对患者及其家属的沟通和互动，可以极大地促进患者的恢复，并且能够更加顺利地融入社会中。

脊髓损伤可能会引发诸如四肢瘫或截瘫等问题，其高发的致残率和多种并发症状的出现使得患者常常因此失去最基础的生活技能，从而对未来生活的品质产生负面影响。康复护理的根本目的在于通过纠正病情及减少并发症的发生概率来实施的主要康复护理措施。这种护理方法可以有效地控制治疗过程中出现的不良反应，同时有助于加速患者的身体恢复进程。

第四节 护理常见问题及预防

一、体温调节障碍常见护理措施有哪些？

脊髓损伤患者的交感神经与副交感神经系统失去平衡，导致体温调节功能失控，从而出现体温异常。

（一）高热

当人体的体温调节中枢受损时，它会失去其对体温的调节管理功能，从而使体内的热量无法有效地散发出去，进而引发过高的体温。由于身体内部的热量不能被有效地排出，可能导致患者出现高热现象。这种状况可能会造成脱水、水电解质紊乱，尤其是在截瘫的患者身上更为明显。如果未及时处理，可导致全身衰竭。预防措施如下。

（1）首要任务是鼓励患者多饮水，确保病房的温度适宜，根据患者的体温状况来调整被子的厚度，避免温度过高。

（2）采用物理降温方法，即将毛巾包裹后的冰袋放置于大血管分布的颈部、腋窝、腹股沟等处。在进行冷敷时要注意，要尽量减少与颈动脉、主动脉的摩擦，不能将冰块放在颈部两侧，也不能把冰块放在脖子的另一边，避免呼吸抑制。

（3）为了确保患者的安全，建议采取全身擦浴的方式，使用温水或30%～50%的酒精进行擦浴。如果患者体温超过38.5℃，应立即采取相应的措施，包括药物降温、静脉补液等，以达到降温的目的，并且还要补充足够的水分、电解质和糖分。

（二）低温

脊髓损伤患者也可并发低温症状。尤其是在初期阶段，当体温低于35℃时，其预后往往比高热更为严重。由于皮肤内血管的大面积扩张，导致大量的热量流失；肌肉的收缩能力受损，使得产热功能受到影响；此外，缺少适宜的衣物和覆盖物也会导致低温现象；另外，呼吸困难、缺氧以及新陈代谢紊乱等因素也会加剧低温状况的出现。低温常伴有低血压和心跳速度变慢的情况，也会导致心血管、肺部及其他内部系统的严重生理功能紊乱，并对肝脏和肾脏的功能带来损伤，所以对于低温患者应给予密切关注。

为了预防疾病，我们应该采取物理升温措施。首先，要将室内温度保持在22～26℃，并且要盖上被子。如果必要的话，还可以使用加温毯来纠正体温。给患者以体表复温、气道温化、输液加温等方法，以保证患者度过危险期。

二、如何预防与疼痛有关的舒适度改变？

脊髓损伤患者的常见并发症包括疼痛，其中有11%～19%的患者出现中枢性疼痛,这是一种源自脊髓自身的疼痛现象。表现在损伤平面以下呈扩散性的异常疼痛,其发生的时间并不规律,通常多为自发性,并且与情绪改变密切相关,常常呈现出烧灼痛、针刺痛、麻木痛、跳痛。根据研究,疼痛可以大致划分为四种主要类别:肌肉骨骼性疼痛、内脏性疼痛、神经性疼痛及其他类型疼痛。预防措施如下。

(1) 药物治疗是首选方式,通常会使用止痛药或针灸等手段来对症处理疼痛。阿片类药物、止痛药、抗忧郁药、抗惊厥药(包括氯胺酮、利多卡因)和非甾体抗炎药都是常见的选择。

(2) 物理治疗方式,如低温、电刺激等,以及手术治疗,都属于非药物治疗。

(3) 有研究提出疼痛是心理问题的一种表现形式,因此,当前我们更加关注心理治疗,通过心理护理来缓解患者的焦虑、紧张和抑郁等心理困扰。

(4) 随着对疼痛机制研究的发展,"超前镇痛"的价值也体现出来。有研究者发现脊髓损伤疼痛出现早(6个月内)的患者所经历的平均疼痛强度要高于疼痛出现晚的患者,因此在脊髓损伤的急性期,实施相应的"超前镇痛"措施更为有效。可通过跨学科的使用方式,采取多种治疗措施,最大限度减轻患者的疼痛。

三、皮肤完整性受损的预防措施

压力性损伤是截瘫患者较为常见的一种并发症。脊髓损伤后,患者因瘫痪部位感觉丧失以及长时间的皮肤受压,极易发生压力性损伤,通常出现在骨隆突部位或受压部位皮肤,如枕骨、肩胛骨、骶尾部、足跟等处。如压力性损伤的破损面积较大且坏死较深,可导致热量及蛋白的流失、营养低下、低蛋白血症,甚至死亡。

(一) 护理预防措施

(1) 定时翻身,更换体位。翻身的注意事项如下。

① 掌握正确的翻身方法:对于颈椎骨折的患者,需要确保头部和颈肩在同一条直线,以避免脊柱扭曲并加剧脊髓损伤;进行颅骨牵引的患者还应注意维持牵引效果,防止牵引弓脱落。胸部和腰部也需保持一直线;对于腰椎疾病的患者,胸部、腰部及臀部也需保持在同一直线。

② 翻身时禁止在床上拖拽患者，将患者轻轻抬起移动翻转。保持患者床位、皮肤清洁干燥。

③ 翻身时要注意保护受压部位皮肤，并保持脊柱中立位，可在多人协助下定时予以翻身，每2～3h翻身1次，预防因脊柱发生扭曲而造成新损伤。为减轻局部压迫，可使用翻身三角枕垫在骨隆突部位。对痉挛性截瘫患者，用软枕隔开肢体，避免相互摩擦造成损伤。使用翻身记录卡，定时准确记录变换体位及实施的护理措施。

④ 由于截瘫患者的感觉能力受限，对温度变化并不敏锐，应避免使用热水袋等物品，以防烫伤。

（2）保持床单整洁、干燥、柔软，必要时给予气垫床减压护理。

（3）建议家属给予患者充足的营养和多种维生素的饮食，以提升皮肤的免疫力。

（4）严格交接班。

（二）护理治疗措施

（1）如发生早期压力性损伤，应避免损伤处继续受压，给予损伤处悬空保护治疗，可使用气垫床减压，但禁止按摩已压红的软组织。

（2）当出现水疱时，可先使用透明敷料在无菌环境下固定它，并通过1 ml注射器从敷料外抽净水疱内积液，将出现水泡部位悬空避免继续受压，即可转归。如果伤口存在坏死组织/腐肉、硬痂，首先应给予机械性清创处理，去除坏死组织，再使用水胶体敷料覆盖于伤口（24～48 h可使痂皮软化），也可给予损伤表面涂抹磺胺嘧啶银等药物，定时予以换药，根据不同阶段选用相应的敷料能有效地减少感染的风险，促进伤口愈合，且应保证压力性损伤周围皮肤清洁干燥。

（3）在治疗期间，应定期进行轴向翻身和按摩受压处皮肤，避免压力性损伤部位继续受压，使皮肤破损加重。

（4）改善患者营养状况：给予相应的营养支持，营养不良、低蛋白血症等是导致压力性损伤的重要因素，且会影响伤口的愈合。

四、痉挛护理防治的主要措施

对于所有脊髓损伤的患者来说，痉挛是一个常见的伴随症状。这种状况会随着时间的推移而发生转变,一般情况下会在6个月左右开始加剧,并在伤后大约1年的时间里趋于稳定。对脊髓损伤患者而言,尽早开展康复护理至关重要。通过采取合适的功能体位、适度的早期被动活动,可以有效地改善血流情况,同时也能避免由于长时间躺卧所引发的肌肉挛缩与变形。

关于肌肉挛缩的确诊依据包括以下几个方面:首先是肌肉呈现出下陷或者凸起的状态;其次可能有明显的肿胀或是条索状结构;再次是在显微镜观察中可以看到肌肉组织中的纤维已经被灰白色的纤维所取代;最后,如果我们进一步检查,会看到肌肉组织的细胞已经开始变薄并逐渐消失,而这些变化主要集中在纤维化的区域附近。随着这种现象的发展,肌肉纤维与肌肉之间的距离将会增加,最终导致整个肌肉变成一条纤维束。同时,我们也注意到血管数量有所下降,并且其管壁也变得更厚实了。此外,不仅管道的大小减小,形状也不再规整,有时还会发生堵塞的情况。

痉挛的护理防治措施包括:

(1) 去除加重痉挛的因素,如压力性损伤引起的感染、泌尿系感染、便秘等。

(2) 为患者安排适当的日常关节活动和牵伸训练,协助康复医生和康复治疗师安排好 ADL 训练的时间和内容。督促、辅助并看护患者在康复治疗师的指导下完成各类 ADL 训练。

(3) 被动运动,为了更有效地进行被动运动,应该在治疗之前和之后进行充分的准备,定期改换体位,确保四肢处于最佳功能位,并应避免过度激烈的训练动作。

(4) 鼓励督促患者进行自我训练,并鼓励患者尽可能多地参与日常自我护理活动,以提高他们的功能独立性。

(5) 应该定期仔细检查患者皮肤情况,患侧肢体不能进行输液;避免因关节挛缩时肢体体位不当而引发压力性损伤、骨折等。

(6) 理疗,如热疗、生物反馈或神经电刺激。

(7) 佩戴适当的支具和矫形器。

(8) 采用抗痉挛的用药,如口服乙哌立松、巴氯芬、替扎尼定等,以及神经化学阻滞疗法,例如巴氯芬鞘内注射。针对那些可能导致患者痛苦或严重影响生活质量,并且会妨碍康复训练的痉挛性肌肉疼痛,我们可以使用松弛剂进行处理。依据医嘱严格执行给药制度,安全合理给药。

五、呼吸系统功能障碍的护理方法

脊髓损伤初期并发症之一就是呼吸功能障碍,这种情况在颈脊髓损伤中尤为常见。根据文献记载,导致颈脊髓损伤患者出现呼吸系统并发症的风险因素包括:颈脊髓损伤的部位和严重程度,年龄超过55岁,有吸烟既往史、低蛋白血症、低钠血症或腹胀等。长期卧床导致清理呼吸道无效,不能有效咳嗽和深呼吸,呼吸道分泌物不易排出,从而发生呼吸道感染,主要表现在上呼吸道感染和吸入性肺炎。尤其是有吸烟史的患者。颈脊髓损伤的患者一直是临床护理的挑战,患者在手术后常因呼吸系统并发症而导致呼吸功能衰竭,进而被转移到重症监护室,有时甚至会面临死亡。

做好预防性的气道护理,改善患者呼吸道功能,保持呼吸道通畅,可最大限度地减少呼吸系统并发症的发生,对临床具有重要意义。针对呼吸系统并发症,护士可从多方面协调实施各项护理措施,制定个性化的护理方案,规范实施气道护理,从而产生相互协同作用,并严格执行,对于减少其呼吸道并发症具有积极作用,以帮助患者安全度过围术期。预防措施如下。

(一)口腔护理

根据有关的研究表明,提供优质的口腔护理能够显著地降低气道感染的风险,可使气道感染率下降33.3%。因此,在住院期间,应该积极开展健康宣传,并且要求护理人员提供有效的帮助,以便让患者能够在睡前、三餐前后刷牙或使用漱口水漱口都能够正确地清洁口腔,从而有效地阻止病原体的繁殖。

(二)辅助排痰

我们必须严格遵循标准化排痰操作流程,雾化—拍背—体位排痰—自主咳痰—腹部冲击排痰法。同时,我们要教育患者正确有效的咳嗽技巧。辅助排痰时轻轻叩击患者背部,以利于分泌物排出。针对受到疼痛困扰的患者,可采取一系列措施来缓解症状,可以适当地使用镇痛药物;如果是胸部有损伤的患者,则可用双手固定胸部等一系列措施来保护自己;如果是肋间肌麻痹者,则应该采取双手按压上腹部以辅助呼吸这一措施来缓解症状。

为了更好地帮助患者排痰,需采取正确的拍背方法。首先,要将拍背者五指并拢弯曲,自上往下,运用手腕部的力量由两侧向中央叩击患者背部,注意叩击频率；其次，对于那些在辅助排痰后仍然存在排痰困难的患者，可给予辅助吸痰；如果吸痰操作也无法达到理想效果，则建议使用纤维支气管镜下的灌洗吸痰技术，此方法可促进肺泡扩张，提高通气功能。

（三）呼吸功能锻炼

在开始训练之前，应确保患者的肠道畅通无阻，并保持患者在舒适的状态。

（1）吹气球和深呼吸：通过吹气球和深呼吸的方式来训练肺脏功能，每天进行吹气球训练，能够提高肺活量并增强呼吸肌的力量。

（2）吸气训练：深吸一口气，保持3～4s的憋气状态，护士轻轻地压住患者胸骨下方的位置，以便让他们全身心投入到膈肌的呼吸动作中去。

（3）呼吸训练：护士通过单手或双手在上腹部施加压力，帮助患者紧闭嘴巴，缩唇呼气，并在呼吸即将结束时突然松开，以替代腹肌的作用，帮助患者实现有效的呼吸。

（4）咳嗽训练：指导患者深吸气并保持3s的憋气时间，然后护士用双手按压患者腹部并指导其用力咳嗽，这种方法可以持续进行2～3次，每天4次。

（四）体位

如果患者需长期卧床且不能做到定时翻身，应定时为患者更换体位，否则极易导致分泌物坠积不能引流排出，而引起肺部感染。如果检测到患者一侧肺部有感染或者肺不张时，应使患侧位于上方，以利于肺的膨胀及引流。

六、心血管系统常见并发症及护理措施

脊髓损伤不仅会引起严重的四肢功能障碍，损伤后还会引起自主神经功能紊乱等进而引起严重的心血管系统的多种并发症。包括但不限于心动过缓、直立性低血压、自主神经反射亢进以及深静脉血栓形成等，这些都会影响患者康复治疗，也是会导致患者死亡的重要因素。

（一）心动过缓的护理措施

（1）在患者入院后，可进行心电监测。如果心跳次数超过50次/分且没有明显不适感，那么我们就需要密切关注心跳变化。

（2）通过深呼吸训练，帮助患者改善肺部功能。具体来说，首先用鼻子缓慢地深吸气，然后稍微屏住呼吸片刻，再缩口缓慢呼气，每5次呼吸构成一组，

每组5次,每天5组。

(3) 进行双上肢最大范围地外展主动或被动训练,建议每天5组,每组进行5次。

(4) 在医生的引导下,如果患者的心跳频率持续低于50次/分,可以通过口服盐酸山莨菪碱(654-2)或阿托品来增强心率。在用药过程中,需要密切观察心率的变化。

(5) 如果经过前述处理后,心率仍然低于45次/分,那么就需要进行持续的心电监测以观察心率的变化。

(二) 直立性低血压的护理措施

(1) 手术患者在术后3d开始抬高床头训练,在抬高床头前先进行肢体的被动活动,促进四肢血液循环,增加回心血量。抬高床头训练,逐渐抬高床头直至坐起以适应体位的改变,即从抬高床头5°~15°开始,每天增加5°直至80°,每日2次。

(2) 由于患者长期卧床和日常生活活动的减少,容易引起直立性低血压。在病情许可下,我们应尽早鼓励患者从平卧位转向半卧位或坐位,最终达到站立位训练。这可以通过使用站立床来实现,初始阶段的倾斜角度设置为30°。每日2次,每次持续15 min。在此过程中,需要提醒患者在进行站立床训练时应穿着合适的衣物并穿上长筒弹力袜,同时要确保他们在没有出现眩晕等症状的前提下逐步提高倾斜角度和站立时长。

(3) 当使用轮椅训练的时候,我们需要引导患者穿上长筒弹力袜并且绑上腹带或者佩戴软腰围,还要确保他们有系好轮椅安全固定带。如患者出现头晕、恶心等症状,如低血压反应,应立即把患者的椅背放低或者让轮椅向后倾斜,这样可以降低头部高度以提高大脑供血量。此外,我们也应该建议他们在日常饮食中适度地多摄取一些盐分,以此来防止低钠血症的发生,维持正常的血容量。

(三) 出现自主神经反射亢进如何预防护理

对于那些因脊髓损伤导致四肢瘫痪的患者来说,他们可能会遭受由伤害引发的一系列问题,包括肌肉痉挛、胃肠道恶性刺激、压力性损伤、便秘、膀胱充盈等,这些都可能引起自主神经反射亢进的一系列症状:如头疼、血压增高、皮肤潮红、心动过速或过缓等,并可由此继发脑血管意外甚至失明。因此护理上需要密切关注上述情况的发生,并实施积极有效的预防措施。

(1) 当患者出现自主神经反射亢进的症状时,应立即进行血压和脉搏的监测,同时还应密切关注是否出现尿潴留、便秘等异常情况,一旦出现,应及时放置留置尿管以排空膀胱,并可使用开塞露进行排便治疗。

(2) 对于头痛和血压升高的患者,应根据医嘱,舌下含服硝苯地平 10 mg,如有需要,可以多次重复使用以减轻血压突然增高带来的不适和风险。

(3) 实施膀胱功能训练,定期排空直肠以防止便秘,同时也要定期清空膀胱以防止膀胱过度膨胀。

(4) 如果患者持续使用尿管,可以暂时拔除尿管,等待症状缓解后再进行留置。如果患者因为尿管的使用反复出现问题,应与医生商议采取其他的排尿方法,例如间歇性地导尿。

(四) 深静脉血栓预防措施

在脊髓受伤后的 1 个月内,常会出现瘫痪情况。由于血液流动缓慢和局部黏稠度升高,可能导致肢体或下腔静脉出现血栓,进而引发静脉回流受阻,从而生成静脉血栓。

(1) 术后建议早期对四肢及各关节进行锻炼,建议每天做 2~3 次被动活动。卧床时应抬高下肢,让患肢抬高保持在 20°~25°,利用重力原理,有效地帮助静脉血液回流,应避免患肢受压尤其是腘窝,还应避免过度屈髋,从而达到改善血液循环的目的。

(2) 每天都要检查下肢皮肤和肢端动脉的跳动、温度、颜色以及触感,看看双下肢是否有所增粗或肿胀,并能够立即察觉到下肢周径的改变。

(3) 如果患者出现静脉血栓倾向但尚未确定诊断,护士需要向家属明确指出不应该为患者进行双下肢按摩。一旦被确诊为深静脉血栓,就必须严格制动,禁止进行按摩,每天都要测量并记录肢体的周径,以便观察和比较肢体的肿胀程度。

(4) 遵医嘱使用低分子肝素等抗凝血药物来治疗出现的症状。在进行溶栓治疗时,需要严密监测患者肢体是否肿胀以及有无出血情况;尽量避免对肿大的患肢实施静脉输液、采血或灌注等操作。

(5) 如果患者忽然发生通气障碍、口唇发紫等症状,这极有可能是肺栓塞的征兆。应立即让患者取平卧位,并且给予高浓度的氧气进行吸入,避免深呼吸、咳嗽和大幅度翻身，积极参与救治工作。

七、预防消化道功能紊乱的护理措施

术后患者可出现腹胀、便秘、无食欲等症状，这是由于胃肠蠕动减弱，加上长期卧床及饮食结构不合理等造成消化道功能紊乱。护理预防措施如下。

（1）术后禁食2~3d后，依据肠道功能恢复情况，先给清淡、易消化、不易产气饮食。2周后，建议摄入富含蛋白质、热量、纤维素以及充足水分的饮食。

（2）指导或协助患者按结肠走行方向按摩腹部，帮助患者改善消化系统功能。建议患者多食蔬菜、水果、粗纤维食物，这有助于改善消化功能促进排便。

（3）如腹胀明显，经以上处理不减轻，可遵医嘱行胃肠减压。经及时处理均可恢复正常。在治疗过程中，我们会使用适当的粪便软化剂来协助患者排便。如果需要，我们还可以使用甘油灌肠剂或肥皂水来帮助患者排出大便。

（4）为了减少便秘或大便失禁的发病率，应该培养按时大便的良好习惯。在身体许可的情况下，要多饮水，并做好排便功能的锻炼。经过正确的护理指导，患者能够管理好自己的两便排泄。

八、神经源性膀胱的预防护理

神经源性膀胱作为治疗中较为常见的并发症之一，在临床治疗开展中患者的依从性相对较差，对治疗效果有不良影响。主要是由于患者的脊髓遭受损伤，致使其排尿神经系统遭受一定损害，使排尿功能发生异常状况，因脊髓损伤患者可伴随肢体功能障碍等，在合并神经源性膀胱出现后会使其生活质量出现明显下降，从而较大影响患者的心理状态，对治疗效果有不良影响。如在开展临床治疗时，予以康复护理可以有效改善其预后，提高患者的日常生活质量。康复护理内容如下。

（一）心理护理

对患者的心理状况开展评估，为其详细介绍院内环境，并为患者开展健康知识宣讲，使其对疾病有正确认知，提高患者的临床依从性，帮助患者建立疾病战胜的信心。

(二) 呼吸肌、腹肌练习

患者需较长时间卧床休养,在此过程指导患者开展腹肌肌力的练习,以伸膝屈髋训练为主。同时调整患者体位为半坐位或者是坐位进行腹式呼吸、缩唇呼吸训练,以此来增强其腹部压力,有效提高膀胱的顺应性。

(三) 膀胱功能练习

患者早期由于膀胱处于失神经的状态下,因此需进行尿管留置,在进行尿管留置过程中,需定时巡视观察保证其通畅性,避免出现尿路感染。常见的方式包括间歇性导尿、留置导尿和膀胱再训练。

1. 间歇性导尿

优点:泌尿道感染率低并发症少。

注意事项:

在确保膀胱容量充足、膀胱内压力较低以及尿道具有良好阻力的情况下,可行间歇性导尿,频率应在 4~6 h,但也可根据患者的饮水摄入情况来调整。在每次导尿前半小时,让患者自行尝试去小便,一旦开始排尿需测定残尿量,随着剩余尿量的减少,我们可以逐步增加导尿的时间间隔,直到最终能够完全停止导尿。为了预防泌尿系统感染的发生,要确保均匀饮水并限制每日的水分摄入,保持膀胱容量低于 500 ml。当患者的残余尿量低于 80~100 ml 时,可停止导尿;同时要避免等到膀胱憋胀后再行导尿,以免引起自主神经反射(头疼、面色潮红,血压增高)。

间歇导尿可指导患者采用清洁间歇导尿,使用生理盐水冲洗导尿管即可,并不会增加感染发生率;插管时动作应轻柔,尤其是男性患者,如果在拔出导尿管的过程中出现了困难,或许是因为尿道痉挛导致的,应该等候 5~10 min 再次尝试拔管。如果出现血尿、无法成功插入或者拔出的状况、插入过程中疼痛加剧且无法承受的情况都必须立刻通知医师来解决。

2. 盆底肌练习

可以有效地控制耻骨尾骨肌的收缩,从而提高肛门括约肌的功能。每次收缩 5~10 s,然后放松 5~10 s,重复这个过程 10~30 次,每天进行 3 次。

3. 反射性排尿训练

在导尿前 30 min,在耻骨上区用手指轻快叩击,频率每分钟 100 次;还可通过摩擦大腿内侧或提拉阴毛等方式进行排尿训练。

4. 出入量控制

养成定时排尿的生活习惯,指导患者定时、定量饮水,每次饮水量控制为400～450 ml,以此来提高排尿量。

通过对患者实施膀胱功能训练,可有效缩短导尿管的留置时间,降低泌尿系统感染的发生率,恢复膀胱有规律地进行尿液储存以及排出,促进患者的机体转归。针对患者实施有效的康复护理可以促进患者膀胱功能以及排尿功能的尽快恢复,改善患者的预后状况,提高其日常生活质量。

九、神经源性直肠的预防护理

脊髓损伤患者在发病后,绝大多数患者会引发肠道功能障碍,如大肠梗阻、便秘、大便失禁等,在治疗过程中,患者易出现神经源性直肠症状,严重影响患者的生活质量。早期采取有针对性的护理干预,以帮助患者建立健康的排便习惯,可以显著减轻其生理痛苦,并且有助于改善其生活质量。康复护理内容如下。

（一）心理护理

在患者入院后,护理人员应加强与患者的沟通,进行脊髓损伤相关知识宣教指导,比如:脊髓损伤原因、护理方法,鼓励患者消除不良情绪,对疾病建立治疗的信心,促使患者密切配合护理工作。倘若患者心理问题比较严重,在必要时可使用药物辅助治疗。

（二）饮食护理

护理人员应给以恰当的建议,包括指导患者合理控制水分摄入,在2 000～2 500 ml。同时,应该给予患者低胆固醇和低脂肪的膳食,以满足其身体所需营养,并促进肠蠕动,从而减少便秘的发生。与此同时,可鼓励患者多吃富含钙质的食品如鱼肉及奶制品等,这样能有效地降低骨质疏松出现的风险。在患者胃肠道功能尚未完全恢复时,要避免食用过于辛辣或具有强烈刺激性的食物,也不能过量食用含有大量纤维素丰富的食物。待病情有所改善之后,可以选择一些蔬菜和玉米作为餐点。

（三）排便护理

操作者站于患者右侧给予患者腹部按摩,用右手大鱼际和掌根力量,沿患者结肠解剖位置,自右向左做顺时针环状按摩,以促进肠蠕动利于粪团排出。指导患者使用正确的排便姿势,达到有效排便角度,在重力的作用下方便腹部加压,促进患者排便,并养成定时排便的良好习惯。患者因括约肌松弛易出现大便失禁现象,为保证患者皮肤清洁干燥,避免发生破损,护理人员需为其做好局部清洁工作。

(四) 直肠功能锻炼

护理人员通过有针对性地实施吸气训练和腹肌训练,来提升直肠功能。对于痉挛性肛门括约肌的患者,可以进行肛门牵张技术和直肠功能锻炼,以有效促进肠道蠕动,帮助患者功能性排便。除了使用专业的手法按摩患者的腹部,护理人员还应该根据患者的承受能力,结合一些穴位的按摩,以促进胃肠道的蠕动,提高直肠功能,从而达到治疗的最佳效果。

通过对患者的个体化护理,结合实际情况,采取针对性的肠道功能锻炼,不仅可以改善肠道功能,还可以有效地改善患者的康复治疗效果。从患者的不同角度出发,缓解其负面情绪,给予有效的心理护理,从而提高患者依从性。通过早期康复护理,脊髓损伤患者的直肠功能得到了明显的改善,同时也极大地提升了他们的生活质量和护理满意度,且效果显著。

十、如何改善焦虑/抑郁患者的心理障碍?

脊髓损伤是由于多种因素导致的一种严重伤害,通常会引起截瘫或四肢瘫,具有高致残性,并伴随着永久性的残疾。这也造成了患者在受伤初期可能需要长期卧床,并且可能面临大小便无法控制的问题,这使得他们的日常生活难以自理,给他们带来了极大的心理和生理压力。此外,这种病症的高额医疗费也让一些贫困的家庭陷入困境,引发家庭和社会之间的冲突,进一步加剧患者的消沉状态,让他们更容易感到沮丧、焦虑和绝望。

为提升患者的生活质量和防止并发症的发生,需要创造有利于患者身心健康的环境,这包括积极地与他们交流沟通,让他们感受到自己的价值和重要性,以便更快地适应医疗机构的环境,进而构建起和谐的护患关系。同时,要教导患者正确对待自身的生理状况的变化,并采取适当的应对措施,保护患者的自尊心,增加自信心,激励家属经常陪伴患者,给予更多的关爱,从身体及心理上都给予支持。促使患者对自身有新的认知,战胜困难,培养出回归社会的必备技能。

十一、异位骨化的预防护理

异位骨化(heterotopic ossification，HO)是指关节周围的软组织中出现成骨细胞，并形成骨组织，文献报道其发病率为10%～53%，常于脊髓损伤后1～6个月出现。HO多发生于髋关节、膝关节、肩关节及肘关节，临床治疗较为不易，因此重点在于预防。

由于脊髓损伤完全截瘫的患者需要长时间卧床治疗，他们的关节周围软组织容易产生挛缩和粘连，这很可能会引起HO的产生。科学且标准化的护理方法有助于防止HO的发生。

预防措施如下。

(一)健康宣教

向患者及其家属进行健康教育知识普及，使他们了解自身疾病状况，减轻心理负担，积极进行防治；阐述合理膳食的重要性，引导患者进食富含丰富营养且容易消化吸收的食品；深入介绍各种功能运动的方式，特别强调运动强度，指导其适宜活动。

(二)康复训练

应该先让患者的四肢处于功能位，待肌肉和韧带组织得到完全放松后，再对其处于瘫痪平面以下的各个关节进行被动活动。同时，应该避免进行剧烈的、过快的运动，也不要做任何机械性、随意性或超出范围的运动。

(三)观察及处理

如果发现患者的某个部位有硬块或肿块，应当立即停止活动，并向医生汇报，遵医嘱进行X线或B超检查，以确定是否已经发展为HO。如已形成HO，应禁止使用任何热疗方法，而应该立刻给予冰袋冷敷。

十二、低钠血症的预防护理

对于脊髓损伤患者来说，即使食盐摄取量和补充剂保持稳定，他们仍然可能面临低钠血症或者高尿钠的问题。特别是在遭受了严重颈椎脊柱损伤的高位截瘫患者的早期阶段，尤其是那些同时伴有中枢性高热患者，往往会发生低钠血症。通常情况下认为颈髓损伤低钠血症最有可能发生在受伤之后的2～15d，而尿钠水平会在低钠血症发生前6～12h显著升高。所以，通过尽早预防可以降低低钠血症的发生率。护理预防措施如下。

（一）严密观察

在颈髓损伤的早期，低钠血症的症状往往会被原发病症所掩盖，有时候是模糊和非特异性的；当出现低钠血症时，患者会出现各种不同程度的精神状态改变，以及消化系统的症状、循环系统症状等。

（二）氧气吸入

持续以低流量氧气吸入（0.5～3 L/min）2～3周，通过改善颈髓受损后的低氧血症导致ANP水平降低，进而改善低血钠状况。

（三）治疗措施

针对有脊髓损伤和伴随低钠血症的患者，需要根据其具体的状况来制定适当的治疗措施。如果患者同时存在脑损伤并且无明显低血容量者，可以通过限制每日水分摄入量（不超过1 000 ml）的方式来处理这个问题，并在补钠的过程中严格控制水分摄入，而且补钠的剂量不能过多，速度也不能过快。

（四）饮食护理

低血钠患者会出现精神萎靡，食欲差，活动无耐力等症状，为了防止低钠血症的发生，早期的饮食护理是非常重要的。通过提高钠的摄取，可以帮助改善血钠的含量。根据出入量和血液电解质的变化，随时调节饮水量和咸度，为了保证健康，我们还应该提供富含营养、容易吸收的高蛋白、高维生素、高热量易消化的半流质的饮食，以增强抵抗力，促进康复。

十三、护理如何实施病房延伸训练？

为了满足康复护理的发展需求，在现行的护理体系之上引入全新的护理技能培训与指导，也就是病房延伸训练。这种训练方法是在治疗师的指导之下，责任护士依据患者的康复进程及健康状况来设定合适的延续训练计划，并以此为基础创建个性化的训练方案，运用适当的康复护理技巧，以实现连续性的指导和练习，从而加强患者康复疗效的稳定性和疗效。推广病房延伸训练这一理念并在实践中将其用于康复患者身上，这同样也体现了全面护理的一种思考方式。

患者在康复治疗时，由于受到治疗场地和治疗人员时间的限制，患者仅能在指定时间内执行预定的康复治疗，这导致他们的训练过程往往被切割开来，缺乏连贯性。患者处于被动状态，只服从于治疗师的指令进行，例如独立穿衣或转移等，这种方式可能对疗效造成较大的影响。然而，病房则是患者日常生活的主要活动空间，洗澡、穿衣等行为都必不可少。在此时进行恰当的训练指导，有助于提高患者的理解力和接受度，并增强其积极性。

此外，病房的环境为患者提供了充足的活动时间和空间，如果能够有效地管理这些时段，比如早晨、午餐后及晚间，那么患者就更有可能接纳综合且全面的康复训练。值得注意的是，病房设施与康复中心有很大不同，所以把延伸训练放在病房中进行是一种有效的补充手段，让患者可以学以致用，充分利用病房的时间进行延续训练。

对于家属的教育需引起重视，康复护理离不开家属的支持和患者的紧密配合。应该教导他们一些基础的康复护理方法，这样不仅可以强化康复效果，也能为患者尽快回到家庭奠定坚实的基础。

对于住院治疗的患者来说，他们的康复过程是一个漫长的、持久的过程，这就要求他们和家人积极地投入到这个过程中来。病房延伸训练的开展需要患者及家属共同参与，在此期间，护理人员应充分利用自己的职能，提升服务质量，既改善了护患关系，又优化了与患者的互动，并增强了患者对我们的信任感。同时，病房延伸训练的实施活动，也增加了患者及其家属的参与程度，加速患者的恢复进程。

第五节　健康教育

脊髓损伤可能会导致永久性的残疾，但是患者不能终生住院治疗。因此，为了帮助患者及家属，通过健康教育的手段，使其掌握康复的基本知识、方法、技能，并学会自我照护，这也是患者重新回归家庭、融入社会的重要途径。

一、饮食调节

脊髓损伤尤其是外伤性截瘫，会对患者消化系统造成一定的影响，并且会引发抑郁、厌食等症状。此外，损伤还会导致体内分解代谢增强，引起蛋白质和脂肪消耗增多,因此为了增强机体抵抗力,必须尽早地给予有效的营养支持。

为防止患者出现术后腹胀,应适当控制饮食。建议术后6h即可进流质或半流质饮食,并且逐步过渡到柔软、易消化的软食及普食,2～3周后,身体的代谢将恢复趋于正常。

患者因长时间卧床而导致体力衰退,疾病带来的耗损使得他们需要更多的能量来恢复健康。为了保证在满足治疗效果的同时也能满足患者的饮食需求,我们应该尽可能地丰富食品类型,让其色香味俱全、具有口感和味道,从而激发患者的食欲。此外,应采取小份多次的方式进食,防止过饱导致肠胃不适。减少糖分摄入并避开容易产生气体的食物,可以预防腹部胀痛的发生。

为了改善病情,建议患者选择富含营养的食物,包括高蛋白、高脂肪、高碳水化合物和新鲜水果和蔬菜。此外,应该注意补充足够的水分及纤维素摄入,每天纤维素摄入约20g,并且避免食用豆制品和糖类食物,因为它们容易导致腹部膨胀。每日饮水量为2000～2500ml,饮水量包括粥、汤、果汁等,多食水果、蔬菜以防因卧床引起的便秘。

二、自我护理

(一)学会自我护理

对于脊髓损伤患者而言,他们的康复是一个长期且持久的过程,即使他们已经离开医院,仍然需要进一步的康复训练和生活照料。因此,为了提升患者的自我管理能力,尤其是那些截瘫或全瘫的脊髓损伤患者,必须将脊髓损伤相关的基础知识和日常生活自理所需的相关技巧教授给患者及其照顾者,特别是不完全性脊髓损伤患者对自我护理知识与技巧的掌握,这不仅有助于患者在生活中更加自信,还能大大地增强患者的独立程度。此外,教会患者和家属在住院期间完成如何从"替代护理"转变为"自我护理"的方法,并着重于让患者学会如何自我护理。

(二)培养良好卫生习惯

在住院期间,需要帮助患者培养健康良好的生活习惯,掌握家居环境的要求及适应性。出院后,要定期进行复查,以预防并发症的产生。

(三)用药指导

建议患者严格遵守医嘱,按时准确地服用药物,尤其是在停止使用抗痉挛药物时应该逐渐减少剂量。

(四)大小便处理

学习如何有效地控制排尿和排便,并且能够独立解决二便问题。对于高位颈髓损伤患者,其家属应该积极配合,为患者提供有效的帮助,以确保患者的健康。

(五)构建长期的康复训练计划

教会家属掌握基本的康复训练知识和技能,避免患者再次受伤。

三、心理调适

当脊髓损伤患者出现截瘫、括约肌功能障碍等症状后,工作、社会地位、角色、经济也随之发生改变,患者对自我控制感丧失,逐渐自我封闭,会出现严重的挫折和心理创伤,随时面临心理崩溃。常经历无知期、震惊期(心理休克期)、否认期、抑郁期、承认期和适应期6个心理障碍过程。针对这6个时期患者不同的心理特点,应给予相对应的心理护理。

(一)无知期

伤后3个月左右,患者会出现一些负面情绪,如焦虑、委屈、发脾气、睡眠困难等,针对这个特点,应以缓解患者负面情绪为主,不必让患者过早涉及真实病情。对病情做出适当、有条件、积极的保证,给予心理支持,鼓励患者进行适当的情绪宣泄。

(二)震惊期(也称心理休克期)

伤后几天至几个月,是面对巨大打击时人类最原始的应激反应(如愤怒、恐惧、大喊大叫、摔物打人等),该阶段应该予以支持性心理疗法,以鼓励患者表达自己的情感为主,提供更多的关怀,用更友好的语言与患者沟通交流,使患者的心理获得最大的支持和抚慰,为患者提供脊髓损伤相关知识的正面解释和指导。鼓励其相信有康复的希望,缓解其恐惧的情绪。

(三)否认期

伤后几个月至2年,患者会启动心理防御机制,过度否认,忽略事实,以致不能准确了解和接受现实,只相信利于自己的各种信息,把残疾以及相关的康复治疗看成惩罚，而不愿接受康复治疗。该阶段不应轻易给予批判，避免发生争执，应认真倾听患者的想法，给予患者应有的尊重。有计划、有策略地慢慢向患者透露病情，让患者逐渐接受现实，情绪宣泄法是一个很不错的方法，劝导患者接受康复治疗。

（四）抑郁期

此阶段持续时间最长，脊髓损伤是一种高致残性损伤，常会引起截瘫或四肢瘫，这些残疾通常会伴随患者一生。患者因为病情的严重性和残疾，而对生活失去信心，情绪低落，伴有自杀倾向或行为。患者可能呈现出消极的情绪和自我否定的感觉，对外部世界产生冷漠的态度，并开始回避社交活动，他们可能会感到内心的苦痛，这种感受有时会通过身体上的不适来表达，例如头痛、心跳加速、食欲减退、失眠及疲惫等症状。在这个阶段，应该主动干预患者，积极地介入患者的生活，尽早察觉他们的抑郁倾向，如果情况严重的话，我们可以考虑使用药物治疗。同时注意患者有无轻生念头，防止意外发生。需要密切关注患者的心理状态和行为变化，以便更好地保护患者。鼓励患者暴露错误观念，协助患者重建合理认知，给予专业的心理帮助。护士需要以诚挚的态度激励患者释放内心情绪并表示理解，运用支持疗法帮助病患有效应对残疾现实，协助其度过危急时刻。同时也要鼓励患者积极参与康复训练，缓解其焦虑感。

（五）承认期（适应期）

尽管患者已经认识到自己的疾病状况，但在心理上仍然感到自卑，害怕与人交往，这通常伴随着社交焦虑及恐惧。在这个阶段，需要协助患者构建正确的思维方式，合理的认知模式，去除患者的自卑感。让他们与其他有经验的患者互动，有助于提升他们的适应能力，同时激励他们在治疗过程中保持积极态度，避免或减缓相关副作用的发生，减轻痛苦。利用行为疗法、社会学习法、中心疗法来引导他们，可以进一步增加他们的自我尊重、自我珍视、自我信任和应对挑战的能力，学会解决问题的技巧，从而更有效地抵抗失败带来的打击。适应期的患者已经重建了适应性行为，但对于重回社会后的人际关系比较敏感，此时需要的是回归社会和生活后，以及包括再就业等方面的指导，需要全社会的支持。鼓励患者学会生活自理，尽可能自己完成，减少依赖，教其掌握人际交往技巧，鼓励积极参与社会活动。

理解患者及家属对预后的期望值过高的心态,并持续关注他们的生活质量、精神状况、身体健康情况和社会经济支持系统等方面的情况。采取正确的护理应对措施,温和且有耐心地与患者沟通,解决患者的困扰,激励患者分享自己的观点,指导患者如何理性看待身体的各种变化。让患者始终保持愉悦的心情,以便于更好地配合治疗和照顾。保护患者的自尊,提升患者的自信心,以此构建和谐的护患关系,赢得患者的信赖。同时,也应鼓励患者家属经常陪伴患者,给予他们更多的关爱和支持。

我们需要展示成功的案例给患者知晓,并讲述那些残疾人士如何作出贡献的故事,以此来帮助和影响患者调整心态状态与行动方式,让患者意识到自己的重要性,激发患者再次规划人生的勇气及决心。要教导患者提升他们的心理素养,以正确的态度面对自身的疾病,尽可能地运用残存的功能弥补失去的功能,竭力实现日常生活自理的目标,做一个身心健全、对社会有用的社会成员。

四、健康指导

(一)日常生活自理能力训练

通过提供有效的,帮助患者及其家庭从"替代式护理"的治疗模式转变为"自我护理"的模式。核心目标在于使患者学会如何自我护理,并在住院期间养成良好的个人卫生习惯,以降低可能出现的肺炎、泌尿系统感染等疾病的风险。

(二)技能培训

根据评定结果,护理人员会为家属提供有针对性的实施技能培训。在此过程中,会对可能引发关节硬化、肌力减退、压力性损伤、足下垂等问题的原因、预防措施、操作步骤及需注意的事项等方面进行详细阐述与演示,直到家属能够熟练掌握这些知识。

(三)构建指南卡片

构建家庭照护的功能训练及压力性损伤预防的指南卡片,通过文本详细解释如何实施关节功能活动与肌力锻炼的方式方法,并以图像方式标注于正面、侧面和背面的身体模型中容易出现压力性损伤的位置,以便协助照护人员进行常规的防护和监测;使用图像展示正确平、侧、俯卧位时肢体和软枕的摆放位置,使其更便于照护者参考操作;同时,把压力性损伤的各个阶段的局部皮肤变化制作为图片,使得照护人员能够快速辨别并立即寻求援助。

(四)定期翻身

教导照护人员每次翻身后检查受压部位皮肤的状况,如果出现皮肤压红且不褪色情况,就要缩短翻身的间隔时间。

(五)大小便管理

通过教学,帮助患者和家属掌握正确的大小便管理方法。

(六)更多知识宣教

定期对患者进行脊髓损伤的基本知识和康复技巧的宣传教育,帮助患者掌握这些基础知识和解决问题的方式方法,提高自我照护能力。同时也要引导家属了解并熟练运用基础的康复知识和训练技巧。

1. 保持关节功能位,防止关节屈曲,过伸或过展

活动由足趾开始,遵循锻炼踝、膝、髋关节的屈曲活动,可用矫正鞋或支足板固定预防足下垂。

2. 密切观察躯体感觉、运动情况

当出现瘫痪平面上升,肢体麻木,肌力减弱或不能活动时,立即通知医师。

3. 被动运动

为了有效预防肌肉萎缩并缓解其僵硬,每天应对瘫痪的肢体进行被动的肌肉按摩和全范围关节活动,降低截瘫后并发症的发生率。对于未受影响的部位,可以引导其进行胸部扩张运动,使用一些能够增强上肢力量的辅助工具进行锻炼。

4. 对不能恢复步行的患者应加强残存肌力和耐力的训练

对有可能恢复步行能力的患者,需要进行站立和行走的训练,使用轮椅、拐杖或助行器等移动工具,指导患者练习床上坐起,并练习上下床和行走方法。3~4个月之后可练习抓住床上支架坐起,或借助轮椅进行一些简单的活动。在站立时,为了避免跌倒,确保膝关节的安全,建议采取靠墙手推双膝的方式,以防止发生意外。

5. 生活能力训练

通过提供有效的日常生活技巧和方法,鼓励患者进行训练,以满足生活需要,提高生存技能。

6. 腰椎手术活动限制

（1）手术后半年内避免提取重物。

（2）在手术结束半年后，才能使用背囊式书包或购物袋。在选择这些装备时，一定要避免过重，最好以体重的 1/10 为准则。

（3）在进行手术后，脊柱的柔软度和弹性可能会发生变化，所以最好不要进行任何剧烈的锻炼，例如蹦极、摔跤、打高尔夫、骑自行车或者游泳。这些活动都有可能引起固定脱位和脊柱受伤。

（4）通常手术后需要佩戴腰围 3 个月，而颈托的佩戴时间应在 2～3 周。

（5）在进行核磁共振检查时，应该向相关工作人员说明曾经接受过脊柱内固定手术，以防止可能出现的危险。

（七）健康宣教方法

1. 小广播

每天对患者进行脊髓损伤的相关知识普及，每次持续 15 min，让患者了解脊髓损伤的症状和治疗方式。对于那些无法理解的内容，我们会给予特别的指导。

2. 集体授课

护士会对脊髓损伤患者的症状和康复知识进行连续性的讲解，每周 2 次，每次持续 40～45 min。同时，还会把讲解的内容制作成问卷形式供患者回答，以帮助患者更好地理解所讲述的信息内容。

3. 案例教学法

被应用于此处，以协助患者克服自身的负面情绪和消极心态。护理人员会适时引导并激发患者对病情的理解，从而建立起对抗疾病的自信心。同时也会分享一些成功的案例，邀请那些已经痊愈的患者来访，以便患者能亲自接触到这些成功的案例，通过面对面的沟通方式接受更深入的教育，增进信息的传递，这样可以增强患者对于恢复健康的重视程度。

对于家庭照护者来说，健康教育是至关重要的，可以帮助他们更好地了解患者受伤后的心理变化，掌握日常生活护理常识，从而更有效地帮助患者适应出院后的居家生活，培养良好的生活习惯，减少影响康复的危险因素，有效预防各种并发症的发生，使其尽可能快地融入家庭生活和社会环境。

五、出院指导

(一) 居家环境设施改造

指导患者及家属,注意患者安全,对于需靠轮椅生活的患者,应对家庭环境设施进行改造。

1. 入口

(1) 为了确保轮椅使用者的舒适和安全,入口处应设置 150 cm×150 cm 的空间,以便患者能够便捷地进入,得到充分的休息。

(2) 为了保证门锁的适用性,建议选择合适的高度和辅助工具,并可以通过声控、插卡或按钮等方式来改变开门的方式。

(3) 为了确保患者的安全,将门的开启方向调整到适合他们的需求,并在门旁放置一根拐杖,以便他们离开时使用。

(4) 门口边之障碍物(突起)应除去。

(5) 门之宽度为 80 cm 以上便于轮椅进出。

(6) 门的重量以不超过 3 kg 为考量。

(7) 当室内的通道和走廊存在高度偏差时,建议采用斜坡,自行推轮椅坡道的最佳角度为仰角 5°。

2. 家具安排

(1) 操作轮椅或使用助行器者方便接近。

(2) 从一房间到另一房间有足够通路。

(3) 电线插座、电话、开关等都在伸手可及处。

3. 地板

(1) 地板、地毯应紧贴地面避免折叠起来或隆起。

(2) 使用大块地毯,拿掉分散的地毯。

(3) 地板最好不要打蜡,采用不滑的材料。

4. 电器

(1) 所有电热器、热气出口和高温热水管等都应该被妥善地包裹以防止烫伤,对于那些存在感知障碍的人来说,这一点尤其重要。

(2) 通过使用特殊设备,可以实现更高效的电热控制,例如加大和延长绝缘手柄的长度。

5. 卧室

(1) 为了增强稳定性,床应该放在墙边或者角落,并且四个床脚垫上都要有橡皮吸盘。

(2) 床的高度尽量与轮椅等高以方便移位。

(3) 床垫选用能提供稳定舒适的平面。

(4) 床周围有方便轮椅回转的空间,最好有 150 cm 以上宽度。

(5) 通过合理安排床边桌和橱柜,有效配备照明设备、电话和紧急呼叫声。

(6) 为了方便患者取用物品,衣柜内的悬挂杆应该设置在高度约 120 cm,且低于 160 cm,深度约 30 cm 的位置。

(7) 卧室内可置放移动式马桶及便盆。

6. 浴室

(1) 如果门不能满足轮椅使用者的需求,请先移位至椅子上,然后再将移动到所需的位置。

(2) 加高马桶座椅可方便移位。

(3) 为了确保安全,墙边的扶手应该保持在 85~90 cm。

(4) 为了提高洗澡的安全性,建议在浴缸内放置一张舒适的座椅。

(5) 浴缸及地板上加防滑条。

(6) 为了避免烫伤,热水龙头应具备隔热和绝缘功能。此外,为了更方便操作,建议将水龙头的开关设计成横杆式。

(7) 为了让轮椅患者更方便地使用,请将镜子、置物箱和毛巾架放在较低的位置。

7. 厨房

(1) 建议将梳理台的高度调整到 70~80 cm,并将其深度调整到至少 60 cm,以确保膝盖处不会受到阻碍。

(2) 有效利用附轮推车来搬运食物。

(3) 根据使用者的需求,餐桌的高度可以进行升高或降低。

(4) 将常用物品放在便于取用的地方,以节约能源,或放置一储存柜以收藏常用物品。

(5) 建议采用横杆式的水龙头开关,以确保水槽深度达到 13 cm,同时保证膝盖部位不受影响。

(6) 为了防止火灾,请安装消防设备并准备简易灭火器。

(7) 为了方便轮椅患者观察锅中的烹饪情况,可在炉子上安装了一个反光镜。

(二) 家庭延续性护理

通常患者离开医院后就不会再进行自我功能的锻炼,对于生活方式及行为方式也无自我约束,身体各项功能容易下降,并容易引发各类并发症出现。针对不同病种的患者进行健康宣教及疾病的预防等,引导患者养成正确对待疾病的态度。通过各种健康宣教对各项自我护理技能进行训练,给予必要的技术指导和协助,改变不利于患者健康的相关行为,养成健康的生活方式,以增强患者的积极主动性,尽早融入社会、回归家庭。

1. 组建延续性护理小组

包括1名主治医师、1名康复专家、4名护士和1名心理咨询师,护士负责建立微信群与患者进行交流,并邀请其亲属参加延续护理的微信群。

2. 家庭延续性康复护理内容

(1) 康复训练:每星期有2～3天护理人员会在微信社群中发布不同康复阶段的重要训练项目和相关注意细节,指导患者根据自身的恢复进程来做这些训练,同时要求其家属拍摄患者正在做的康复运动的视频并在群里分享出来,然后由康复专家依据患者的实际操作状况和康复成果对他们的康复方案做出相应的修改。

(2) 自我护理:指导患者如何进行自我护理,熟练掌握大小便的护理方法,以避免各类并发症的发生。教会患者及家属皮肤护理及制定长期康复计划,防止二次残疾。通过视频、文字等方式指导家属,发送如何翻身、受压部位按摩、皮肤保护、会阴清洁等相关视频,预防压力性损伤。指导家属密切关注患者排便情况,可在必要时遵医嘱使用缓泻剂或开塞露等帮助排便,保证两便得以控制。

(3) 饮食指导:我们需要了解患者营养不良的具体原因与严重程度,同时要对患者及家属说明补充营养的重要性,并且给予适当的心理关怀,使患者积极参与到医护人员的治疗过程中来,以此提升患者的营养水平,提高抵抗力,加速损伤的恢复进程,从而增强患者克服疾病的能力和坚定生存的信心。

用餐时,安排患者尽量保持舒适的座位,避免各种负面影响。然后,制定合理的膳食计划,提供丰富多样的食品,色、香、味俱全能够吸引人的菜品,以激发患者的食欲。另外,也应尊重患者的个人口味偏好,让其自由挑选喜欢的食材。此外,我们还需确保患者在日常生活中摄取足够的维生素、纤维素、钙及其他必需营养成分。给予高蛋白膳食,碳水化合物适量,多食酸性食物,多饮水;少食高脂肪和碱性食物;防止长骨脱钙和尿路结石形成。在日常生活中,应尽量食用植物油,这样有助于滋润肠胃并改善便秘。提供充足的热量的多纤维食品,例如粗粮、蔬菜、果品、豆类以及其他粗糙食物,以弥补训练时身体所耗费的能量;同时也要多吃蔬菜和果品,以防止便秘发生。

(4)心理护理:鼓励家属多关注和陪伴患者,并在必要时请心理咨询师进行专业的心理指导。多与患者进行交流沟通,寻找其负面情绪发生的原因,强调负面情绪会影响其术后的恢复,可为其列举其他患者的成功案例,以增强患者对疾病恢复的信心。

(5)答疑解惑:鼓励患者主动提出在居家自我护理过程中出现的问题,并在每周的某一天进行统一的回复。这些回复可能包括语音、视频或者推荐科普文章等方式。如果需要,可提供一对一的专业解答,以满足患者的自我照护管理需求。

(6)定期随访:建议患者按照医生的要求,定期接受随访,了解自己的治疗方案和需求,指导患者及家属所用药物方法及注意事项,如有不适应及时就诊。一般出院后第1、3、6、12个月共复查4次,以后每年复查1次。在患者出现康复效果差、微信群活跃度较低等的情况时,可对患者进行家庭访视,具体访视内容为:患者的居家环境、饮食状况、是否存在危险因素等,并对此进行针对性的指导。

六、健康促进

(1)协助社区和职业康复机构,帮助患者做好融入社会的准备工作,同时也支持家庭和企业对居家环境设施进行改良,以便使其更适应患者的生活和工作需求。

(2)应该积极帮助患者为重新融入社会做好各项准备,包括改善他们的居住环境及设施以适应患者的生活需求。同时,也应该与其家属及其单位合作,共同努力促进患者的心理和社会功能恢复。对于残疾人来说,性教育的实施也是非常重要的,它可以维护家庭的和谐并提供必要的情感支持,家庭的完整及家属的支持都是患者在康复过程中不可或缺的精神力量。因此,我们需要激励患者鼓起勇气去迎接未来的挑战。

参考文献

[1] 谢满英.严重创伤患者急救转运过程中焦虑情绪的护理干预[J].当代护士(中旬刊),2011,3:166-167.

[2] 李貌,潘莺燕.脊柱骨折伴脊髓损伤患者行康复护理对疗效满意度的研究[J].保健文汇,2020(9):87-88.

[3] 桂锦萍,潘美琪,陈媛.脊柱骨折伴脊髓损伤护理中应用康复护理的有效性研究[J].饮食保健,2021(9):159.

[4] 张永灵.无骨折脱位型颈脊髓损伤患者的临床护理[J].齐鲁护理杂志,2019,25(20):118-121.

[5] 尹芝华,聂娜,周怡利,等.急性创伤性颈脊髓损伤后呼吸系统并发症管理策略研究进展[J].中华创伤杂志,2020,36(9):859-864.

[6] 崔怡,邱禄芹,陈彩真,等.颈髓损伤患者呼吸系统并发症危险因素分析及其对提高护理干预效果的作用[J].中华创伤杂志,2018,34(6):546-551.

[7] 杨丽娟,栾琳琳,韩瑜.机械通气患者口腔护理的现状与思考[J].中国实用护理杂志,2019,30:2321-2325.

[8] 艾坤,刘琼,许明,等.电针对骶上脊髓损伤后神经源性膀胱尿流动力学及逼尿肌垂体腺苷酸环化酶激活肽/环磷酸腺苷/蛋白激酶A信号通路的影响[J].针刺研究,2021,46(9):728-734.

[9] 关榴燕.脊髓损伤神经源性直肠的康复护理研究进展[J].世界最新医学信息文摘(电子版),2019,19(8):161-162.

[10] 梁毅.集束化护理在神经源性直肠患者腹胀便秘中的临床应用[J].贵州医药,2019,43(5):815-816.

[11] 唐和虎,洪毅.脊髓损伤后异位骨化[J].中国康复理论与实践,2005,11(2):115-117.

[12] 李媛媛,昝洪晶.不同延续性护理方式对脊髓损伤患者生存质量及康复的影响[J].山西医药杂志,2020,49(16):2238-2239.

[13] 高存友.抑郁症诊断与治疗[M].上海科学技术文献出版社,2023:147-148.

[14] 邹圣洁,莫雪晴.基于微信平台的延续性护理在腰椎骨折伴脊髓损伤出院患者中的应用研究[J].世界最新医学信息文摘(连续型电子期刊),2020,20(54):41-42.

第六章
脊髓损伤的康复治疗

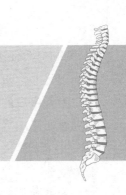

第一节　康复介入时机

近年来,关于康复介入时机的研究逐渐增多,不同研究对于早期和晚期的定义存在差异。目前还没有强有力的统一研究证据表明早期康复优于后期康复。然而,大多数脊柱和脊髓专家根据他们的临床经验一致认为,早期康复对于脊髓损伤的恢复在各个阶段都有重要的帮助。此外,许多研究也从不同的时间段证明了早期康复介入的效果优于晚期康复。

以下从脊髓损伤后机体的变化、康复介入对机体的影响、早期康复介入的风险和障碍等方面讨论康复介入时机。

一、脊髓损伤后机体变化

脊髓损伤通常发生在剧烈碰撞中,同时会对脊柱和脊髓本身以及其他脊髓外的器官造成原发性和继发性损伤。

(一) 脊柱和脊髓变化

外力作用下,椎体可能发生骨折和关节脱位,导致原本受到椎管保护的脊髓暴露在外力下。脊髓可能遭受挫伤、出血和受压。在微观层面上,脊髓的白质和灰质可能出现微小出血、组织水肿和坏死。在细胞和分子水平上,可能出现轴索断裂、细胞膜损伤、细胞内环境的改变、自由基的产生以及凝血因子和血管活性物质的释放,导致细胞毒性水肿和细胞凋亡。

(二) 神经系统损伤

脊髓损伤会导致神经细胞的损伤和坏死，进而引起患者的感觉障碍、运动系统障碍和自主神经系统障碍。

(三) 神经系统继发损伤

(1) 感觉神经损伤可能导致压力性损伤和性功能障碍。

(2) 运动神经损伤可能导致呼吸功能障碍、肌肉萎缩和关节挛缩从而导致患者失去进行日常活动（如进食、穿衣、洗澡和移动）所需的肌肉功能。

(3) 自主神经功能障碍可能导致患者血压波动、体温调节障碍以及排尿和排便障碍等问题。

(四) 其他器官综合损伤

脊髓损伤还可能引发其他器官的综合损伤，例如颅脑损伤、胸腔器官损伤和腹腔器官损伤等。

需要注意的是，脊柱脊髓外的损伤程度差异很大，有些可能危及生命，而有些对疾病过程的影响不是很大。因此，在讨论康复介入时机时，需要综合考虑患者的机体情况，排除其他损伤的影响，以便制定最合适的康复治疗计划。

二、康复介入对机体的影响

(一) 物理因子治疗

早期的康复介入可以促进神经的恢复。高频治疗如短波和超短波可以减轻脊髓水肿、出血，促进损伤处神经的修复。神经肌肉电刺激和功能性电刺激可以促进神经修复，保持肌肉体积，并帮助患者完成部分日常生活动作。

(二) 体位摆放

早期恰当的体位摆放可以预防肌腱挛缩和压力性损伤的形成。

(三) 呼吸康复治疗

早期进行呼吸训练、排痰训练和体位引流可以减少呼吸道感染，并减少抗生素的使用。

(四) 被动运动

早期的被动运动可以减少关节僵直和软组织挛缩，预防压力性损伤发生。

(五）主动康复训练

早期的主动康复训练可以保存残存的肌力,进行平衡、站立训练有助于将来的行走、移动和轮椅的使用。

(六）心理康复

早期的心理康复可以帮助患者消除不良情绪,勇敢面对现实。同时,对家属进行心理沟通,使家人与患者一起面对困难,有助于达到更好的康复效果。

三、早期康复介入风险和障碍

早期康复介入存在一些风险和障碍,包括以下方面。

(一）脊柱稳定性风险

在脊柱不稳定的情况下,早期运动可能会破坏脊柱的稳定性,导致脊髓受到更严重、不可逆的损伤。因此,在脊柱稳定性尚未得到有效控制之前,需要谨慎进行康复介入。

(二）脊髓损伤评估不精确

在早期,由于脊髓休克和其他复合损伤的影响,脊髓损伤的评估可能不够准确,这可能会使早期康复的效果受到质疑。

(三）患者和家属的理解和接受度

患者本人和家属可能对急性期康复缺乏理解,不一定愿意接受康复治疗,尤其是在需要自费支付的情况下。对于早期康复的重要性和益处,需要进行充分的教育和沟通。

(四）康复团队的缺乏

早期脊柱脊髓损伤多在急诊救治时进行,有些医疗机构可能没有专门的团队进行急诊期康复治疗。这可能限制了早期康复介入的可行性和效果。

(五）支付方的限制

支付方对早期康复的认知和理解可能存在误解,不愿意支付相关费用。这可能成为早期康复的一大障碍。

在制定早期康复计划时,需要综合考虑这些因素,并采取相应措施来确保康复介入的安全性和有效性。

四、早期康复介入时机

根据到目前为止的研究,早期康复介入时机,可以归纳起来一句话,在安全(生命安全和损伤部位脊髓的安全)的前提下越早开展康复治疗越好,但是何谓安全,我们要考虑以下因素。

(一) 临床分期

根据《脊髓损伤神经修复治疗临床指南(中国版)2021》,脊髓损伤临床分为4个阶段,即急性期(<48 h)、亚急性期(48 h~14 d)、中期(14 d~6个月)和慢性期(>6个月)。

(二) 手术评估方法和手术时机

根据脊髓损伤的不同部位(如上颈段、下颈段、胸腰段等),临床上有多种评估方法,包括AO分型、Denis分型和SLIC评分等。无论采用何种评估方法,如果患者需要进行外科减压和内固定手术,早期手术的时机是非常重要的,最好在损伤发生后的24 h内进行手术。对于完全不适合手术的患者,应尽可能将其转移到能够进行手术治疗的医疗机构,在损伤发生后的72 h内进行减压和内固定手术。

早期手术的优势在于能够迅速减轻脊髓压力、恢复脊髓灌注和改善神经功能。通过早期手术,可以尽早解除脊髓受压,减少进一步的损伤,并为脊髓的恢复提供更好的条件。此外,早期手术还可以减少并发症的发生,如感染和脊髓休克。

然而,手术时机的确定仍需综合考虑患者的具体情况,包括损伤的严重程度、脊柱稳定性、患者的整体状况和手术团队的可行性等因素。在评估和决定手术时机时,应综合利用各种评估方法和临床判断,以确保手术的安全性和有效性。

(三) 脊髓休克

脊髓休克是指脊髓损伤以下的感觉、运动和反射等功能完全丧失的状态,通常持续1 d~6周,大多数患者在2周内会逐渐恢复。判断脊髓休克结束的方法包括球海绵体反射、肛门反射、肌张力和腱反射等指标。脊髓休克的存在可能会影响医生和治疗师对患者损伤程度和受损平面的判断,从而对康复计划产生影响。

脊髓休克期间，患者的神经功能完全丧失，这使得评估损伤程度和确定受损平面变得具有挑战性。在脊髓休克期间，患者可能无法表现出正常的感觉、运动和反射反应。因此，医生和治疗师在制定康复计划时需要特别注意脊髓休克的存在，并在脊髓休克结束后进行重新评估。

一旦脊髓休克结束，患者的神经功能会逐渐恢复。此时，通过观察球海绵体反射、肛门反射、肌张力和腱反射等指标的变化，可以判断患者受损平面以下的神经功能是否开始恢复。这些指标的改变可以帮助医生和治疗师更准确地了解患者的损伤程度，并相应地调整康复计划，以促进患者的康复进程。

（四）全身状态

如前所述的，脊髓损伤可能涉及高位脊髓节段，例如 C_4 以上的神经节段。在这种情况下，患者的生命体征可能会不稳定，且脊髓损伤可能伴随着对心脏、肺部等重要器官的影响。因此，救治患者的生命是最重要的目标。

对于高位脊髓损伤的患者，应立即采取紧急措施，以确保其生命体征的稳定。这可能包括确保通畅的气道、维持呼吸功能、稳定循环等。在急救过程中，医护人员会密切监测患者的生命体征，并采取适当的措施来维持患者的生命功能。

此外，高位脊髓损伤还可能伴随着对心脏、肺部等重要器官的影响，例如呼吸功能受限或心血管功能异常。在救治过程中，医护人员会综合考虑这些因素，并采取相应的治疗措施，以保护和支持患者的心脏和肺部功能。

综上所述，在脊髓损伤后，康复介入的前提是患者的生命体征稳定。如果没有需要立即进行手术的情况，应该首先保护损伤部位，然后进行康复治疗。对于需要手术的患者，术后应该妥善保护手术部位，并在稳定后进行康复。在大多数有条件的情况下，脊髓损伤的手术通常会在发病的第一天内进行。因此，在这种情况下，康复工作可以在手术后的第 2 天或第 3 天开始进行。至于心理康复，只要患者意识清楚、病情稳定且能够进行交流，就可以立即进行心理康复疏导。心理康复对于患者的心理健康和康复过程至关重要，因此应尽早进行心理支持和疏导。

第二节　康复治疗方案

一、制定康复治疗目标

脊髓损伤发生在组织和器官水平，对个人的能力产生影响，最终影响到工作和社会参与。在早期康复阶段（急性期和亚急性期），医生和治疗师更注重组织和器官的修复。到了中期和慢性期康复阶段，康复工作者将更加关注患者的个体能力和社会参与水平。在中期和慢性期后，组织和器官水平的改变将达到一定的限度，无法进一步改变。此时，康复工作的重点将转向提高患者的个人生活能力，帮助其重新融入工作和社会。

（一）康复总体目标

（1）改善患者在日常生活中的独立能力，例如梳洗、进食、穿衣和洗澡等。

（2）提高患者的移动能力，无论是通过设备、设施还是辅助工具，使其能够到达他们希望到达的地方。

（3）帮助患者适应新的生活方式，包括培养兴趣爱好、参与娱乐活动以及处理性欲等方面。

（4）促进患者重返原有的工作岗位，尽可能恢复职业功能。

（5）协助患者重新融入社会，包括社交互动、参与社区活动和建立支持网络等。

这些目标旨在帮助患者最大限度地恢复功能、提高生活质量，并尽可能使其重新融入社会生活。康复团队将根据患者的具体情况和需求，制定个性化的康复计划，并通过综合的康复策略和干预手段来实现这些目标。

针对完全性脊髓损伤，根据不同的节段和康复阶段，制定相应的康复目标和计划。

（二）$C_1 \sim C_4$ 节段

1. 脊髓损伤功能特点

（1）无四肢肌肉运动功能。

（2）C_3 及以上的脊髓损伤患者需终生依赖呼吸机，C_4 水平损伤患者可能有自主呼吸,甚至可以脱离呼吸机。

(3) 尽管 C_4 水平损伤患者三角肌和屈肘肌群存在一定功能,但无法实现有效运动。

(4) C_4 水平损伤患者完全无法完成任何日常生活活动,但可以通过操作杆控制部分周围环境。

2. 康复目标

(1) 急性期康复目标(<48 h):稳定脊柱;预防肺部感染;预防压力性损伤和挛缩畸形。

(2) 亚急性期康复目标(48 h~14 d):进行心理疏导;进行各大关节被动运动;预防下肢深静脉血栓形成。

(3) 中期康复目标(14 d~6 个月):进行坐立训练(坐轮椅训练等),适应血压调节;控制饮水量和时间,争取建立排尿条件反射;③准备使用头面部操作杆和电池驱动轮椅训练如眼球控制轮椅(图 6-2-1)和意志控制轮椅(图 6-2-2)。

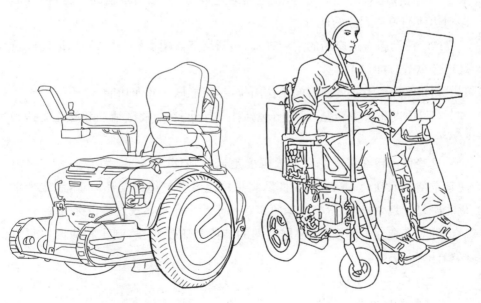

图 6-2-1 眼球控制的轮椅　　图 6-2-2 意志控制轮椅

(4) 慢性期康复目标(>6个月)：使用有操作杆的电池驱动轮椅，在室内和社区内进行移动；改造家庭及社区环境，实现回归家庭和社区的目标。

(三) C_5、C_6 节段

1. 脊髓损伤功能特点

(1) C_5 水平损伤患者有屈肘肌群收缩功能；C_6 水平损伤患者有伸腕动作，并可通过伸腕实现抓握，即腱性作用(tenodesis)。

(2) C_5 水平损伤患者可用改装的调羹进食；C_6 水平损伤患者可通过动态支具进食。

(3) C_5 水平损伤患者大部分日常生活活动需要帮助；C_6 水平损伤患者可完成个人卫生和上身衣服穿脱。

(4) C_5 水平损伤患者的转移完全依赖他人，此时可以使用电动智能移位机(图 6-2-3)；C_6 水平损伤患者可通过转移板完成。

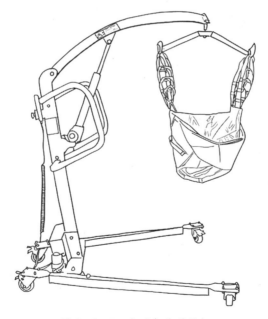

图 6-2-3　电动智能移位机

(5) C_5～C_6 水平损伤患者可驱动有改装的电池驱动轮椅；C_6 水平损伤患者还可驱动有改装的手动轮椅。

2. 康复目标

(1) 急性期康复目标:预防肺部感染和压力性损伤。

(2) 亚急性期康复目标:对于 C_5 水平损伤患者,预防肘关节屈曲和旋后挛缩;对于 C_6 水平损伤患者,保留适当的屈肌腱挛缩以发挥伸腕时的抓握功能(tenodesis);预防全身关节屈曲挛缩和关节僵硬;进行心理疏导,帮助患者接受身体状况的改变,重建生活信心。

(3) 中期康复目标:制作手夹板,预防手部屈曲畸形;使用改装的调羹辅助下进食;熟练使用改装的电池驱动轮椅;C_6 水平损伤患者基本掌握手动轮椅的使用。

(4) 慢性期康复目标:使用改装轮椅,在室内和社区内实现移动;改造家庭和社区环境,以适应患者的康复需求。

(四) $C_7 \sim T_6$ 节段

1. 脊髓损伤和功能特点

(1) C_7 水平损伤患者具有大部分手部肌肉活动,C_8 水平损伤患者具有完全正常的手部肌肉活动。

(2) $T_1 \sim T_6$ 水平损伤患者的部分呼吸辅助肌肉和上胸段竖脊肌的功能较 C_8 水平损伤患者好,其余功能与 C_8 水平相同。

(3) 患者可以独立完成大部分日常生活活动,但在穿袜子时可能需要帮助。

(4) 患者可以独立使用手动轮椅。

(5) 患者可以驾驶改装的汽车。

2. 康复目标

(1) 急性期康复目标:预防肺部感染和压力性损伤。

(2) 亚急性期康复目标:预防胸腰段以下关节屈曲挛缩和僵直;使上肢肌力恢复到正常水平;进行心理疏导,帮助患者接受身体状况的改变,重建生活信心。

(3) 中期康复目标:掌握独立进食、穿衣、洗漱、排尿、排便等日常生活技能;掌握转移技巧;熟练使用手动轮椅(也可以使用电动轮椅);掌握自行间歇性导尿技巧;适应性改变性生活方式。

(4) 慢性期康复目标:探索恢复工作或改变工作方式;掌握驾驶改装汽车

的技巧;改造家庭和社区环境,以适应患者的康复需求,实现回归家庭和社会的目标。

(五) T_6~T_{12} 节段

1. 脊髓损伤和功能特点

(1) T_6 水平损伤患者具有上胸段的控制能力,但无法控制下胸腰段。

(2) T_{10} 水平损伤患者具有大部分胸腰段的控制能力。

(3) T_{12} 水平损伤患者可以完全控制胸腰段。

2. 康复目标

(1) 急性期康复目标:预防压力性损伤。

(2) 亚急性期康复目标:预防下肢关节挛缩和僵直;提高上肢肌力储备,为行走做准备;进行心理疏导,帮助患者接受身体状况的改变,重建生活信心。

(3) 中期康复目标:掌握独立穿裤子、穿鞋子、排尿、排便等日常生活技能;掌握转移技巧;熟练使用手动轮椅;对于 T_6 水平损伤患者,达到 2~3 级的坐位平衡;对于 T_{10} 和 T_{12} 水平损伤患者,达到 3 级的坐位平衡;制作行走辅助器具,T_6 水平损伤患者可以选择 RGO(reciprocating gait orthosis)或外骨骼机器人;T_{10} 水平损伤患者可以选择 walkabout;T_{12} 水平损伤患者可以选择 KAFO(knee-ankle-foot orthosis)长腿支具;进行辅助器具的行走训练;掌握自行间歇性导尿技巧;适应性改变性生活方式。

(4) 慢性期康复目标:探索恢复工作或改变工作方式;掌握驾驶改装汽车的技巧;改造家庭和社区环境,以适应患者的康复需求,实现回归家庭和社会的目标。

(六) L_1~L_5 及以下

1. 脊髓损伤水平及功能特点

(1) L_1~L_2 水平损伤患者可以屈髋,但无法伸展膝关节。

(2) L_3~L_4 水平损伤患者可以伸展膝关节并锁住,但可能存在足下垂的问题。

(3) L_5 水平及以下损伤患者可能只有排尿障碍,其他活动功能正常。

2. 康复目标

(1) 急性期康复目标:预防压力性损伤。

(2) 亚急性期康复目标:预防跟腱挛缩;提高上肢肌力储备;进行心理疏

导,帮助患者接受身体状况的改变,重建生活信心。

（3）中期康复目标:进行站立平衡训练;对于 $L_1\sim L_2$ 水平损伤患者,佩戴 KAFO（knee-ankle-foot orthosis）矫形器进行行走,并实现自主排尿;对于 $L_3\sim L_4$ 水平损伤患者,佩戴 AFO（ankle-foot orthosis）矫形器进行行走;对于 L_5 及以下水平损伤患者,实现完全自主排尿;对于 $L_1\sim L_3$ 水平损伤患者,适应性改变性生活方式。

（4）慢性期康复目标:恢复原工作或改变工作方式,掌握驾驶改装汽车的技巧,完全回归社会。

二、康复评定方法

脊柱和脊髓损伤在不同的阶段有不同的评估方法。在急性期,根据脊柱的稳定性选择手术治疗或保守治疗。在亚急性期和中期,根据脊髓损伤的程度来确定治疗目标、制定治疗方案,并评估预后。

（一）急性期

1. 颈段脊柱脊髓损伤

对成人急性下颈段损伤患者,推荐采用颈椎亚轴区损伤分类系统（subaxial injury classification，SLIC）分型（表 6-2-1）、颈椎损伤严重程度评分系统（cervical spine injury severity score，CSISS）分型或新 AO 分类系统进行综合评估（高级证据,强推荐）,相对于 CSISS 和下颈椎 AO 分型,SLIC 评分简单、实用。

表 6-2-1 下颈椎损伤分类及损伤程度评分系统

	评分依据	分值
骨折形态	无损伤	0
	压缩型	1
	爆裂型	2
	牵张型	3
	旋转及移位	4
椎间盘韧带复合体	无损伤	0
	不确定	1
	确定断裂	2

(续　表)

	评分依据	分值
神经损伤状态	无损伤	0
	神经根损伤	1
	完全脊髓损伤	2
	不完全脊髓损伤	3
治疗选择	持续性压迫	+1
	非手术治疗	≤3
	非手术或手术治疗	4
	手术治疗	≥5

根据评分结果，确定患者应该接受手术治疗还是非手术治疗。

2. 成人急性胸腰段脊柱脊髓损伤

推荐使用 AO 分型或 Denis 分型方法进行影像评估(中级证据，强推荐)或者 TLICS(thoracolumbar injury classification and severity score)系统(表6-2-2)进行综合评估(高级证据，强推荐)，因 Denis 分型和 AO 分型较复杂，难以记忆，现在实际工作中使用方便，结果又比较可靠的是 TLICS，下表是 TLICS 的评分及治疗方向的确定。

表6-2-2　胸腰椎损伤分类及损伤程度评分系统

	评分依据	分值
骨折形态	压缩型	1
	爆裂型	2
	剪力及旋转型	3
	牵张型	4
后方韧带复合体	无损伤	0
	不确定	2
	断裂	3
神经损伤状态	无损伤	0
	神经根损伤	2
	脊髓或圆锥完全性损伤	2
	脊髓或圆锥不完全性损伤	3
	马尾神经损伤	3

(续表)

	评分依据	分值
治疗选择(总分)	非手术治疗	≤3
	非手术或手术治疗	4
	手术治疗	≥5

根据评分结果,确定患者应该接受手术治疗还是非手术治疗。

(二) 亚急性期

亚急性期脊髓损伤的评定通常使用美国脊柱损伤协会制定的脊髓损伤神经分类国际标准。该标准已经进行了 7 次修改,并于 2019 年发布了第八版,该版本是目前最新的。这一标准与目前使用的脊髓损伤评定方法相似,但对许多细节进行了详细的规定。其主要目的之一是便于仔细观察疾病,并描述脊髓损伤的程度。

1. 评定前注意事项

(1) 颈部神经根阶段与颈椎阶段相一致。

(2) C_1 神经根只包含运动支,脊髓损伤的感觉评定从 C_2 开始。

(3) 颈神经根共有 8 对,其中 C_8 位于第七颈椎下方。

(4) 从 T_1 开始,所有神经根位于相应椎体下方。

(5) 脊髓止于 L_2 椎体上缘。

(6) 在评定脊髓损伤之前,患者可能已经存在其他损伤,这些损伤会叠加在脊髓损伤评定中。在记录评定结果时,需要使用星号"*"进行标记,表示需要注意并进行修正。

(7) 尽管现行的脊髓损伤评定方法详细记录了患者的运动和感觉平面,但不能完全替代临床体格检查,例如深反射和关节位置感觉等。因此,我们仍然需要完成全面的临床体格检查。

2. 感觉检查

(1) 人体有 28 个感觉关键点(图 6-2-4)替代了对整个平面的检查(表 6-2-3)。

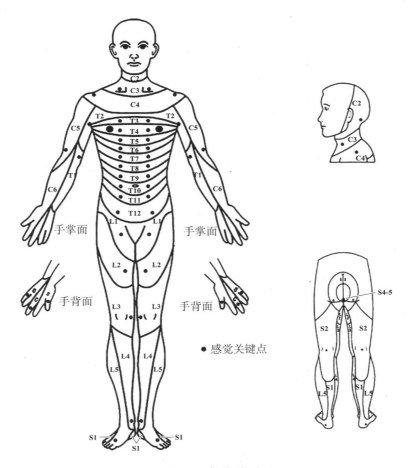

图6-2-4 感觉关键点

表6-2-3 感觉关键点

脊髓节段	感觉关键点
C_2	枕骨粗隆外侧1cm(也可以是耳后3cm)
C_3	锁骨上窝,锁骨中线上
C_4	肩锁关节顶部
C_5	肘前窝桡侧面
C_6	拇指近端指骨背侧
C_7	中指近端指骨背侧
C_8	小指近端指骨背侧

(续 表)

脊髓节段	感觉关键点
T_1	肘前窝尺侧面
T_2	腋窝顶点
T_3	锁骨中线第 3 肋间
T_4	锁骨中线第 4 肋间
T_5	锁骨中线第 5 肋间（T_4 与 T_6 中点）
T_6	锁骨中线第 6 肋间（剑突水平）
T_7	锁骨中线 T_6 与 T_8 中点
T_8	锁骨中线 T_6 与 T_{10} 中点
T_9	锁骨中线 T_8 与 T_{10} 中点
T_{10}	锁骨中线平脐水平
T_{11}	锁骨中线 T_{11} 与 T_{12} 中点
T_{12}	锁骨中线腹股沟韧带中点
L_1	T_{12} 与 L_2 中点
L_2	大腿内侧面，连接股骨内侧髁与腹股沟韧带中点连线的中点
L_3	股骨内侧髁膝上
L_4	内踝
L_5	足背侧第 3 跖趾关节
S_1	足跟外侧
S_2	腘窝中点
S_3	坐骨结节（臀下皱褶）
$S_4 \sim S_5$	肛周黏膜皮肤交界处往外侧 1cm 以内

（2）检查注意事项：

触诊方法：在锁骨中线的第 3 肋间进行触诊，从胸骨角开始，向外移动到锁骨中线为第 2 肋，然后向下找到第 2 肋间和第 3 肋间。

体位选择：一般采用仰卧位进行检查，但在检查肛周感觉时，需要将患者置于侧卧位。

确定感觉参考点：在开始进行感觉检查之前，需要确定感觉参考点。通常以面部作为参考，在患者的面部进行测试，确保患者的感觉正常。

遮挡患者的双眼：在进行感觉检查时，应遮挡患者的双眼，以避免视觉对检查结果的影响。

棉签和别针的使用：在轻触觉的检查中，使用棉签前端的棉絮头，在患者的皮肤上轻轻划过,但长度不超过1 cm,让患者告知是否感觉到接触。在刺痛觉的检查中,使用掰开的别针,一头作为钝头,另一头作为锐头,分别进行检查,让患者判断是钝痛还是锐痛。在触觉检查时,要打乱检查的顺序,以避免患者猜测而导致错误结果。

双侧对比:感觉检查需要进行双侧对比,对比患者两侧的感觉差异。

不可测试的情况:对于无法进行检查的情况,如截肢、烧伤瘢痕等处,应记录为"NT",表示不可测试。

感觉检查记录形式:感觉检查的结果通常以三分法进行记录,即正常感觉、减退或异常感觉,或者完全丧失感觉(0分=完全无感觉;1分=感觉受损;2分=感觉正常,与面部感觉相同;NT=无法测试)。

总分计算:在完成所有检测后,将各项得分相加得到总分。

周围神经损伤的影响:如果在测试前存在周围神经损伤可能对结果产生影响,应在得分后面加上"﹡",并附加注释说明星号原因。

避免主观推测:整个检查过程不应包含检查者的主观推测,应仅根据患者的反应进行评定。

肛管深感觉的重要性:肛管深感觉检查非常重要,因为肛管深感觉受阴部神经(S_4~S_5)支配,是判断脊髓完全性或不完全性的标准之一。

关节运动、位置觉和深压觉的评定:除了上述的感觉检查外,还应包括对关节运动、位置觉和深压觉的评定。评分采用3分、4级的形式:0分=完全不能判断关节的大范围运动;1分=能判断大范围运动但不能判断小范围运动(大约10°);2分=既能判断大范围运动又能判断小范围运动;NT=不适用。

深压觉的检查:对于轻触觉和刺痛觉得分为0的患者,可以进行深压觉的检查。检查方法是持续给予腕、指、踝和足趾3~5 s的压力,让患者判断是否有感觉。一般记录1分=有感觉,0分=无感觉(先给予患者颏部压力,确保患者正确理解感觉)。

3. 运动检查

运动检查平面的真实含义是指肌肉的神经支配关系。肌肉的神经支配通常是交叉的,一支神经通常支配多个肌肉,同时,一个肌肉也可能接受多根神经的支配(图6-2-5)。为了简化和标准化临床检查,专家小组选取了代表10个脊髓水平的10个肌肉群。这些肌肉群被选取的原因是它们所代表的脊髓水平的神经根成分含量最高。这些肌肉群中有些是单个肌肉的检查,有些是由多个肌肉组成的肌群的检查。

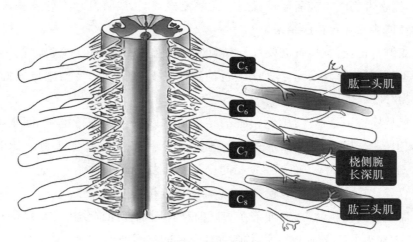

图6-2-5 肌肉神经根支配

肌力检查采用6级5分制:0分＝完全瘫痪;1分＝可以触及或见到肌肉收缩;2分＝去除重力的影响下,可以做全范围的关节活动运动;3分＝在抗重力时,可以做全范围的关节活动运动;4分＝可以抗一定的阻力,做全范围的关节活动运动;5分＝正常主动运动,可以抗较大阻力,做全关节活动范围的运动;NT＝无法测量(由于制动、疼痛、截肢或关节挛缩等原因)。

运动检查中选择的10个关键肌肉代表了10个脊髓水平。这些肌肉的选择是基于它们的神经支配相对稳定,并且基本上受到两个或更多神经节段的支配。此外,在仰卧位进行检查时,这些肌肉相对容易检查。因此,这些肌肉被选为代表脊髓水平的关键肌肉(表6-2-4)。

表6-2-4 运动关键肌

脊髓节段	运动关键肌
C_5	屈肘肌群(肱二头肌、肱肌)
C_6	伸腕肌群(桡侧腕长伸肌、桡侧腕短伸肌)
C_7	伸肘肌群(肱三头肌)
C_8	中指的屈指肌群(指深屈肌)

(续　表)

脊髓节段	运动关键肌
T_1	小指外展肌
L_2	屈髋肌群（髂腰肌）
L_3	伸膝肌群（股四头肌）
L_4	踝背屈肌群（胫骨前肌）
L_5	踇趾背伸肌群
S_1	踝跖屈肌群

肛门括约肌的收缩是由阴部神经（$S_2 \sim S_4$）支配的肛门外括约肌完成的。肛门外括约肌是一个躯体运动神经，可以主动进行肌肉收缩。在检查时，医生会将手指插入肛门，然后要求患者用力挤压医生的手指，就像克制住不大便出来的感觉一样，夹住手指。这个过程可以记录为有或无两种情况。然而需要注意区分的是，要避免与反射相混淆。手指刺激肛门可能会引起反射性的收缩，需要与主动收缩进行区别。

在进行运动检查时需要注意，肌力检查非常受体位的影响。不正确的体位可能导致参与检查的肌群发生变化，从而导致运动平面判断错误。因此，在进行4级和5级肌力检查时，除非受到损伤本身或患者情况限制，务必使用以下指定的体位。

C_5水平，屈肘的4级和5级检查时，要求屈肘关节保持90°，上肢位于患者的侧方，前臂保持旋后。C_6水平，腕关节要处于完全伸展位。C_7水平，肩关节要处于中立位或内收位，屈曲90°，肘关节屈曲45°。C_8水平，远端指间关节要完全屈曲，近端指间关节要保持伸展位。T_1水平，手指要处于完全外展位。L_2水平，髋关节要屈曲到90°。L_3水平，膝关节要屈曲到15°。L_4水平，踝关节要处于完全背屈位。L_5水平，足趾长伸肌和足拇长伸肌要处于完全伸展位。S_1水平，髋关节要处于旋转中立位，屈曲/伸展中立位，内收/外展中立位，踝关节要完全跖屈。

当关节或软组织出现挛缩时，会对关节的活动范围产生影响。在这种情况下，只有当被检查肌肉的收缩运动引起的关节活动范围超过正常范围的50％时，才能进行肌力检查。如果被检查肌肉的运动引起的关节活动范围小于正常的50％，则该肌肉群的检查应被标记为"NT"（无法测试）。

对于损伤平面在 T_8 以下的情况,不应使髋关节的屈曲角度＞90°。因为超过 90°的屈髋关节会增加脊柱后凸的张力,从而影响脊柱的稳定性。在这种情况下,可以使用等长收缩替代屈髋关节的检查,并且逐侧进行检查,同时保持对侧髋关节处于伸展位置,以稳定骨盆。

除了上述的 10 个关键肌肉群外,还存在一些非关键肌肉群。这些非关键肌肉群在确定脊髓损伤水平和评分时并不直接参与,因为它们不在我们评定脊髓损伤水平的范围内。然而,在不完全性脊髓损伤的情况下(例如 AIS B 和 AIS C),这些非关键肌肉群可能会发挥作用。

AIS B 的定义是:在神经损伤平面以下,感觉功能一直存在(包括骶尾部),但完全没有或者在连续的 3 个平面中完全没有运动功能。在评定这 3 个连续运动平面时,我们可能会使用到非关键肌肉群。这些非关键肌肉群是通过专家小组对大量文献进行分析后选定的(表 6-2-5)。

表 6-2-5 非关键肌神经根节段

脊髓节段	非关键肌运动
C_5	肩关节:屈曲、伸展、外展、内收、内外旋
	肘关节:旋后、旋前
	腕关节:屈曲
C_7	手指关节:近端指间关节屈曲、伸展
	拇指关节:屈曲、伸展和在拇指平面外展
C_8	手指关节:掌指关节屈曲
	拇指关节:对掌、内收和垂直于手掌外展
T_1	手指关节:小指外展
L_2	髋关节:外展
L_3	髋:外旋
	髋关节:伸展、外展、内旋
L_4	膝关节:屈曲
	踝关节:内翻和外翻
	掌趾关节和趾间关节伸展
L_5	足拇指和趾远端趾间关节、近端趾间关节屈曲和外展
S_1	足拇指关节:内收

4. 神经损伤平面

感觉平面:用于评估脊髓损伤的感觉功能。通常包括对轻触觉和刺痛觉的检查。感觉平面是指最接近头部的具有完整感觉功能(包括正常的轻触觉和刺痛觉)的平面。由于感觉分布在左右两侧,因此存在左侧和右侧的感觉平面。而靠近感觉平面的下一个平面,会有轻触觉或刺痛觉的损害。

运动平面:用于评估脊髓损伤的运动功能。运动平面是指最末端肌力达到3级或以上的平面,并且靠近该平面的上一个平面的肌力为5级(准确地说,靠近的上一个平面的神经支配必须完好,包括感觉功能)。因此,那个肌力为3级的平面就是运动平面。同样,存在左侧和右侧的运动平面。

$C_1 \sim C_4$、$T_2 \sim L_1$、$S_2 \sim S_5$ 的缺乏相应的运动平面,因此统一规定在这些区域使用感觉平面进行评定。运动平面也需要进行检查,不能通过推测或计算得出。

由于脊髓损伤通常按平面分布,越来越多的学者主张将上肢和下肢的评分分开,即上肢50分,下肢50分,取代以前的上下肢总分100分的评分方法。

神经损伤平面是指上述具有完整感觉功能和运动功能的平面。神经损伤平面的确定可以帮助确定脊髓损伤的水平。然而,需要注意的是,损伤可能只发生在身体的一侧,或者仅影响感觉或运动功能。因此,在描述神经损伤平面时,有时会引起误解,请注意理解。

关于脊髓损伤的功能分级,首先要强调其全称为AIS(ASIA impairment scale)功能障碍分级。因此,使用AIS A、AIS B等符号更为准确。

脊髓损伤可分为完全性和不完全性两种类型。完全性脊髓损伤和不完全性脊髓损伤的区分主要基于骶部运动和感觉的保留程度。有4个指标用于评估骶部的保留情况:骶部($S_4 \sim S_5$)的轻触觉、骶部($S_4 \sim S_5$)的刺痛觉、肛管的深压觉和肛门括约肌的主动收缩。只要以上4个指标中的任何一个存在,就被认为是不完全性脊髓损伤。如果以上4个指标均不存在,则被认为是完全性脊髓损伤。

根据AIS功能障碍分级,脊髓损伤的功能分级如下。

(1) AIS A 在 $S_4 \sim S_5$ 节段完全没有感觉或运动功能。

(2) AIS B 感觉功能一直到 $S_4 \sim S_5$ 有部分保留,但在损伤平面以下的身体任一侧至少连续3个节段没有运动功能。

(3) AIS C 在低段有主动肛门收缩,或者在 $S_4 \sim S_5$ 段有轻触觉、刺痛觉或肛门深部压觉的感觉不完全性损伤条件下,损伤平面以下的身体任一侧至少连续3个节段有运动功能存在(包括关键肌和非关键肌)。在神经损伤平面下,肌力大于3级的肌群小于一半。

(4) AIS D 与 AIS C 类似,不同之处在于在神经损伤平面下,肌力大于3级的肌群数超过一半。

(5) AIS E 正常,没有脊髓损伤。

需要强调的是,在 AIS B 时,使用的是运动平面,而在 AIS C 和 AIS D 时,使用的是神经损伤平面。这意味着在双侧的运动和感觉完全正常的肌群数量上需要注意。

5. 部分保留区

当出现完全无骶部感觉或运动功能的情况下,下方出现的感觉或运动区域被称为部分保留区。在进行脊髓评定时,也需要记录这些区域。

脊髓损伤评估表是用于记录脊髓损伤评定的工具。我们可以从美国脊柱损伤协会官网上下载该评估表(图6-2-6)。只要不改变其内容,您可以直接使用,无须授权。

(三) 中期和后遗症期

在中期对脊髓损伤的评定方法中,仍然可以使用上述脊髓损伤评估表进行评估。此外,还可以添加一系列其他非脊髓损伤的独特评估方法,如功能独立测量(functional independence measure, FIM)、日常生活活动评定和生活质量评估等。这些方法可以从不同的方面对脊髓损伤进行补充,使临床工作者能够更全面地了解患者的状态。

在慢性期,康复工作者应鼓励和帮助患者尽快回归学习、工作和社会生活。因此,需要对相应的环节进行评定,例如职业评定和改装车驾驶技能评定等。在本章中不打算详细介绍这些评定方法。

(四) 其他评定方法

除了上述的评定方法,还有一些临床检查方法在临床中非常常见,并且可以作为康复评定的参考。以下是其中几种常见的检查方法。

1. CT

几乎所有的患者在手术之前都会进行 CT 检查。CT 扫描在急性期手术和非手术治疗中起到关键作用。然而,康复工作者需要注意,CT 并不是评定脊髓损伤程度的临床检查方法。CT 扫描主要用于评估椎体的受损程度,并

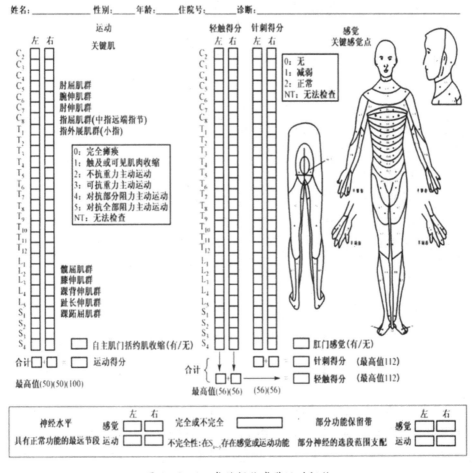

图 6-2-6 脊髓损伤感觉运动评估

不一定能准确反映脊髓损伤的程度。因此,康复工作者需要牢记这一点。

2. MRI

MRI 是判断脊髓损伤最重要的检查方法之一。MRI 的结果可以判断脊髓损伤的程度,并对脊髓损伤的预后有重要的参考价值。然而,由于 MRI 需要较长的时间,一些严重受伤的患者可能无法在初始损伤时进行 MRI 检查。此外,术后使用含有金属固定装置的脊柱固定手术可能会影响后续的 MRI 检查。因此,在临床实践中,有时无法准确评估脊髓损伤的程度。对于临床医师和康复工作者而言，如果可能的话，应尽量进行 MRI 检查。

3. 肌电图

肌电图可以协助判断脊髓损伤是否合并有周围神经损伤（如神经根损伤），但对于单纯的脊髓损伤的评定意义较小。

4. 体感诱发电位

体感诱发电位在一定程度上可以协助判断脊髓损伤的严重程度和损伤部位。然而，由于设备的稳定性和干扰等因素，这种检查更多地被用于临床研究，较少用于实际临床诊断和评定。

5. 步态分析

步态分析是一个综合的系统，通常包括运动轨迹、肌电信号、力学分析等多个方面的数据。它是一个非常有价值的评估手段，尤其在慢性期可以帮助康复工作者获取更多精确的信息，甚至可以指导畸形矫正和矫正手术的方向。然而，由于设备昂贵、检查复杂、成本高，因此真正使用这种方法的机构并不多。

这些临床检查方法可以为康复工作者提供额外的信息，帮助他们更全面地评估脊髓损伤患者的状况，并为制定康复计划和治疗方案提供参考。

三、早期心理介入

脊髓损伤是一种严重的致残性疾病，通常导致受损部位以下的运动和感觉功能不同程度的损害。这种损伤不仅对患者的身体和日常生活造成了巨大的痛苦，还可能引发严重的心理问题。因此，在进行身体康复的同时，积极而有效地进行心理康复也是必要的。

脊髓损伤对患者的身体功能和自主活动能力产生了显著的影响，这可能导致患者面临身体上的挑战和困难。同时，失去运动和感觉功能也会对患者的心理健康造成重大冲击。患者可能经历情绪波动、焦虑、抑郁和自我身份认同的困惑等问题。

因此，心理康复在脊髓损伤患者的康复过程中扮演着重要的角色。通过心理咨询、支持和干预，患者可以获得情绪管理、应对技巧和自我调适的工具，以应对康复过程中的挑战和困难。心理康复还可以帮助患者建立积极的心态、增强自信心，以及适应身体功能的改变。

(一) 类型和表现形式

脊髓损伤后，患者面临着身体和社会关系的巨大转变，常常出现各种与适应不良有关的心理问题。在横向观察中，这些心理问题主要包括焦虑、抑郁、创伤闪回、自杀和物质依赖等。而在纵向观察中，某一心理问题的发展形式可能表现为以下几种情况：一是从损伤之初就持续地呈现高水平；二是最初阶段较轻微，但随后逐渐加重；三是开始时非常严重，但随后有所减轻或回归正常；四是从损伤开始，始终维持在一个很低的水平。

脊髓损伤对患者的心理健康产生了深远影响。患者可能因为对未来的不确定性、身体功能的改变以及社会角色的转变而感到焦虑和恐惧。同时，他们也可能陷入抑郁情绪，对损失感和自我身份的困惑感到沮丧。创伤闪回可能是由于对事故或损伤的创伤性记忆的重复回忆，导致患者情绪激动和不安。此外，脊髓损伤患者还可能面临自杀风险增加以及对物质的依赖。

(二) 影响因素

脊髓损伤后的心理状况受多种因素的影响，这些因素决定了心理问题的形成和发展过程，特别是焦虑和抑郁问题。下面将详细探讨这些影响因素，以便为制定干预措施提供理论支撑。

1. 时间

过去认为，经历严重脊髓损伤的患者常常会有一些相似的心理变化，如开始时的震惊、不愿相信，随后的焦虑、抑郁，最后的逐渐适应等。然而，现在认为可能不存在统一的情绪问题发展模式，每个时间段哪些变量在发挥作用还不清楚，划分时间段后如何进行干预也不确定，因此临床上的应用价值较低。

2. 损伤程度

通常情况下，我们可能认为如果没有损伤事件的发生，患者出现这些情绪问题的概率应该较低。也就是说，与没有损伤的普通人群相比，损伤群体的情绪问题发生率会较高，这符合临床预期。然而，令人意外的是，临床上观察到的焦虑和抑郁与脊髓损伤的部位和完全性无关，损伤的严重程度也不能预测焦虑和抑郁的发展轨迹。

心理学上，脊髓损伤常被视为一种长期慢性压力源，其引起的精神压力与癌症、HIV感染、卒中等慢性疾病相似。然而，每种慢性疾病本身的性质和严重程度对心理状况的特异性影响有限。

3. 损伤的自我感受

脊髓损伤发生后，个体对损伤事件的性质和意义有着不同的自我感受，这对适应结果产生较大影响。通常有两种感受方式：一是将其视为挑战、磨炼或考验；二是将其视为威胁、灾难或不可逆的损失。

4. 心理调适

脊髓损伤后的心理适应过程中，相比损伤特征和损伤后的时间，选择适当的心理调适方法对结果产生更为显著的影响。适应性的心理调适包括以下方面：积极面对和接受身体的损伤和残疾；对损伤进行积极的解释，将其看作是一个新的起点；寻找和应用能够改善生活质量的方法和技巧；设定明确的目标，并将其分解为可行的步骤，采取问题导向和行动导向的方式逐步实施等。不适应的心理调适包括否认、放弃、回避、情绪化以及物质滥用等。

5. 既往精神病史

许多脊髓损伤后出现抑郁和焦虑的患者在损伤前曾被诊断为精神疾病，这些患者在损伤后可能会复发精神疾病。

6. 损伤并发症

脊髓损伤后，常常会伴发一些神经系统疾病，如慢性疼痛、认知障碍等，这些并发症往往会对心理状况产生负面影响。

7. 社会误导性信息

受到社会误导性信息的影响，许多人坚信脊髓损伤的预后会很差。当个体刚发生损伤时，这种既定的信念会使其对损伤产生负面的初始感知和评估，并提前对未来做出负面的定性判断，从而影响应对方式。

8. 生物学个体差异

一些脊髓损伤后的个体具有自限性倾向，即病程会自行缓解。这种内在差异性需要进行更多的生物学研究来确定。

9. 个人资源

脊髓损伤患者可以利用自身的能力和经验来应对挑战，并寻找适应性的解决方案。个人的积极心态、自我效能感和决心对于克服困难至关重要。此外，拥有良好的社会支持网络，包括家人、朋友和专业医疗团队，可以提供情感支持和实际帮助，促进心理适应过程。

物质资源也对心理适应起到一定作用。例如,适当的医疗设备和康复设施可以提供便利和支持,改善患者的生活质量。经济资源和保险覆盖能够帮助患者获得必要的康复和支持服务。

(三)干预流程和具体措施

1. 入院常规检查

在患者入院后,进行常规筛查,评估患者的自我调适能力、焦虑和抑郁水平等,并定期进行重复筛查,以监测心理状态的变化。

2. 原因分类

如果筛查过程中发现患者的自我调适能力较差,焦虑和抑郁水平较高,需要对引起这种焦虑抑郁的具体原因进行分类。

(1)可改变的原因:例如,家人没有告知患者就离开医院,导致患者感到被抛弃,出现情绪波动和痛苦哭泣等反应。

(2)无法改变的原因:例如,暂时无法行走,引发焦虑和情绪爆发(图6-2-7)。

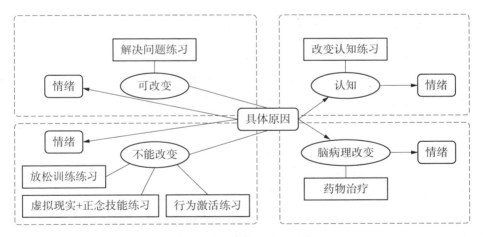

图6-2-7 早期心理干预流程

(3)情绪发作中有认知参与:例如,患者认为自己因残疾而遭受歧视,因此回避与朋友见面,产生社交焦虑。

(4)达到临床诊断标准:例如,患者出现持续性情绪低落、快感缺乏、失眠和食欲减退等症状超过两周,可能存在临床抑郁症。

3. 选择治疗方法

（1）原因可改变的：可以进行问题解决练习。通过帮助患者识别问题、制定目标和寻找解决方案，激发他们的自我调适能力和解决问题的能力。

（2）原因不能改变的：可以采用虚拟现实技术结合正念技能训练、放松训练或行为激活练习。虚拟现实技术可以提供模拟的环境，帮助患者逐步面对和适应现实中的挑战。正念技能训练、放松训练和行为激活练习可以帮助患者调整情绪、减轻焦虑和抑郁症状，并增强积极行为。

（3）过程中有认知参与的：对于情绪发作过程中有认知参与的情况，可以进行认知改变练习。通过认知行为疗法等方法，帮助患者识别和纠正负面的认知偏差，改变消极的思维模式，提高应对压力和适应困难的能力。

（4）达到临床诊断标准的：对于已经达到临床抑郁症诊断标准的患者，可能需要进行药物治疗。心理药物治疗可以通过调整神经递质的平衡来缓解抑郁症状，但具体的药物选择和使用应由专业医生根据患者的具体情况决定。

4. 心理治疗方法原理

（1）沉浸式虚拟现实＋正念技能训练：

患者戴着连接 3D 计算机虚拟世界的护目镜，进入一个沉浸式的虚拟环境。在这个环境中，患者可以听到正念技能训练的音乐和指导语。例如，心理治疗师可以说："想象你是这条河里的一颗石子，当你顺着河流而下时，观察水的宁静，注意你此刻所看到的。如果你走神了，轻轻地将注意力带回此刻……"

通过沉浸式虚拟现实技术，患者可以暂时将自己带入虚拟世界，以避免被情绪淹没。在操作过程中，心理治疗师可以要求患者观察虚拟世界中的一些简单事物。在这个过程中，现实世界的情绪可能会不时地干扰患者的注意力。这时，指导语可以提醒患者将注意力重新集中，继续执行治疗师的要求。通过反复练习，患者一方面可以体验到自己情绪的侵入，另一方面可以学会如何控制注意力，将其集中在特定任务上。

通过类似的阶梯式训练，患者可以逐步学会应对技能，即使在存在焦虑和抑郁的情况下，仍然可以有效地参与其他活动，不是完全被情绪所控制，而是相对理智地应对。

(2) 认知行为治疗：

脊髓损伤后，患者可能会出现一些对康复不利的想法，例如"我会成为别人的负担"和"我再也没法工作了"。通过重构这些想法，可以在一定程度上缓解患者的情绪痛苦。

心理治疗师可以从普及常见的认知错误类型入手，让患者不加批判地观察并描述自己目前的情绪体验和负面想法，并分析这些想法属于哪种错误类型。然后，建议患者在下次出现不良情绪体验时，立即将当时脑中的想法写下来，并询问自己这些想法是否脱离现实，并主动寻找反对和支持这些想法的证据。

最后，治疗师可以帮助患者从另外的角度提出一种更理性的想法。通过重新评估证据和思考其他可能性，患者可以逐渐形成更积极、更合理的认知。

认知行为治疗的目标是帮助患者识别和改变负面的认知模式，培养更积极、更适应的思维方式。通过这种治疗方法，脊髓损伤患者可以逐步减少负面情绪的影响，增强应对困难的能力，提高康复过程中的心理适应性。

(3) 解决问题方法训练：

脊髓损伤患者有时可能会面临歧视、过度同情等问题，这可能会损害他们的自尊心并影响情绪。解决问题方法训练遵循循序渐进的原则，旨在训练患者如何有效解决实际问题。

在训练过程中，首先根据所遇到的问题，患者被鼓励提出所有可能的解决方案。然后，对每种解决方案的优缺点进行评估，最终选择最佳方案。

解决问题方法训练的重点之一是进行社交技能练习。这样，患者在解决问题的过程中可以清晰地表达自己的感受和需求，同时避免过于攻击性或过于屈从的言辞。

通过解决问题方法训练，脊髓损伤患者可以逐渐培养解决问题的能力，增强应对挑战的自信心。这种训练不仅有助于改善患者的情绪状态，还可以提高他们在面对歧视或过度同情等问题时的应对能力。

(4) 行为激活治疗：

髓损伤患者中的一些人可能意识到自己可能会成为残疾人，因此不愿与亲人、同事和朋友保持联系，社交互动减少。行为激活治疗可以帮助这些患者。

心理治疗师可以先让患者填写每日活动监测表,以识别回避行为(例如整日待在房间)和情绪(如抑郁)之间的关系。确认行为选择和情绪结果之间的联系后,治疗的重点是帮助患者找到一种可以带来情绪奖励的活动,以打破原有的回避行为。

当患者参与这些活动并且情绪有所改善时,他们会更积极地参与这些活动,以获得更大的情绪改善。通过这种方式,新的行为模式被激活,并取代了原有的回避行为。

行为激活治疗的目标是帮助患者重新参与社交活动和日常生活,提高情绪状态和生活质量。通过逐步引入积极的活动,患者可以逐渐恢复社交互动,并体验到积极的情绪奖励,从而改善情绪问题。

四、康复治疗方法

脊髓损伤的康复治疗分为 4 个阶段进行,分别是急性期(<48 h)、亚急性期(48 h~14 d)、中期(14 d~6 个月)和慢性期(>6 个月)。在脊髓损伤的不同阶段,康复的重点和手段有所不同。

在急性期、亚急性期和中期,康复的主要目标是预防并发症、促进神经恢复,并最大限度地发挥患者的功能能力,为长期的健康和身体功能提供最佳条件。这一阶段的康复注重使用能够解决潜在损伤和促进神经恢复的技术手段。

进入慢性期后,康复的重点通常转向使用补偿或辅助功能恢复的方法。在这个阶段,康复工作主要注重帮助患者适应和应对长期的功能损失,并通过辅助工具、适应性技巧和环境调整来提高生活质量。这可能涉及康复工具的定制、日常生活技能的训练、心理支持等方面的工作。

(一) 急性期

在急性期,维持生命体征的稳定和保持骨折部位的稳定性是最重要的临床工作。相对而言,这个阶段的康复工作相对较少,但仍需要做好以下几项工作。

1. 预防呼吸道并发症

呼吸系统并发症是脊髓损伤急性期和亚急性期死亡的主要原因。呼吸系统并发症严重程度取决于脊髓损伤的水平和严重程度。在高位颈髓损伤中,呼吸障碍更为严重。对于 C_3 及以上的完全性脊髓损伤患者,需要依靠呼吸机进行呼吸，并终身使用呼吸机。即使是 C_4 水平的完全性脊髓损伤，虽然可以脱机，但仍需要长时间使用呼吸机。脊髓损伤患者常常面临气管切开、呼吸和咳嗽无力、唾液误吸入肺、医院交叉感染等问题，这些因素导致肺部感染非常常见。这些症状加重了自主神经功能障碍和早发性睡眠呼吸障碍，有时可能会威胁生命。因此，呼吸康复在脊髓损伤早期，尤其是颈部脊髓损伤早期非常重要。在急性期的前 48 h 内，患者通常刚接受手术，因此呼吸康复的机会有限，一般将在亚急性期进行。

2. 预防肌腱、软组织挛缩、关节活动范围减少

脊髓损伤，尤其是不完全性脊髓损伤，可能导致暂时或短期的运动和感觉功能障碍。经过一段时间的治疗，如解除对神经的压迫、应用激素和神经营养药物，神经可能会恢复正常。在急性期，保持上述组织的正常功能对于脊髓损伤的康复尤为重要。

在急性期，最常见的问题是由于长期制动或不动导致关节活动范围减少、肌腱和软组织挛缩。常见的受影响关节包括髋关节、膝关节、踝关节、肩关节、腕关节和趾间关节。在急性期，对这些关节进行被动关节活动是重要的康复手段。

此外，踝关节经常处于跖屈位，膝关节、髋关节等处于屈曲位，容易导致跟腱、膝关节屈肌腱和髋关节屈肌腱的挛缩。因此，应进行被动牵伸以预防这些部位的肌腱和软组织挛缩。上肢的腕关节常处于屈曲位，容易引起前臂的屈肌腱挛缩，因此也应对相应部位进行牵伸训练（C_6 及以下水平损伤的患者例外，因为有腱性作用，即利用手腕背伸实现手指的被动抓握功能）。

3. 预防压力性损伤

由于皮肤和软组织失去神经支配，脊髓损伤患者常常出现皮肤感觉丧失和血液循环异常。这使得患者在长时间受压的情况下无法感知到压力，加上血液循环不良，容易导致压力性损伤的形成。脊髓损伤患者常见的压力性损伤发生部位包括骶尾部、外踝和肘关节等。

在不影响患者生命体征和骨折部位稳定性的前提下，常常需要帮助患者进行翻身，并使用各种垫圈来缩短某个部位受压的时间，以减少压力性损伤的发生可能性。这样做可以增加受压部位的压力分布，减轻压力集中在特定区域造成的损害。

4. 预防下肢深静脉血栓的形成

脊髓损伤后，下肢的肌肉泵功能消失，血流速度减慢，并且由于失去了血管的神经支配，血管的反应性也减弱，易导致下肢深静脉血栓的形成。如果这些血栓脱落，可能会引发肺栓塞，从而危及生命。因此，预防深静脉血栓对脊髓损伤患者非常重要。

常用的预防方法包括下肢的人工挤压，从远端向近端施加压力，以促进静脉回流。此外，还可以采用间歇性加压充气疗法（图6-2-8）和分级压力袜（图6-2-9）。间歇性加压充气疗法有单腔和多腔两种形式，压力设置在13.3~17.3 kPa（100~130 mmHg）。

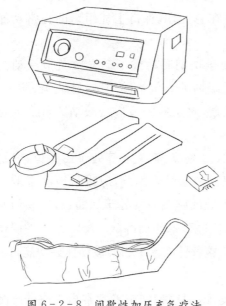

图6-2-8 间歇性加压充气疗法

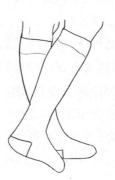

图6-2-9 分级压力袜

5. 矫形器治疗

脊髓损伤患者下肢易出现外旋位，并伴有足跖屈。为了矫正外旋位并预防跟腱挛缩，可以使用丁字鞋矫形器。这种矫形器既可以纠正下肢的外旋，又可以使足部保持背屈姿势。

6. 心理康复

与脊髓损伤患者进行交流非常重要，通过与他们的沟通，逐渐帮助他们认识自己的现状。具体的评定和治疗方法可以参考相关章节,以确保患者得到全面的心理康复支持。

(二)亚急性期

相较于急性期,脊髓损伤亚急性期可以进行更多的康复工作。对于高位脊髓损伤如 T_6 以上的患者,呼吸功能康复尤为重要,因为它有助于预防术后感染并帮助患者度过这一关键时期。当然,在亚急性期康复中还可以进行其他康复工作。

在进行脊髓损伤患者的体位引流和震动叩击技术时,必须注意如何避免体位的改变对脊柱骨折部位造成损伤,并且手法要避免对脊椎骨折处造成进一步伤害。相对而言,对于 T_{10} 以下有内固定的损伤,进行体位引流和操作相对容易一些,而 T_{10} 以上的损伤则更具挑战性,体位引流受到的影响相对较小。

1. 呼吸功能康复

(1)体位引流技术:

体位引流技术是一种常用的呼吸功能康复方法。对于脊髓损伤患者来说,肺部感染是非常常见的并发症。通过引流出感染病灶处的炎性液体,可以有效帮助治疗感染,并结合抗生素治疗,可以更快地治疗肺部感染。在进行体位引流技术时,需要摆放好患者的体位,常用的有12种体位。同时,运用震动和叩击手法,可以协助炎症液体的排出。

解剖基础方面,左肺有2个叶——上叶和下叶,分为8个段,包括尖后段、前段、上舌段、下舌段、背段、内前基底段、外基底段和后基底段。右肺有3个叶——上叶、中叶和下叶,分为10个段,包括尖段、后段、前段、外侧段、内侧段、背段、内侧基底段、前基底段、外基底段和后基底段。每个肺段都是一个基本的解剖单元,呈楔形,开口朝向肺门方向。

影像学基础方面,使用CT(尤其是结合三维成像技术)可以准确地判断肺部感染的位置,包括肺叶和段。由于解剖结构的影响,一般情况下,在双侧下叶的背段,尤其是右侧背段,感染灶比较常见。这是因为这些区域靠近肺底部和背部,而右侧支气管与中线延长线的夹角较小。

以下是炎性部位与患者体位之间的关系示意图,共有12个体位,根据炎性液体在肺部的不同部位,采取不同的体位引流。

① 炎性液体在肺部尖段前部时(图6-2-10),采用向后躺的半坐位。

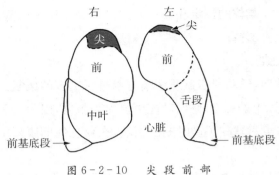

图 6-2-10　尖段前部

② 炎性液体在肺部尖段后部时(图 6-2-11),采用前倾坐位。

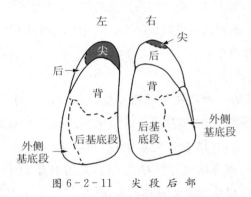

图 6-2-11　尖段后部

③ 炎性液体在双侧上叶前段时(图 6-2-12),采用仰卧位,抬高下肢。

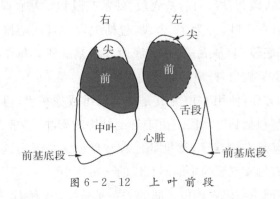

图 6-2-12　上叶前段

④ 炎性液体在右上叶后段时(图 6-2-13),采用向左侧卧位,右膝微屈,胸部垫枕头。

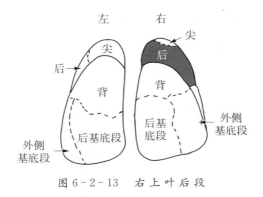

图 6-2-13　右上叶后段

⑤ 炎性液体在左上叶后段时(图 6-2-14),采用向右侧卧位,胸部垫枕头,并抬高上部身体。

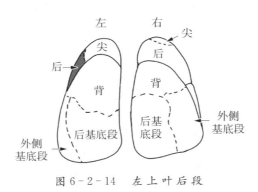

图 6-2-14　左上叶后段

⑥ 炎性液体在右肺中叶时(图 6-2-15),采用向左侧卧位,背部垫枕头,并抬高床足部约 15°。

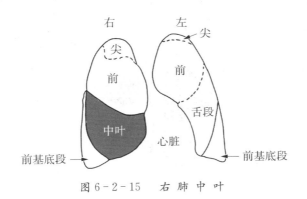

图 6-2-15　右肺中叶

⑦ 炎性液体在左肺舌叶时(图6-2-16)，采用向右侧卧位，膝关节屈曲，背部垫枕头，并抬高床足部约15°。

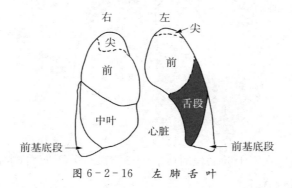

图6-2-16 左肺舌叶

⑧ 炎性液体在双侧前基底段时(图6-2-17)，采用仰卧位，抬高足部，膝关节屈曲，床足部抬高20°。

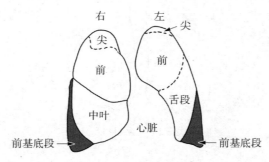

图6-2-17 双侧前基底段

⑨ 炎性液体在双侧背段时(图6-2-18)，采用俯卧位，腹部垫枕头。

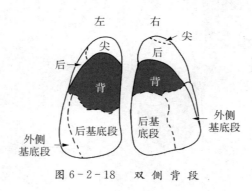

图6-2-18 双侧背段

⑩ 炎性液体在双侧后基底段时(图6-2-19)，采用俯卧位，抬高床足部20°。

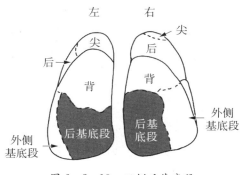

图6-2-19 双侧后基底段

⑪ 炎性液体在右外侧基底段时(图6-2-20)，采用向左侧卧位，膝关节屈曲，胸部垫枕头，抬高足部20°。

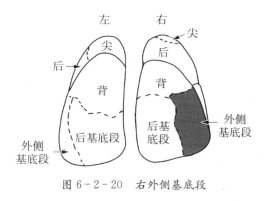

图6-2-20 右外侧基底段

⑫ 炎性液体在左外侧基底段时(图6-2-21)，采用向右侧卧位，膝关节屈曲，胸部垫枕头，抬高足部20°。

在进行体位引流时，需要注意以下几点：①引流操作应在餐前或餐后1~1.5h后进行。②保持每个体位的时间为10~15 min，以便有效引流炎性液体。③存在以下情况时，不适宜进行体位引流：胃-食管反流、恶心呕吐、呼吸困难加重、痰液中有新鲜血液、肌肉损伤等。

在进行体位引流时，可以采用震颤和叩击方法，以帮助更容易引流出液

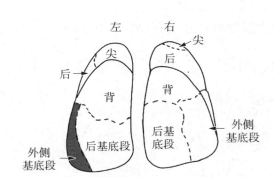

图 6-2-21 左外侧基底段

体。叩击法:患者保持正常呼吸,治疗师将手弯成窝型,每分钟叩击胸部、背部等部位,频率为 100 次。叩击手的手势可以参考图示(图 6-2-22)。震颤法:双手扶住患者胸壁,从患者吸气末期开始,持续进行震动,手的位置从下到上。

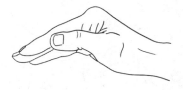

图 6-2-22 叩击法手型

(2) 咳嗽技术:

咳嗽技术是一种帮助患者清除气道痰液的方法,其中包括 Huffing 技术。Huffing 是一种通过主动呼气来清除气道中的炎性液体的技术。当气流从肺部和气管呼出时,气体通过咽喉部的一种方式,其中会厌软骨完全打开,形成的气流可以顺畅地排出,这就是 Huffing。通过 Huffing,患者可以利用更大的气流来排除气道中的痰液,促进气道的清洁和康复。持续进行 2~3 次强力呼气后,患者会进行咳嗽并排出痰液,从而改善呼吸功能。

咳嗽练习是教给患者正确咳嗽的方法。首先,深吸气,然后关闭会厌,增加气道压力,突然打开会厌,让压力增高的气体迅速排出。接下来,用力连续咳嗽,通常至少连续咳嗽两次。经过验证,第二次咳嗽可以排出更多的痰液。通过这样的咳嗽练习,可以帮助患者更有效地清除气道中的痰液。

(3) 辅助咳嗽技术：

辅助咳嗽技术是一些可以帮助患者更有效地咳嗽和清除气道痰液的方法。

仰卧位辅助咳嗽技术：患者处于仰卧位，当患者呼气结束时，治疗师会快速拉伸膈肌和肋间肌，以促进更完全的吸气。然后，治疗师会重复这个动作几次，并指示患者将空气保留在肺部。当患者准备咳嗽时，治疗师会施加压力在上方和中央的肌腱，以辅助呼气。

长坐位辅助咳嗽技术：患者坐在支撑下，保持腿伸直的坐姿。治疗师会指导患者在深吸气的同时将上肢向上后伸至颈部或上背部后方。然后，患者在用力咳嗽的同时向前甩出上肢，使身体处于躯干屈曲的位置。为了防止躯干向前甩出时受伤，可以在双腿上放置枕头（图6-2-23）。

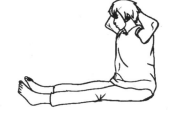
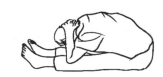

图6-2-23 长坐位辅助咳嗽

短坐位自我辅助咳嗽技术：患者采用短坐位，深吸气的同时伸展躯干。在咳嗽时，躯干向前弯曲，同时将双手置于上腹部并向内向上压迫膈肌（图6-2-24）。

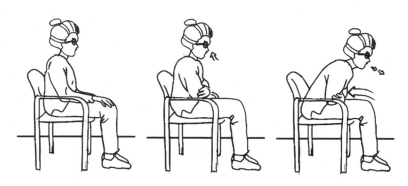

图6-2-24 端坐位辅助咳嗽

(4) 膈肌电刺激技术：

膈肌电刺激技术是一种用于训练和刺激膈肌的方法。正常情况下，人类呼吸功能的 60%～80% 由膈肌运动完成，由同侧 C_3～C_5 神经根发出运动纤维组成的膈神经支配。在一些因高颈段脊髓损伤或其他原因导致长期气管切开或插管的患者中，他们可能需要长期依赖呼吸机，难以拔管。为了帮助这些患者拔管和恢复自主呼吸功能，膈肌电刺激技术可以被使用。

膈肌电刺激技术主要分为两类：外部膈肌电刺激和植入性膈肌电刺激。

外部膈肌电刺激是通过体外膈肌起搏器进行的。电极被放置在胸锁乳突肌外缘下方的 1/3 处，参考电极则放置在锁骨中线与第二肋间的交叉处。在患者吸气相开始时，电刺激被触发，脉冲频率为 40 Hz，起搏次数为 9 次/分。刺激强度逐渐增加，并根据患者的耐受程度进行调整，每天进行 20 min。

植入性膈肌电刺激则是通过将电极植入患者的颈部、胸部或腹腔进行的。植入的电极通过导线与接收器连接，电信号由外部发射器发射，接收器接收信号后传递给电极，从而刺激膈肌。

2. 疼痛康复

疼痛是脊髓损伤的常见并发症之一，发生率在脊髓损伤患者中为 48%～92%。尤其是在脊髓损伤平面处，疼痛的发生率最高。疼痛严重地影响患者的睡眠和日常生活，对患者的社会复原产生了负面影响。目前有多种学说解释脊髓损伤后疼痛的机制，其中可能涉及周围神经病理性疼痛和中枢神经病理性疼痛。然而，目前还没有一种学说能够完全解释脊髓损伤后的疼痛。

针对脊髓损伤后的疼痛，有多种治疗方法可供选择。这些方法包括药物治疗、疼痛泵治疗、神经根切断手术治疗、经颅直流电刺激治疗、经皮神经电刺激治疗、硬膜外电刺激治疗以及重复经颅磁刺激（repetitive transcranial magnetic stimulation，rTMS）。近年来，rTMS 在脊髓损伤后的疼痛管理中得到广泛应用。

rTMS 是一种非侵入性的治疗方法，通过在头皮上施加磁场或电场刺激，影响脑神经元的活动，从而减轻疼痛。这种治疗方法被认为可以影响疼痛信号的传递和处理，从而缓解脊髓损伤后的疼痛症状。然而，每个患者的反应可能有所不同，治疗效果也会有所差异。

目前，在脊髓损伤疼痛治疗中，rTMS 刺激部位可以选择手代表区或左背外侧前额叶（left dorsolateral prefrontal cortex，DLPFC）。刺激频率通常采用 10 Hz，而刺激强度有多种方法，常常使用 80%～90% 的皮层静息运动阈值

(resting motor threshold，RMT)。治疗疗程的持续时间通常为 4~8 周。

3. 神经源性下尿路功能障碍和神经源性直肠康复

神经源性膀胱和肠功能障碍影响了大多数脊髓损伤患者。这些问题对很多患者的生活质量造成了严重的负面影响，干扰了他们的日常活动，并对社交互动和社会融入造成了障碍。实际上，"神经源性膀胱"这一术语已经被"神经源性下尿路功能障碍"(neurogenic lower urinary tract dysfunction，NLUTD)所取代。指南推荐使用 NLUTD 作为描述神经系统疾病患者各种排尿问题的首选术语。

(1) 神经源性下尿路功能障碍：

NLUTD 是指与神经系统疾病相关的膀胱、膀胱颈和/或其括约肌异常功能的状态。根据病变位置，NLUTD 可分为脑桥以上、骶髓以上、骶髓和骶髓以下四类。

治疗 NLUTD 方法主要包括辅助膀胱引流(导管方式和非导管方式)、口服和经皮药物治疗、膀胱灌注治疗、神经刺激和神经调节治疗(骶神经调节，sacral neuromodulation，SNM)和胫神经刺激(peripheral tibial nerve stimulation，PTNS)、手术治疗(膀胱扩张术、失禁改道术、回肠膀胱造口术、尿道外括约肌切开术、膀胱颈闭合术)。

PTNS(图 6-2-25)是通过插入位于内踝上方 4~5 cm 处的针电极来完成的。通过观察大脚趾的弯曲或其他脚趾的运动以及感觉反应，可以辅助确认针电极的正确位置。胫神经刺激使用持续时间为 200 μs、频率为 20 Hz 的连续方波电流，电流强度由患者能够耐受的最高水平决定。常用的刺激器是 Urgent®PC，由 Uroplasty 公司开发，总部位于美国明尼苏达州。胫神经刺激治疗通常持

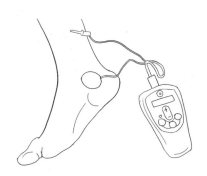

图 6-2-25 胫神经刺激技术

续 30 min，每周 1 次，疗程为 10~12 周。许多文献表明，胫神经刺激在治疗神经源性下尿路功能障碍方面是有效且安全的方法。

辅助膀胱引流的导管方式包括间歇性导尿和留置导尿等方法。非导管方式的辅助膀胱引流依赖于诱导或自发的非自愿排空动作，如 Valsalva 动作

和 Crede 动作。

Crede 动作通常分为两个步骤进行：首先，双手放在腹部的肚脐和耻骨之间，用力向下施加压力以刺激排尿反射；然后将双手叠加，用力向内按压，对耻骨弓上方施加压力以促进尿液排出。然而，尽管 Crede 动作在指南中被推荐使用，但在临床应用中，关于其排尿效果的争议仍然存在。

（2）神经源性直肠：

神经源性直肠（neurogenic bowel，NB）是用来描述由中枢神经系统疾病或损伤引起的结肠功能障碍的术语，包括便秘、大便失禁和排便紊乱等症状，这些症状是由于感觉或运动控制的丧失或两者兼有所致。脊髓损伤会中断上述神经通路，具体表现会根据损伤的位置和严重程度而有所不同。神经源性肠功能障碍可分为上运动神经元肠综合征（upper motor neuron bowel syndrome，UMNBS）和下运动神经元肠综合征（lower motor neuron bowel syndrome，LMNBS）。UMNBS 是指发生在脊髓圆锥上方的脊髓损伤，其特点是腹部肌群无力（导致排便动力不足）以及结肠壁和肛门括约肌张力增加（导致排便阻力增加）。LMNBS 是指影响脊髓圆锥、马尾神经或骨盆周围神经功能状态的副交感神经胞体病变，其特点是肠道反射性蠕动和粪便推进缓慢；由于肛门括约肌失去神经支配，因此排便失禁的风险也增加。

针对中枢神经系统损伤患者的神经源性肠功能障碍管理指南推荐多种治疗方法，包括制定肠道管理计划、优化饮食和液体摄入、腹部按摩、药物刺激（口服泻药、栓剂或灌肠）、神经刺激术（手术放置骶前根刺激器、骶神经刺激术）和结肠造口术。腹部按摩是指按照结肠的顺时针方向轻柔但有力地按摩腹部，可以使用手背、脚后跟或网球等物品施加和释放压力，以刺激粪便在结肠中的运动，增加排便频率。Valsalva 动作（Valsalva maneuver，VM）是指通过闭合气道（闭合声门或捏紧鼻子）并用力呼气，以确保肠道内容物有效推进。此外，指南还建议由具备专业知识背景的护士团队担任主要操作者，执行神经源性肠失能患者的肠道护理计划。

（三）中期

中期是脊髓损伤康复过程中最为重要的阶段。在急性期和亚急性期之后，大多数患者已经度过了手术后 2 周，脊柱多数已经稳定，神经压迫得到了缓解，神经开始恢复。与此同时，急性期涉及的其他器官和系统的治疗工作也已经完成,患者生命体征稳定。此时,患者通常已经度过了脊髓休克期,评估患者的情况受到其他因素的影响较小,评定结果相对稳定,治疗目标也更加明确。因此,中期是进行全面、综合康复的最佳时机。

1. 肌力训练

脊髓损伤的肌力训练与其他障碍的肌力训练有所不同,因为对于脊髓损伤患者,肌力训练有明确的目标,这对于他们的日常生活有很大的帮助。针对上肢肌肉,下面是各个水平损伤需要进行训练的肌肉,通过训练这些肌肉,可以改善患者的日常生活能力。

(1) C5 损伤患者:重点是增强肱二头肌的训练,同时还可以进行三角肌、菱形肌、冈上肌、冈下肌和前锯肌的肌力训练。

(2) C6 损伤患者:重点是肱二头肌和桡侧腕伸肌的肌力训练,同时还可以进行前臂旋前肌、旋后肌和背阔肌的训练。

(3) C7 损伤患者:重点是进行手部小肌肉的肌力训练,包括手指的屈伸训练。

(4) C8 损伤患者:手功能完全正常,因此可以进行全面的手部肌力训练。

通过针对性的肌力训练,脊髓损伤患者可以增强上肢肌肉的力量和控制能力,提高他们在日常生活中的独立性和功能。

2. 减重平板训练

减重平板训练被广泛认为是脊髓损伤康复中的一种有效方法。根据大多数已发表的研究结果观察,减重平板训练显示出一定的疗效。然而,考虑到投入产出比和疗效观察,仍然需要进行更多的研究来全面评估其效果。基于这一观察,美国脊柱和脊髓专家委员会得出以下结论。

(1) 推荐与否:美国急性和亚急性脊髓损伤患者康复治疗指南中讨论了减重平板训练在急性和亚急性脊髓损伤康复中的应用。该专家委员会推荐在脊髓损伤的急性和亚急性阶段使用减重平板训练,认为这对于训练脊髓损伤患者的行走能力是有益的。然而,目前的证据相对较少,需要进一步的研究来证实其有效性。

(2) 临床证据:一些研究发现,与常规康复手段相比,每周 2 次、连续 30 d、每次 30 min 的减重平板训练可以改善站立期髋关节的伸展和摆动前期的最大跖屈。此外,在行走速度、步行周期、站立时间、摆动时间、步长和行走距离等数据上,减重平板训练与常规康复手段相比表现出显著差异。

3. 神经肌肉电刺激和功能性电刺激

神经肌肉电刺激(neuromuscular electrical stimulation,NMES)是通过电刺激神经和肌肉来诱发肌肉收缩的治疗方法。它使用电极贴附在患者的皮肤上,通过传递电流刺激神经和肌肉,以模拟自然的神经冲动,引起肌肉收缩。NMES 在脊髓损伤康复中的应用研究较多,旨在增强肌肉力量、改善肌肉功能和促进神经肌肉再连接。它可以帮助恢复肌肉的收缩能力,减少肌肉萎缩和肌力丧失。NMES 可以通过直接刺激脊髓,或者放置在周围神经经过的较浅部位或肌肉肌腹上进行刺激。

当直接刺激神经时,所需电流较小,刺激效果直接,并且不会对周围其他组织产生影响。而刺激肌肉时,可以使用表面电极或植入电极。表面电极刺激简单方便,但精确度较差;植入电极刺激精确度高,但需要手术操作,存在更多风险和感染等因素。

功能性电刺激(functional electrical stimulation,FES)是一种通过电刺激神经来恢复或增强受损神经控制下的功能活动的治疗方法。与 NMES 类似,FES 也使用电极贴附在患者的皮肤上,但其刺激的目的是模拟神经冲动,以激活特定的肌肉群,从而实现特定的功能活动,如行走、握持等。FES 常用于脊髓损伤患者的康复治疗,以帮助他们恢复部分运动功能和日常生活能力。

功能性电刺激在上肢康复中常选择刺激屈腕肌、伸腕肌、指屈肌、指深肌和拇指对掌肌等部位。通过刺激这些肌肉,可以促进相应部位的神经恢复,并帮助患者实现日常生活活动。因此,功能性电刺激是目前最常应用的脊髓损伤康复方法之一。

在下肢康复中,功能性电刺激通常选择股四头肌、腘绳肌、足背屈肌和足跖屈肌等肌肉。类似于上肢,通过刺激这些肌肉,功能性电刺激可能促进神经的康复,并帮助患者实现行走功能。特别是对于不完全脊髓损伤的患者,功能性电刺激的效果更为明显。

根据美国急性、亚急性脊髓损伤患者康复治疗指南,对功能性电刺激作出以下推荐:目前的研究显示,在急性、亚急性脊髓损伤的康复中,功能性电刺激改善手和上肢功能具有明显优势。然而,研究数量仍较少,需要更多的研究支持。其中,Popovic 等人的研究比较了常规作业疗法加上功能性电刺激与单纯常规作业疗法的治疗结果。结果显示,在 FIM 运动得分、FIM 自我料理得分和脊髓损伤独立指数自我料理得分等方面,功能性电刺激组明显优于对照组。此外,在多伦多康复学院手功能指数中,功能性电刺激组在两个指标上也明显优于对照组。

4. 无支持坐立训练

无支持坐立训练是针对脊髓损伤患者的一种专业训练方法之一,类似于平衡训练。许多物理治疗师将其作为脊髓损伤康复的重要训练之一。然而,美国脊柱和脊髓损伤专家对这种训练进行了总结,认为在常规康复训练中已经包含了坐位平衡训练,目前没有研究证明将无支持坐立训练单独列为专项训练可以获得更好的效果。因此,他们不主张单独进行无支持坐立训练,而是强调将其融入常规康复训练中进行。

5. 轮椅功能训练

轮椅功能训练是脊髓损伤患者最为重要的训练之一。由于大多数脊髓损伤患者在余生中需要依赖轮椅,因此轮椅训练对他们来说非常关键。然而,不同损伤水平的患者对轮椅的需求和训练方法也有所不同。

总体而言,一旦患者能够离开床面(无论是被动还是主动),就可以开始进行轮椅使用的训练。根据损伤水平的不同,所使用的轮椅也会有所区别。在较高的 C_4 水平上,如果患者完全丧失上肢功能,他们可能需要使用特殊定制的用嘴控制的电动轮椅。在 C_5 水平上,患者可能只能使用电动轮椅。而在 $C_6\sim C_7$ 水平上,患者可以使用手动轮椅,但可能需要进行一些小的改装。在 C_8 及以下的水平上,患者可以使用普通的手动轮椅。

(1)轮椅转移训练:指脊髓损伤患者学习如何从床上转移到轮椅或从轮椅转移到床上。以下是具体的步骤。

① 从床到轮椅转移:将轮椅放在床边,轮椅面向患者的健侧约 45°,刹住车闸。辅助患者坐起,并抓住患者的腰部,双膝抵住患者的膝关节。同时,患者握住轮椅扶手,患者站起,并用手握住轮椅另一侧的扶手,转动身体完成转移。

② 从轮椅到床上转移:将轮椅放在床边,患者健侧面对床,成 45°角。动作与从床转移到轮椅相似。患者站起后,用手扶床边并转身完成转移。

(2)轮椅平地驱动训练:指脊髓损伤患者学习如何使用手动轮椅在平地

上行驶。以下是具体的步骤。

①驱动期:双上肢稍微后伸,肘关节稍微屈曲,双手握住手轮的后半部分。上身前倾的同时,双上肢向前推动手轮并伸直肘关节。

②放松期:当肘关节完全伸展后,松开手轮,让上肢自然放松并下垂。

通过反复进行驱动期和放松期的动作,完成轮椅向前行驶的过程。要注意,在轮椅前进或后退时,通过控制手轮即可实现方向转换。例如,固定一侧手轮并用另一只手驱动对侧手轮,可以使轮椅围绕固定的车轮为轴心进行转向。

(3)轮椅大轮平衡技术:一种让轮椅的大车轮支撑着,使脚轮抬起悬空并保持平衡的技巧,以下是具体的步骤。①准备动作:头稍微向后仰,上身挺直,双臂稍微后伸,肘关节微屈,双手紧握手轮,拇指放在轮胎上。②启动:双手同时向下用力,使轮椅后倾。当轮椅后倾到约30°时,双手负重最小,这个位置被称为平衡点。在启动时,要先轻轻向后拉手轮,然后快速向前推动手轮,使脚轮离地。③保持平衡:在保持平衡过程中,需要调整身体和手轮的位置以保持稳定。当轮椅前倾时,上身稍微后仰,同时向前推手轮;当轮椅后仰时,上身稍微前倾,同时向后拉手轮。

轮椅大轮平衡技术需要在安全的条件下进行,并进行反复练习。在进行大车轮平衡训练时,可以先将患者放置在平衡位置上,练习向前驱动时轮椅向后倾,向后驱动时轮椅向直立位运动。在监护下,持续练习直到患者能够独立保持大车轮平衡,并最终掌握这一技巧。

(4)轮椅上下台阶技术:在掌握轮椅大轮平衡技术后进行的训练。上台阶:①将轮椅面对台阶,并离开数厘米的距离。利用大轮平衡技术,抬起脚轮并将其放在台阶上。②前轮倒退到台阶边缘,将双手放在手轮的适当位置上。③用力向前推动轮椅,使其上升到台阶上。下台阶:①将轮椅推到台阶的边缘,并在控制下转动大车轮使其下降。②使脚轮落到下一级台阶上。

(5)轮椅上下坡道训练:训练轮椅使用者如何在坡道上行驶的技巧。上坡道时使用两手同时用力推或拉轮椅,并灵活地使用车闸。确保在轮椅失控时能够及时刹住轮椅。如果患者无法保持稳定或者在轮椅下坡时,需要使用束带来保护患者的安全。上坡时,身体一定要前倾,这样可以防止轮椅后翻。下坡道时倒转轮椅,使后轮在前,缓慢下行。在下坡时,要伸展头部和肩部,并向后靠。这样可以帮助保持平衡和稳定。

6. 日常康复训练

电动起立床训练、转移训练、站立训练和行走训练是脊髓损伤患者日常康复训练中的重要内容。在电动起立床训练中，需要特别注意预防体位性低血压的发生。因此，在进行电动起立床训练时，需要缓慢进行，以确保患者血压稳定。这些训练旨在帮助患者逐步恢复起立、转移、站立和行走等日常活动的能力，提高他们的独立性和生活质量。

7. 日常生活能力训练

日常生活活动是脊髓损伤康复治疗中的重要任务之一。由于脊髓损伤的位置具有明确性，康复专业人员对于不同水平的脊髓损伤的预后有相对清晰的了解，因此在康复训练中需要熟练掌握这些知识，以便为患者制定有针对性的训练目标。下面详细描述了各个水平的训练目标。

（1）$C_1 \sim C_4$ 水平脊髓损伤：这个水平的患者在日常生活活动中需要他人的帮助，因此主要目标是尽量避免并发症，而功能活动并不是康复的主要目标。

（2）C_5 水平脊髓损伤：通过改装餐具，患者可以自己进食，并且改装后的梳洗器具也可以使用，但在其他更多的日常生活活动中仍需要辅助。

（3）C_6 水平脊髓损伤：训练伸腕和抓握功能，有可能使患者能够独立使用改装后的餐具进食，能够独立梳洗，可以穿着改装的衣服，但其他活动仍需要帮助。可以通过平地驱动改装标准手动轮椅。

（4）C_7 水平脊髓损伤：患者可以完全独立进食，使用改装的器具进行梳洗，能够独立穿脱衣服，但穿脱裤子仍需要帮助。能够完全独立操控手动轮椅，并经过改装后能够完全独立驾驶汽车。

（5）$C_8 \sim T_1$ 水平脊髓损伤：患者可以完全独立进行进食、穿衣、梳洗、写字和转移，并可以完全独立驾驶改装后的汽车。

通过康复训练，患者可以逐渐恢复日常生活中的自理能力，提高独立性和生活质量。

(四) 慢性期

脊髓损伤慢性期的最重要目标是使患者能够重新融入家庭和社会。在这个阶段，继续进行在康复中期开始的行走训练，并继续练习使用辅助器具。

特别是在家庭和社区环境中,训练患者如何有效地使用这些辅助器具。

如果可能,帮助指导患者对生活环境进行改造,以提高他们的生活质量和独立性。例如:扩大门的宽度>87 cm,使轮椅能够进入;对于电动轮椅,门的宽度可能需要扩大至 92 cm。将门把手改为杠杆状,以便更容易开门。去除门槛和地毯等阻力大的物品,以便轮椅更顺畅地移动。在洗手间和走廊安装扶手,提供额外的支持。对厨房进行改造,使患者能够自己独立地进行烹饪。

这些改造措施可以帮助患者更好地适应家庭和社会环境,提高他们的日常生活自理能力和独立性。

五、康复工程学应用

康复工程是脊髓损伤康复治疗中不可或缺且非常重要的一部分。它包括辅助器具(如矫形器、拐杖、轮椅等)、生活环境改造、外骨骼、康复机器人、人工智能以及干细胞移植等。

矫形器是目前脊髓损伤患者最常用且最有效的工具之一。辅助器具的发展已有 100 多年的历史。20 世纪 50 年代,脊髓损伤患者的存活率显著提高后,如何帮助患者改善生活质量成为康复工作者的重要任务。矫形器的制作非常复杂,使用了多种材料,它是一个跨学科的产品,常被定义为一种能够改变骨骼和神经肌肉系统功能特性和结构的外部装置。常见的术语包括辅助器具、矫形器、支具、装具和支架等。在本书中,我们将使用矫形器一词,并采用国际上最常用的命名方法,即根据作用部位来命名矫形器,例如踝足矫形器和膝踝足矫形器。

辅助器具在脊髓损伤康复中发挥着重要的作用,它们能够提供支持、稳定和改善患者的运动功能,帮助他们恢复独立行动和改善生活质量。同时,生活环境的改造、外骨骼、康复机器人、人工智能以及干细胞移植等技术也为脊髓损伤患者的康复提供了新的可能性。这些康复工程的发展使得患者能够更好地适应和应对脊髓损伤带来的功能障碍,并提升他们的康复效果和生活质量。

(一)现场急救固定矫形器

在急救情况下,常常使用矫形器来对颈部进行紧急固定。颈部在整个脊柱中具有最大关节活动范围,可以进行前后左右的旋转,以及前屈、后伸、侧屈等动作。由于颈部周围没有保护,因此在急救过程中,可采用可调式矫形器(图6-2-26)或前后两片式矫形器(图6-2-27)。

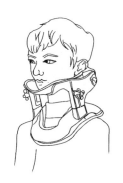
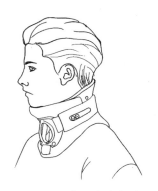

图6-2-26 急救可调颈部矫形器　　图6-2-27 急救泡沫式矫形器

这些矫形器可以帮助固定颈部,防止进一步的损伤,并提供稳定支持。急救过程中的矫形器通常具有可调节的功能,以适应不同患者的颈部尺寸和形态。同时,它们也能够提供舒适性和适当的压力分布,以确保患者的颈部得到有效的固定和支持。

(二)急性期术后(或非手术保守治疗)辅助固定矫形器

1. 颈椎术后固定用矫形器

术后颈椎固定需要使用特定类型的矫形器,这种矫形器有两种常见类型:颈部矫形器(cervical orthosis,CO)和颈胸矫形器(cervicothoracic orthosis,CTO)。CO的辅助固定范围通常在$C_3 \sim C_5$,可以限制颈部运动,主要是屈曲,也有一定程度的后伸和侧弯类似。与此类似,CTO的固定范围在$C_3 \sim C_6$,相对于CO,它的固定范围稍大,固定作用更强(图6-2-28、图6-2-29)。

这些矫形器的固定原理是利用特定的受力点来提供固定支持。颈部矫形器的上部主要受力点位于颏部和枕骨粗隆,同时下颌缘和面部的侧面也有较小的作用。颈部矫形器的下部受力点位于肩部、胸骨和背部。CTO由于在胸部周围有固定支持,所以下部的固定相对更牢固,固定作用更好。

不同颈部矫形器具有一些共同关注的特点,这些特点也是制造商和使用

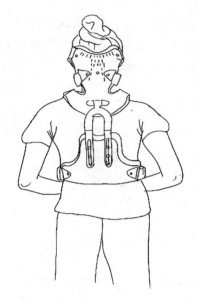
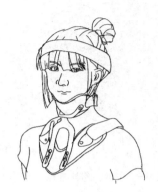

图 6-2-28 CTO 背面观　　　图 6-2-29 CTO 正面观

者关心的方面,也是未来发展的方向。

(1) 材料和材质:随着新材料和新技术的应用,矫形器的材料变得越来越轻、与皮肤相容、无刺激,具有良好的表面感觉,耐用且易于清洁。

(2) 设计:由于人体颈部的形状并非完全圆柱形,成品矫形器在尺寸和与患者颈部形状的适配度方面存在一定差异。随着人工智能的进展,目前许多成品矫形器的适配度逐步提高。

(3) 固定:利用身体的固定受力点,使固定更牢固,不易受到体位和睡眠姿势的影响,这是未来努力的方向。

2. 胸部固定矫形器

胸部固定矫形器(thoracic orthosis,TO)可以辅助固定胸部上段到下段,大约到 T_9 椎体水平。这类矫形器是全身固定矫形器中最具挑战性的一类,主要有两个原因:一是患者的胸部形状差异很大,胸廓中存在骨骼,因此很难实现贴合度和找到合适的固定点。目前,常采用桶式或铠甲式固定设计,通过从矫形器延伸出来的部件来固定胸骨和胸大肌的外侧(图 6-2-30)。其发展方向与 CO 类似,主要集中在材料、设计和固定点上。

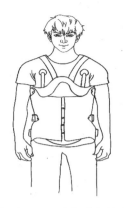

图 6-2-30 胸部固定矫形器

3. 胸腰部固定矫形器

胸腰部固定矫形器(thoracolumbar orthosis,TLO)的固定范围通常在 $T_{11} \sim L_5$ 水平,其主要工作原理是通过减少相对运动和通过外部挤压产生的容积效应,来减轻脊柱承受的压力,并辅助稳定脊柱。这类矫形器有多个不同的类别和特点。

(1) 软性腰围支撑:采用软性支撑材料(图 6-2-31),可以沿着腰腹部的弧线通过外力塑形,增加腹腔压力,并将这种力传导到身体的上下两端,从而减轻对脊髓的压力,协助稳定脊柱。

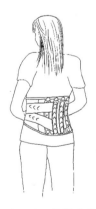

图 6-2-31 软性支撑腰围

(2) 硬性腰围支撑:采用硬性支撑材料(例如不锈钢钢条,图 6-2-32),

当腰围围住后,可以减少椎体之间的相对移动,从而协助稳定脊柱。

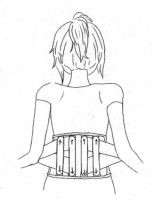

图 6-2-32 硬支撑腰围

(3) 拉线腰围:这是该领域的一项重大革命,通过拉线和滑轮的组合,可以使腰部受到中间挤压作用的倍增,同时使用者不需要施加很大的拉力,腰围也可以牢固地固定(图6-2-33)。

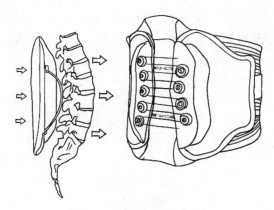

图 6-2-33 拉线腰围

(三)亚急性期矫形器

在亚急性期,辅助器具的主要目的是预防并发症,包括肌腱挛缩、压力性损伤和体位调整时的体位垫。对于脊髓损伤患者而言,跟腱挛缩是最常见的挛缩现象之一,因此在亚急性期需要进行被动的跟腱牵拉,以预防跟腱挛缩。常用的辅助器具之一是踝足矫形器(图6-2-34),如果需要同时纠正足部的外旋，可以在足底加上一根短的横杆（通常称为丁字鞋），以限制足部的旋转。

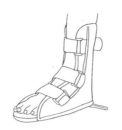

图 6-2-34　踝足矫形器

压力性损伤是脊髓损伤最常见的并发症之一，而且由于脊髓损伤引起的压力性损伤往往难以愈合。因此，预防压力性损伤是康复过程中的重要任务之一。有许多辅助器具可供选择，常见的包括橡胶垫圈、气压垫圈、硅胶垫和凝胶垫等。这些产品可以放置在容易形成压力性损伤的部位，如骶尾部、外踝和髂后上棘等处，以减少或避免并发症的发生。有关预防压力性损伤的详细描述，请参考本书相关章节。

（四）中期矫形器

在脊髓损伤的中期阶段，矫形器的使用非常普遍。在这个阶段，治疗师可以利用矫形器来预防并发症、促进脊髓神经的康复，并训练患者正确使用矫形器，以实现功能的代偿。

1. T_6 水平完全性脊髓损伤

T_6 水平的脊髓损伤患者可以控制胸部，但无法控制下胸部和腰部。目前能够使用矫形器行走的最高节段是 T_6 水平。常用的矫形器包括 RGO（reciprocating gait orthosis）或 ARGO（advanced reciprocating gait orthosis）和外骨骼。最早用于这个损伤水平行走的矫形器是 RGO 或 ARGO（如图 6-2-35 中的 RGO 矫形器）。它通过外部固定保持腰部稳定，而行走时依靠腰部的机械牵拉。当一侧肢体躯干向后倾斜时，通过机械连杆传动到对侧，从而迈出对侧的患腿，实现交替行走。近年来，外骨骼类产品飞速发展，不断

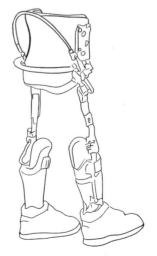

图 6-2-35　RGO 矫形器

涌现出各种类型的外骨骼。有关外骨骼的详细介绍,请参考本书相关章节。

2. T_{10} 水平完全性脊髓损伤

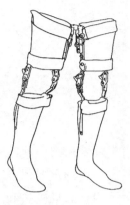

图 6-2-36 Walkabout 截瘫矫形器

对于 T_{10} 水平的完全性脊髓损伤,患者可以完全控制胸廓,但腰部的稳定程度还不够好,需要辅助器具来稳定腰部。在这种情况下,患者可以使用 Walkabout 截瘫矫形器(如图 6-2-36 中的 Walkabout 截瘫矫形器)进行行走。Walkabout 截瘫矫形器是一种 KAFO 长腿支具,它由一名澳大利亚的脊髓损伤患者发明。该矫形器在双侧长腿支具之间增加了一个联合的摆动装置,这个装置可以在重力的作用下摆动。患者在行走过程中,依靠站立相位,将身体重心移动到支撑腿时,另一侧腿依靠重力摆动到身体前方,实现交替行走。这种矫形器可以帮助患者更好地行走,并提供腰部稳定。

3. $T_{12} \sim L_2$ 水平完全性脊髓损伤

患者可以依靠双侧长腿支具 KAFO(图 6-2-37 膝踝足矫形器)进行行走,并且可以完全独立地依靠拐杖。这种矫形器提供了支持和稳定,使患者能够行走。患者可以通过使用拐杖来保持平衡,并且不需要其他人的帮助。KAFO 对于 $T_{12} \sim L_2$ 水平的完全性脊髓损伤患者来说,是实现独立行走的重要辅助工具。

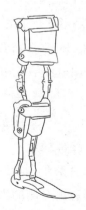

图 6-2-37 膝踝足矫形器

4. $L_3 \sim L_4$ 水平周围神经损伤

通常只需要使用踝足矫形器。AFO 有多种类型、方法和材料可供选择。大致可以分为三类：

(1) 塑料踝足矫形器：它是最早的一类矫形器，可以穿在鞋内，可以行走，并具有一定的回弹力量，但缺点是很难完全贴合踝部，且容易发生断裂（图 6-2-38）。

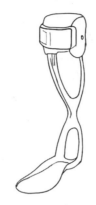

图 6-2-38　塑料踝足矫形器

(2) 足背屈踝足矫形器：它的设计相对更巧妙。其最大优点是能够更好地贴合踝部，并利用特殊的扣带技术使足尖上抬更容易（图 6-2-39）。

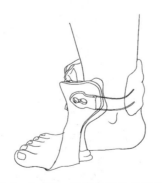

图 6-2-39　足背屈踝足矫形器

(3) 碳纤踝足矫形器：利用了碳纤维假肢的制造技术。它具有许多碳纤维假肢的特点，模仿了正常人行走的特点。具体特点包括：①在站立末期，碳纤维踝足矫形器利用碳纤维的弹性推动人体向前,使足尖离地。②足跟着地时,碳纤维具有压缩和缓冲作用,使足跟着地平稳。③在足放平过程中,踝足矫形器的杆部向前拉动人体。因此,碳纤踝足矫形器是迄今为止最好模仿人类正常行走的矫形器(图6-2-40)。

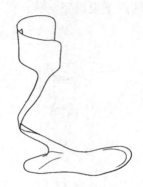

图6-2-40 碳纤踝足矫形器

5. 外骨骼

自2000年起,人们开始尝试外骨骼技术。外骨骼的整体思想是通过身体发出指令,由电动马达控制外骨骼进行运动。外骨骼的枝条或支架附着在人体外部,带动肢体运动,而电动马达的能源则来自充电电池(图6-2-41)。

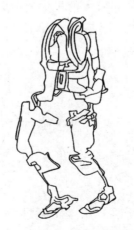

图6-2-41 外骨骼机器人

目前,大多数外骨骼支架适用于T_6完全性脊髓损伤的患者,并使用外骨髂上的支架来固定腰部。

外骨骼机器人的控制方式有几种。一种方式是通过输入不同速度的程序控制设备,使用者通过开关激活不同的程序。另一种方式是将控制开关安装在手杖中,通过手杖的不同模式来控制设备。人们一直在尝试脑机接口技术,但目前尚未在现实中实现。最著名的脑机接口应用之一是在2014年巴西世界杯开幕式上,一个高位脊髓损伤患者通过脑电信号控制成功进行了开球。然而,实现脑机接口在实际应用中还有很长的路要走。

外骨骼机器人的马达可以采用几种方式。一种方式是在髋关节和膝关节各装有一个马达,实现髋关节和膝关节的独立控制。然而,使用四个马达会增加设备的重量和负担。另一种方式是在髋关节处使用两个马达,而膝关节的运动采取被动方式,利用髋关节马达产生的运动能量。踝关节通常采取直接固定,将踝关节固定在90°。

外骨骼技术的发展方向主要集中在以下几个方面:控制方面尽可能朝着脑机接口的方向发展;动力方面尽量减少马达的数量和体积;外骨骼方面尽可能使用更好的材料,如柔性材料外骨骼等。我们希望在不久的将来,脊髓损伤患者能够使用易操作、轻便的外骨骼技术。

第三节　　康复评定治疗中常见问题

一、SCI后何时开始康复治疗?为什么?

在脊髓损伤后,尽早开始康复治疗对于恢复的效果非常重要。然而,在开始康复治疗之前,有几个方面需要注意。

(一)生命体征稳定

脊髓损伤通常发生在严重的创伤中,这可能对患者的生命构成威胁。因此,在开始康复治疗之前,首要任务是确保患者的生命体征稳定。必要时,需要先进行紧急处理和救治。

(二)脊柱稳定性

在准备开始康复治疗时,需要注意脊柱的稳定性。康复治疗过程中的动作和活动可能对脊柱造成额外的压力,导致二次损伤。因此,必须确保脊柱得到适当的支撑和稳定,以防止进一步的损伤。

(三) 影响其他治疗

康复治疗可能会对其他治疗产生影响。例如,如果患者使用矫形器固定踝关节,康复治疗的动作和训练可能会干扰这种固定装置的正常使用。此外,输液管道等其他治疗设备的位置也需要考虑,以确保康复治疗不会干扰到这些设备的正常运作。

总之,在注意以上几个方面的前提下,尽早开始康复治疗对于脊髓损伤的恢复非常重要。通过早期的康复治疗,可以提高患者的功能恢复和生活质量。然而,治疗方案必须综合考虑患者的整体情况和特殊需求,确保治疗的安全性和有效性。

二、确定 SCI 手术治疗还是非手术治疗最常见评定方法是什么?主要评定哪几个方面?

评定脊髓损伤手术治疗还是非手术治疗最常用的方法是 SLIC(sub axial injury classification)和 TLICS(thoracolumbar injury classification and severity score),如果是颈段脊髓损伤就用 SLIC,如果是胸腰段脊髓损伤就使用 TLICS,这两张表的内容相似,都包括三部分的内容:骨折形态、后方韧带复合体和神经损伤状态。

三、何谓脊髓休克?如何判断脊髓休克期结束?有什么意义?

脊髓休克是一种在脊髓受到损伤时,脊髓与高级中枢的离断现象,此时,脊髓所支配的骨骼肌张力降低或消失、各种感觉、反射均消失,呈现一种完全的弛缓性瘫痪的现象,但是,一般这种现象是暂时的,可于数小时至数周内恢复。判断脊髓休克期是否结束,通常有以下几种方法检查。

(一) 球海绵体反射

用针刺阴茎头或阴蒂的背部,或用少许压力轻捏龟头或牵拉留置的导尿管时,看是否有球海绵体或者肛门外括约肌的收缩,如果有收缩,就是球海绵体阳性,预示脊髓休克期结束。

(二)肛门反射

以针轻划过会阴区,出现肛门外括约肌收缩,即肛门反射阳性,预示脊髓休克期结束。

(三)肌张力

检查损伤平面以下肌张力,肌张力增高,预示脊髓休克期结束。

(四)腱反射

检查损伤平面以下的腱反射,出现腱反射亢进时,预示腱反射结束。

四、无关键肌的运动平面如何判定?

根据脊髓损伤运动平面检查规则,在没有运动平面关键肌可检查时,用感觉平面表达。如检查发现患者右侧肩峰顶点轻触觉和刺痛觉正常,但右侧肘前窝桡侧无刺痛觉和轻触觉,右侧屈肘肌力2级,右侧运动平面应在C_4。因患者C_5平面肌力未达到3级,所以要做上一平面的肌力检查,此患者C_5感觉是0分,C_4的感觉是2分,故代表他的右侧运动平面在C_4。

五、康复阶段分为几个期?

根据《脊髓损伤神经修复治疗临床指南(中国版)2021》,脊髓损伤临床分为4个阶段,即急性期(<48 h)、亚急性期(48 h~14 d)、中期(14 d~6个月)和慢性期(>6个月)。

六、何时进行患者感觉、运动等脊髓损伤的评定?

根据《创伤性脊柱脊髓损伤诊断与治疗专家共识(2022版)》专家建议,脊髓损伤后,应该在损伤的前3天,每天都尝试着给患者进行康复评定,一般来说,康复评定越早进行越好,但是损伤后3天和1周是康复评定比较好的时机,大多数康复评定都在这两个时间点进行,对于评定结果的判断,要在脊髓休克期过后,评定结果才可靠。

七、如何理解脊髓神经损伤平面概念?

经损伤平面是一个特殊的概念,用于描述双侧感觉和运动功能完整的平面。它包括四个成分:左侧感觉、右侧感觉、左侧运动和右侧运动。这四个平面都是完整的。尽管定义非常明确,但在实际临床工作中需要小心使用,因为仅凭神经损伤平面难以准确描述损伤的程度和范围。

在实际评估中,AIS C 和 AIS D 的分级使用了神经损伤平面的概念。AIS C 表示在神经损伤平面下,肌力大于 3 级的肌群数少于一半;AIS D 表示在神经损伤平面下,肌力大于 3 级的肌群数多于一半。

然而,只依靠神经损伤平面来评估损伤的严重程度和范围是不够准确的。在临床实践中,还需要综合考虑其他因素,如神经系统的完整性、病史、影像学结果等,以更全面地评估患者的神经损伤情况。

八、关节活动范围和肌力检查方法对评定结果有何影响?

关节、软组织挛缩对关节 ROM 有影响,此时的肌力检查只有在被检查肌肉的收缩运动引起的 ROM>50% 才能够进行,如果<50%,此群肌肉的检查要标记为 NT。

在进行肌力检查时,如果损伤平面位于 T_8 以下,应避免使髋关节屈曲角度超过 90°。这是因为超过 90°的屈曲会增加脊柱后凸的张力,从而影响脊柱的稳定性。在这种情况下,应采用等长收缩替代屈曲,并且在检查过程中应进行单侧检查。在检查一侧肌力的同时,保持对侧髋关节处于伸展位置,以稳定骨盆。

在进行关键肌群的肌力检查时,如果肌力达到 4~5 级,为了统一规范检查,针对每个肌群检查的体位都有相应的推荐。例如,在检查伸膝肌力达到 4~5 级时,建议采用仰卧位,并在膝关节屈曲 15°时进行检查。

九、非关键肌在评定中有什么意义?

在评定脊髓损伤时,我们选择了 10 个肌群作为脊髓损伤运动平面的评定依据。然而,在对 AIS B 级进行评定时,其完整定义是神经损伤平面以下,包括骶尾部,仍有感觉功能存在,但在损伤平面以下的连续 3 个平面内完全没有运动功能。在评定连续 3 个平面内是否完全没有运动功能时,除了评定关键肌群外,还需要参考非关键肌群,确保这些肌群也没有运动功能。常见的非关键肌群及其对应的神经节段可参考表 6-2-3。

例如,在评定 C_5 AIS B 级时,需要确保伸腕肌群、伸肘肌群和指深肌群的肌力为 0 级。同时，还要确保肘部没有旋前腕屈曲(C_6)、手指近端指间关节没有屈曲伸展(C_7)、拇指没有屈曲伸展且在拇指平面外展(C_7)、手指没有掌指关节屈曲(C_8)、拇指没有对掌内收和垂直于手掌外展的动作(C_8)。

十、性格差异如何影响对创伤事件的认知、反应与治疗选择？

个体的性格差异会导致对同一事件的理解和反应存在显著差异。举例来说，内向的人可能更倾向于内化处理创伤，他们倾向于独自面对和处理问题，而不是寻求他人的帮助。这可能使他们在面对脊髓损伤时感到更加困难和孤独。相反，外向的人可能更愿意分享自己的经历，寻求他人的支持和帮助，这有助于他们更好地应对和处理创伤。

此外，乐观的人可能更容易从创伤中恢复，因为他们往往能够看到事情的积极面，这有助于他们保持积极的心态，更好地应对创伤。相反，悲观的人可能更容易陷入创伤的困扰，因为他们往往过度关注事情的消极面，这可能加重他们的心理负担。

因此，了解个体的性格特征有助于我们更好地理解他们对创伤事件的认知，以提供更个性化和有效的心理援助。例如，对于内向的人，我们可以提供一对一的心理咨询服务，帮助他们更积极地表达和处理情绪。对于悲观的人，我们可以采用认知行为疗法，帮助他们改变消极的思维模式，以更好地应对脊髓损伤的挑战。

十一、患者抵触心理治疗怎么办？

（一）建立信任关系

与患者建立良好的信任关系，尊重他们对心理治疗的抵触情绪。倾听他们的观点和担忧，表达对他们的关注和支持，以帮助缓解他们的抵触情绪。

（二）提供教育和信息

向患者提供有关心理健康和心理治疗的信息，解释心理治疗的益处和工作原理。强调心理治疗并不意味着患者有心理疾病或精神病，而是一种帮助他们应对情绪和心理困扰的资源。通过阐明心理治疗的正常性、普遍性和科学性，使患者对接受治疗产生更积极的态度。

(三)强调功能性收益

与患者讨论心理治疗对他们生活质量和功能的积极影响。强调心理治疗可以帮助他们应对情绪调整、适应脊髓损伤后的生活变化、改善自尊和自我效能等方面的收益。通过突出功能方面的益处,增加患者对心理治疗的兴趣。

(四)个体化的支持和治疗

根据患者的需求和偏好,提供个体化的支持和治疗方案。针对患者所面临的具体挑战和困扰,量身定制心理治疗策略,以提供有针对性的帮助和支持。

(五)组织支持小组活动

邀请患者参加脊髓损伤相关的支持小组活动,与其他面临类似挑战的人互相交流和分享经验。这样的活动可以改善患者对心理治疗的态度,让他们感到他们不是独自面对困难,并且可以从他人的经历中获得启发和支持。

(六)与家人和团队合作

与患者的家人、医疗团队和康复专业人员密切合作,共同解决患者面临的心理治疗抵触问题。通过团队的努力,向患者传达心理治疗的重要性和价值,并提供一致的支持和鼓励。

这些方法可以帮助患者克服心理治疗抵触情绪,建立积极的心理治疗体验,并促进他们在应对脊髓损伤后的心理恢复过程中获得支持和帮助。

十二、会厌在咳嗽中作用是什么?如何利用 Huffing 和正确的咳嗽技术?

会厌在咳嗽中扮演着打开和关闭气道的重要角色。它有两种方式的应用。

(一)会厌打开

当会厌打开时,我们的气道与外界相通,这有助于呼气。平静呼气是被动的,我们也可以用更大的力量进行主动呼气,产生较强的气流。这种呼气方式称为"Huffing"。当通过呼吸道时,气流会将痰液随着呼出的气流向外流动,将痰液带到特定位置。经过 2~3 次 Huffing 后,再进行咳嗽,可以更有效地咳出更多的痰液。

(二) 会厌关闭

会厌关闭时,气道与外界不相通。用力屏气时,气道内的压力增加,当会厌突然打开时,高于正常压力的气流可以带出更多的痰液。经过实践证明,连续进行2次咳嗽,能够更多地咳出痰液,而且大部分痰液会在第二次咳嗽时排出。

通过以上两种方法的训练,我们可以帮助患者更有效地咳出更多的痰液。这对于清除呼吸道中的痰液非常重要,特别是对于患有呼吸道疾病或需要呼吸辅助设备的患者。这样的训练可以帮助他们改善呼吸功能,减少痰液堆积,提高呼吸道的通畅性。同时,这也需要在专业人员的指导下进行,以确保训练的安全和有效性。

十三、C_7平面损伤手腕牵伸治疗应注意什么?

当患者的脊髓损伤位于C_7水平且为完全性不可逆损伤时,患者可能保留较好的手腕背伸功能。在这种情况下,我们可有意地让患者的屈腕肌腱和屈指肌腱发生一定程度的挛缩。一旦发生挛缩,如果患者能够进行手腕伸展,可利用挛缩引起的屈腕和屈指动作,实现一些手部功能,这也称为Tenodesis(腱挛缩)。

通过Tenodesis,患者可以利用手腕伸展时屈腕和屈指的动作来完成抓握动作,实现一些手部功能。这种技术可以帮助患者在日常生活中进行一些简单的抓握动作,如握笔、握餐具、开关按钮等。Tenodesis利用了手腕背伸时屈腕和屈指肌腱的挛缩反应,从而实现了一定程度的手部功能恢复。

十四、肺部体位引流有哪些?舌段肺叶如何引流?

正常人的肺分为右肺和左肺。右肺由三个叶组成,分别是上叶、中叶和下叶;左肺由两个叶组成,分别是上叶和下叶。肺的基本功能单位是段,每个段呈楔形,开口于肺门。因此,在进行肺部引流时,需要将位于肺段基底部的液体引流到肺门,然后通过支气管排出。

右肺共有10个段,其中上叶包括尖段、后段和前段,中叶包括内侧段和外侧段,下叶包括背段、内侧基底段、前基底段、外侧基底段和后基底段。左肺共有8个段,其中上叶包括尖后段和前段,中叶包括上舌段和下舌段,下叶包括背段、内前基底段、外基底段和后基底段。

根据这些肺段的位置,可以总结出 12 种引流体位。例如,对于左侧舌叶的两个段,可以采用向右侧卧位,膝关节屈曲,背部垫枕头,并将床足部抬高约 15°的体位进行引流。

十五、完全性 SCI 患者,如何选择行走辅助器具?

在完全性脊髓损伤的患者中,实现行走需要四个方面的配合。首先是站立时的身体稳定,这可以通过腿部的支撑、腰部的平衡动作以及手部拐杖的支撑(3~4 个支点)来实现。其次是屈髋动作,行走时需要屈曲髋关节才能向前迈步。再次是屈膝动作,屈膝可以使足跟着地,找到离人体重心不远的支点。最后是屈踝关节动作,踝关节的屈曲可以使行走更加流畅并节省能量。然而,即使没有踝关节的屈曲,患者仍然可以保持稳定,例如被动将踝关节固定在 90°,尽管行走的姿势可能不太优美。

根据不同的脊髓损伤水平,有几个代表性的平面需要考虑。

在 T_6 水平的完全性脊髓损伤中,患者可以使用外骨骼机器人或 RGO(或 ARGO)矫形器来行走。在这个水平上,患者的上胸腰段具有稳定力量,下胸腰段虽然没有力量无法稳定,但可以借助外骨骼或 RGO 上的腰部固定部分来稳定腰部,从而实现站立的稳定。通过穿戴式外骨骼的下肢摆动,利用固定在髋部的马达来控制屈髋动作,通过额外的马达或机械装置来实现屈膝动作,同时固定踝关节,就可以实现行走。RGO 则利用对侧躯干的摆动,屈曲同侧的髋关节,固定膝关节和踝关节,迈出髋关节后,拐杖找到前方支点,然后迈出对侧腿,交替进行,实现前进。

在 T_{10} 水平的损伤中,可以使用 Walkabout 矫形器来帮助患者移动。在这个水平上,患者基本可以控制腰背部的运动,但无法完成屈髋及以下平面的运动。患者的前进依靠重心的转移。当重心移动到一侧下肢时,该侧的高度高于对侧。中间的摆动装置非常灵活,而对侧下肢可以依靠矫形器本身的重量和中间装置的支持向前摆动。当继续向前行进时,重心转移到对侧,重复上述动作。Walkabout 的膝关节和踝关节采取固定的方式,即膝关节伸直,踝关节屈曲 90°。

在 T_{12} 水平的损伤中,可以使用长腿支具来帮助患者移动。尽管髂腰肌

的支配是在 L_2、L_3 水平，但在 T_{12} 水平上，患者对上部躯干、腰腹部和腰背部的控制非常好，因此可以利用重心的转移和身体的摆动来移动长腿支具。

十六、碳纤踝足矫形器有什么特点？

碳纤踝足矫形器利用碳纤维的轻、坚固和弹性特性制作而成，因此该矫形器非常轻便、耐用且具有一定的弹性。这种矫形器能够模拟正常人行走的各个阶段，具有以下特点。

（1）足跟着地时，足跟与地面之间会有作用力和反作用力。相较于较硬的矫形器，碳纤踝足矫形器的碳纤维材料可以被压缩，起到缓冲的作用。这样可以模仿正常人行走时鞋底、胫前肌和股四头肌缓冲地面反作用力的作用。

（2）在足底放平期间，矫形器的足部与上面的小腿杆部会被拉开，小腿杆向后施加拉力，可以减缓足底着地的过程，使足底的滚动更加平缓。这个动作模仿了人体胫前肌在步行周期中的延长收缩。

（3）在足底放平后，人体的重心向前移动。此时，碳纤踝足矫形器的被动拉开的杆部会回弹，推动人体向前行进，节省行走所需的能量。

（4）在足尖离地之前，人体的重量会压缩矫形器的足尖部分，然后矫形器会回弹，推动人体向前移动，模拟小腿三头肌向前运动的过程。

总的来说，碳纤踝足矫形器利用碳纤维的特性实现了轻便、坚固和具有弹性的设计。它能够模仿正常人行走时的各个动作，从而帮助完全性脊髓损伤患者实现更自然的步行。

十七、脑机接口应用现状？

脑机接口（brain-computer interface，BCI）是一项研究领域，旨在通过记录和解读大脑信号来实现人脑与外部设备的直接交互。目前有很多研究者致力于探索脑机接口技术的应用。例如，巴西世界杯开幕式上的开球表演就是脑机接口技术的典型代表。

人脑内存在着复杂多样的信号，这些信号在经过颅骨后变得非常微弱，根据现有技术，我们只能在头皮上记录到微幅甚至更小的信号。目前的方法是通过叠加和平均技术，将同步的电位信号叠加在一起。通过多次叠加，杂乱的信号可以相互抵消，而固定的信号则逐渐增强，达到可以被利用的强度。

然而,脑内信号面临两个主要难题。①信号微弱:微弱的信号很难稳定地采集到,并且人类可以利用的信号必须非常稳定。目前的技术还需要进一步提高信号采集的灵敏度和稳定性。②信号潜伏时间长:目前能够采集到的人类脑信号潜伏时间往往超过了人们可以利用的时间。这意味着我们需要更好的方法来实时解读和响应脑信号,以实现有效的脑机接口应用。

目前市面上的大多数所谓脑机接口产品主要是基于肌电信号的收集。它们使用矩阵状电极来记录肌肉活动的信号,并通过采集到的肌电信号来控制外围设备。然而,这些产品在严格意义上并不能被称为真正的脑机接口,因为它们并没有直接记录和解读大脑信号。

总的来说,脑机接口技术是一个仍在不断发展的领域,研究者们正在努力解决信号微弱性和潜伏时间长的问题,以实现更稳定和实用的脑机接口应用。未来的发展将有助于我们更深入地理解和利用人脑的潜力。

参考文献

[1] 励建安,许光旭.实用脊髓损伤康复学[M].北京:人民军医出版社,2013.
[2] 李丽,白玉龙,吴毅,等.康复干预时机对不同程度脊髓损伤患者神经功能恢复的影响[J].中国康复医学杂志,2010,25(7):632-635.
[3] 中国康复医学会脊柱脊髓专业委员会.新鲜下颈段脊柱脊髓损伤评估与治疗的专家共识[J].中国脊柱脊髓杂志,2015,25(4):378-384.
[4] 蒋娜娜,王文学,郑伟,等.创伤性脊髓损伤康复治疗最佳介入时间窗观察[J].医学信息,2018,31(7):85-88.
[5] 中国残疾人康复协会脊髓损伤康复专业委员会.创伤性脊柱脊髓损伤诊断与治疗专家共识(2022版)[J].中国老年保健医学杂志,2022,20(4):6-9.
[6] 曹宁,封亚平,谢佳芯.《脊髓损伤神经修复治疗临床指南(中国版)2021》解读[J].中国现代神经疾病杂志,2022,22(8):655-661.
[7] Michael GF, Jefferson RW, Antrony SB, et al. A clinical practice guideline for the management of acute spinal cord injury: introduction, rationale, and scope [J]. Global Spine Journal, 2017,7(3S):84S-94S.
[8] Michael GF, Bizhan A, Kazuhiro C, et al. A Clinical practice guideline for he management of patients with acute spinal cord injury: recommendations on the type and timing of rehabilitation [J]. Global Spine Journal, 2017,7(3S):231S-238S.
[9] 沈祥开,白跃宏.常用康复治疗操作与问题解析[M].上海:上海交通大学出版社,2022.
[10] American Spinal Injury Association. International Standards for Neurological Classification of Spinal Cord Injury Revised 2019 [J]. Topics in Spinal Cord Injury Rehabilitation, 2021,27(2):1-22.

[11] Kemal N, Levent Y, Volkan S, et al. Rehabilitation of Spinal Cord Injuries [J]. World J Orthop, 2015, 6(1):8-16.

[12] Steven CK, Michael MP, Chester HH, et al. Spinal Cord Injury Medicine. 3. Rehabilitation Phase After Spinal Cord Injury [J]. Arch Phys Med Rehabil, 2007, 88 (Suppl 1):S62-S70.

[13] Alexander RV, John RH, Alpesh AP, et al. The Subaxial Cervical Spine Injury Classification System [J]. Spine, 2007, 32(21):2365-2374.

[14] 李郭茜,洪毅. 膈神经起搏在高位颈髓损伤患者中的应用进展[J]. 中国脊柱脊髓杂志, 2012, 22(6):569-571.

[15] 张鸣. 创伤性脊髓损伤康复治疗最佳介入时间窗观察[J]. 按摩与康复医学, 2021, 12 (18):24-29.

[16] 张福金. 脊髓损伤患者的康复[J]. 国外医学·物理医学与康复医学分册, 2001, 21 (4):150-153.

[17] 许光旭. 脊髓损伤的康复与预后[J]. 实用医院临床杂志, 2007, 4(4):27-29.

[18] 石惠娟. 心理康复介入时机对激素损伤患者负性情绪及生活质量的影响[J]. 中国疗养医学, 2016, 25(9):927-929.

[19] Craig A, Tran Y, Middleton J. Theory of adjustment following severe neurological injury: evidence supporting the Spinal Cord Injury Adjustment Model [M]. New York: Nova Science Publishers, 2017.

[20] Buckelew SP, Frank RG, Elliott TR, et al. Adjustment to spinal cord injury: stage theory revisited [J]. Paraplegia, 1991, 29(2):125-130.

[21] Ashley C, Yvonne T, Philip S, et al. Developing a model of associations between chronic pain, depressive mood, chronic fatigue, and self-efficacy in people with spinal cord injury [J]. J Pain, 2013, 14(9):911-920.

[22] Craig A, Guest R, Tran Y, et al. Cognitive impairment and mood states following spinal cord injury [J]. J Neurotrauma, 2017, 34(6):1156-1163.

[23] Khandelwal A, Shafer LA, Ethans K. Does severity of spinal cord injury predict likelihood of suffering chronically from severe depression and anxiety [J]? Spinal cord series and cases, 2022, 8(1):58-62.

[24] Bombardier CH, Azuero CB, Fann JR, et al. management of mental health disorders, substance use disorders, and suicide in adults with spinal cord injury: clinical practice guideline for health care providers [J]. Topics in Spinal Cord Injury Rehabilitation, 2021, 27(2):152-224.

[25] Bombardier, CH. Adams, LM. Fann, JR, et al. Hoffman, Jeanne M. Depression trajectories during the first year after spinal cord injury Arch Phys Med Rehabil, 2016, 97(2):196-203.

[26] Li Y, Chien WT, Bressington D. Effects of a coping-oriented supportive programme for people with spinal cord injury during inpatient rehabilitation: a quasi-experimental study [J]. Spinal Cord, 2020, 58(1):58-69.

[27] Craig A, Tran Y, Arora M, et al. Investigating dynamics of the spinal cord injury

adjustment model: mediation model analysis [J]. J Clin Med, 2022, 11(15): 4557-4575.

[28] Arco, L. A case study in treating chronic comorbid obsessive-compulsive disorder and depression with behavioral activation and pharmacotherapy [J]. Psychotherapy, 2015, 52(2):278-286.

[29] Li A, Zalesky A, Yue W, et al. A neuroimaging biomarker for striatal dysfunction in schizophrenia [J]. Nat Med, 2020, 26(4):558-565.